实用中医诊疗技术精要

主　编　张关亭 等

吉林科学技术出版社

图书在版编目（CIP）数据

实用中医诊疗技术精要 / 张关亭等主编. -- 长春：
吉林科学技术出版社，2023.5
ISBN 978-7-5744-0491-5

Ⅰ．①实… Ⅱ．①张… Ⅲ．①中医诊断学②中医治疗
学 Ⅳ．①R24

中国国家版本馆 CIP 数据核字（2023）第 105678 号

实用中医诊疗技术精要

主　　编　张关亭 等
出 版 人　宛　霞
责任编辑　赵　兵
幅面尺寸　185 mm×260mm
开　　本　16
字　　数　471 千字
印　　张　20.5
版　　次　2023 年 5 月第 1 版
印　　次　2023 年 5 月第 1 次印刷

出　　版　吉林科学技术出版社
发　　行　吉林科学技术出版社
地　　址　长春市净月区福祉大路 5788 号
邮　　编　130118
发行部电话/传真　0431-81629529　81629530　81629531
　　　　　　　　　　81629532　81629533　81629534

储运部电话　0431-86059116

编辑部电话　0431-81629518

印　　刷　北京四海锦诚印刷技术有限公司

书　　号　ISBN 978-7-5744-0491-5
定　　价　125.00 元

编　委

前　言

　　中医，是中国最具代表性的传统文化之一，在中国这片古老的大地上已经被运用了几千年，凝结着中华民族高度的智慧与才能。中医，是中国传统医学的总称。它不仅是医术，更包含了中国人对天地自然的理解和对生命的认知："人以天地之气生，四时之法成。"顺应四时可以"长有天命"。这些理念都凝聚了中国人特有的自然观、生命观和人文观。

　　中医对疾病的治疗，具有宏观的整体观念和辨证论治等特点，是一门研究人体生理、病理以及诊断和防治等的学科。中医使用中药、针灸、推拿、按摩、拔罐、气功、食疗等多种治疗手段，使人体达到阴阳调和而康复。从古至今，中医以其独特的魅力和神奇的疗效，在中国一直发挥着重要作用，而中医的博大精深更是引起了世界的关注。

　　中医学是中国人民长期以来与疾病做斗争的极为丰富的经验总结，是中国优秀文化的一个重要组成部分，为中华民族的繁衍昌盛做出了巨大的贡献。中医学作为人类自然科学和社会科学的结晶，承载了中华民族几千年的文化和历史，是中华民族传统医学的瑰宝和民族人文学科的丰碑。每个中国人都应为我们拥有辉煌灿烂的中医药文化而自豪。

　　中医学是一门基于临床实践的科学。中医临床诊疗技术是在防治疾病、服务大众的实践中不断总结产生的，它是中医药发挥特色和优势的重要载体和手段，以其简、便、廉、验的特点深得基层医生和广大百姓的欢迎和信赖。

　　在长期的医疗实践中，中医学逐渐形成了自己独特的理论体系，取得了卓越的临床疗效。本书是中医诊疗方向的著作，主要研究实用中医诊疗技术。本书从中医诊法介绍入手，针对中医辨证论治、中医针灸、中医推拿手法进行了分析研究；另外对心系病证、脑系病证、呼吸系统病证、消化系统病证、肾系病证做了一定的介绍。旨在摸索出一条适合现代中医诊疗工作的科学道路，帮助其工作者在应用中少走弯路，运用科学方法，提高效率。在撰写过程中，笔者也借鉴参考了许多文献，在此对相关作者表示感谢。由于水平有限，书中难免存在不足之处，真诚地希望广大读者批评、指正，便于今后改进和完善。

目　录

第一章　中医诊法

第一节　望诊

一、望神

神是人体生命活动的总称。广义讲就是人体生命活动的外在表现，神就是生命；狭义说人体的精神活动，神就是精神。形健则神旺，形衰则神惫。神来源于精，精能御神，气能生神，神能御气，故精、气、神为人之三宝。精充、气足、神旺则健康；反之精亏、气虚、神耗则衰病。故神完全体现了人的生命活动，"失神者死，得神者生也"。得神即有神，为精充气足神旺；失神即无神，为精亏气虚神耗。

得神：有神，是精充气足神旺的表现，虽病亦为正气未伤，病轻之征。神志清楚，语言清晰，目光明亮，精彩内含；面色荣润，表情自然，反应灵敏，动作灵活，体态自如；呼吸均匀，肌肉丰满。

失神：无神，是精亏气耗神衰的表现，病时至此，属于严重阶段。其神志昏迷，语言错乱，或循衣，或撮空；面色晦暗，表情淡漠呆滞；目暗睛迷，眼神呆板；反应迟钝，动作失灵，强迫体位；呼吸异常。

假神：为病情垂危病人出现精神暂时好转的假象，常为临终前的征兆。久病重病，本已失神，突然精神转佳，目光明亮，言语不休，想见亲人；或原本面色晦暗，突然颧赤如妆；或本不能食，忽然食欲大增等，此为"残灯复明""回光返照"之征，是阴阳离决之危候。

二、望面色

人体色泽是脏腑气血之外荣，面色与脏腑有着内在的联系，望面色可了解脏腑气血的盛衰及邪气所在。五脏应五色：青应肝色，赤应心色，黄应脾色，白应肺色，黑应肾色。气指生机，隐含于皮肤之内；色为血色，彰显于皮肤之表。夫气由藏发，色随气华。气属阳，色属阴，故气色不可离。内含则气藏，外露则气泄。气藏则生，气泄则死。失去生气，无论何色，皆属病重。

常色：指人在生理状态下面部的色泽，以表示精神气血等充盈，脏腑功能正常。应是精气内含，容光外发，表现为光明润泽。中国人的正常面色是红黄隐隐，明润含蓄，这是有胃气、有神气的常色。

常色有主色（面色、肤色一生不变）和客色（随着生活条件的变化面色、肤色也随之变化）之分。

病色是指人体在疾病状态下的面部色泽。病后五色光明润泽为善色，说明虽病而脏气未衰，胃气尚荣于面，多预后良好。凡五色晦暗枯槁为恶色，说明脏腑或有败坏，胃气已竭，不能容润，多预后不佳。

（一）青色

主病：风证、寒证、痛证、瘀证。

色青为气血不通，经脉瘀滞而成。寒则气血凝滞，经脉不通，不通则痛，气闭血瘀而见青色。如风寒疼痛，可见面色苍白而青；内有瘀血可见面色青灰、口唇青紫；小儿面青或唇青为肝风内动，为将抽搐之征。

（二）赤色

主病；热证、实证。

赤色为血液充盈皮肤脉络而致。血得热则行，脉络充盈，故热证多见赤色。实热面赤，见于外感表证；实证面赤，常午后颧赤，为阴虚火旺、虚火上炎。

（三）黄色

主病：虚证、湿证。

脾失健运，水湿不化，或气血不足，皮肤失荣，而见黄色。如身目俱黄为黄疸，其鲜明者属阳黄，暗晦者属阴黄，萎黄为脾胃虚。

（四）白色

主病：虚证、寒证、失血证。

阳气不足，寒凝经脉，气血不荣，或耗气失血，经脉空虚，则见白色。如面色㿠白，虚浮，多属阳气虚；面色淡白，形体消瘦，多属血虚；此外阳气暴脱或里寒腹痛剧烈时，也可面见苍白。

（五）黑色

主病：痛证、寒证、水肿、瘀血。

黑色多为阳气虚衰，气血凝滞重证。阳虚则寒，不通则痛。阳虚水湿不化，肾精气虚衰，均可见黑色。若黑而暗淡为阳衰阴盛；黑而干焦，属火热内伤，肾精亏耗。

中医望诊中对于形体、姿态、头颈、五官、九窍、皮肤等部位也都应检查，以了解有关病情。

三、望小儿指纹（观察三岁以下儿童）

小儿指纹，分为三关，即风关、气关、命关，即食指的第一节（掌指关节横纹至第二节横纹）、第二节（第二节横纹至第三节横纹）、第三节（第三指纹至末端）。诊察时面向光，医者以左手握小儿食指，以右手拇指适当用力从命关向气关、风关直推数次，使脉络明显，便于观察。

三关辨病轻重：脉络显于风关，为邪气入络，邪浅病轻；从风关至气关，其色较深，为邪气入经，邪入病重；脉络显于命关，为邪气深入脏腑，病情危重；脉络直达指端为"透关射甲"，病情凶险，预后不佳。

指纹的形色主病：指纹浮现主表，沉没病邪在里。纹色淡，脉纹极细者多属虚证、寒证；色滞（色浓），脉纹粗大者，属邪盛病重。鲜红多属外感风寒证；红紫或红赤是热证；青色是风寒、惊风、痛证；紫黑是瘀血凝滞，表示病情较重。

指纹的变化虽然可以反映病情轻重、病邪深浅，但不能作为唯一的疾病诊断依据，要结合其他诊法所获得的材料，进行综合分析，才能做出全面正确的诊断。

指纹的辨证要点：浮沉分表里，红紫辨寒热，淡滞定虚实，三关测轻重。

四、望舌

（一）望舌方法

让病人面向光亮处，将舌自然伸出口外。要充分暴露舌体，舌面自然下垂向两侧展平舒张，不要卷缩，以免使舌质颜色改变，造成假象。

望舌要有充足的自然光线，夜间要在亮光线照射下进行，否则不易分辨舌苔的颜色，如光线过暗可使黄苔看成白苔，使白苔看成灰苔。望舌时应该注意辨别染苔和其他假象。

正常舌象是：舌体柔软，转动自如，伸缩自然，颜色淡红，深浅适中而润泽，舌面上有一层薄薄的白苔。

舌质是指舌体本身，舌苔是指舌面上的苔垢。辨舌质可分别五脏虚实，视舌苔可观察六淫之深浅。

中医学将舌体划分为：舌尖、舌中、舌根、舌边四个部位。并认为舌尖属心、肺；舌中属脾、胃；舌根属肾；舌边属肝、胆。

（二）望舌质

舌质能比较早期、客观地反映出疾病的性质、轻重及变化趋势。一般地讲，气血的变化主要反映在舌质上。舌质包括舌质颜色和舌体形态两方面。

1.舌质颜色

舌质颜色包括淡红舌、淡白舌、红舌、绛舌、紫舌、蓝舌、黑舌。

（1）淡红舌

见于健康人。外感表证，说明血不虚，气不衰。若见于其他疾病说明气血充实，病邪尚浅。

（2）淡白舌

舌色红少白多，一般舌体较正常肥大，舌面湿润多津，舌边缘可出现齿印。一般舌体胖嫩见于阳虚、寒湿证；舌体瘦小多见于气血两虚患者。淡白无苔多是气血两虚；淡白润滑是虚；淡白；淡白少津是阳虚。在一般情况下表示病情较慢，病程较长。

（3）红舌

舌色较正常舌深，呈鲜红色。主热证，说明营血中有热。如里实热证苔黄少津；阴虚火旺则舌红而无苔。

（4）绛舌

舌色深红，称为绛舌。舌体一般较瘦瘪而干燥。主病热盛。外感热性病多为邪入营、血分；久病则为阴虚火旺。舌绛光亮无苔，称为镜面舌，为胃阴已亡，病属危重；舌绛不鲜，干枯而痿，为肾阴已竭。

（5）紫舌

紫舌的舌质青紫，或舌上有青紫斑块、瘀点。主病有寒、热之分：舌质青紫、干枯少津，多属热；淡紫湿润，多属寒，或气滞，血瘀。热性病紫舌是绛舌的发展，病情危重。

（6）蓝舌

如有苔，是脏腑虽伤未甚；若光蓝无苔，属气血极亏，病极危重。

（7）黑舌

舌黑而滑润是虚寒；舌黑而干焦是火热。凡见全黑色是气血败伤已极。

2.舌体形态

舌体形态分舌形和舌态。舌形包括舌体老嫩、肿胀、瘦薄、裂纹、齿痕、芒刺；舌态包括舌体痿软、强硬、震颤、歪斜、舒缩、吐弄。

（1）老嫩

老指舌质坚敛苍老，不论舌苔如何，多属实证、热证。嫩指舌质浮胖娇嫩，多属虚证或虚寒证。

（2）肿胀

指舌体较正常舌体胖大。轻的稍胖，重的塞满口腔，活动不灵活，甚至影响呼吸及语言。淡白而胖，脾肾阳虚；淡红而胖，脾虚、痰湿；绛红而胖，热盛。

（3）瘦薄

指舌体瘦薄而小。舌质淡而瘦薄，气虚不足；舌质红绛瘦薄，多阴虚热盛。

（4）裂纹

指舌体上有各种形状的裂沟或破纹。红绛而有裂纹者多热盛；淡白而有裂纹者为阴虚、血虚、营养不良。

（5）齿痕

指舌体上两边的齿印。多见于胖嫩舌。主病：虚证，多见于阳气虚。

（6）芒刺

芒刺干燥，多属于热邪亢盛。并且热邪越盛，芒刺越大、越多。舌尖有芒刺，属心火亢盛；舌边有芒刺，多属胃肠热盛。

（7）痿软

指舌体伸缩无力，不能自主转动。新病舌干红而痿是热盛伤阴；久病舌淡而痿是气血俱虚；舌绛而痿是阴虚已极。

（8）强硬

指舌体既不胖也不短缩，失去应有的柔和，屈伸不便或不能转动，同时伴有语言謇涩、含糊不清、不相连续的一种症候。如外感热性病多属于热入心包、痰浊内阻，或高热伤津，邪热炽盛；杂病多为中风先兆或后遗症。

（9）震颤

指舌体在运动或不运动时不自主地颤抖，又叫战舌。久病舌质淡多属气血两虚，或阳气虚弱；舌质鲜红多是阴虚；外感热性病多为热极生风。

（10）歪斜

指舌体偏向于一侧，是中风先兆。

（11）舒缩

舌伸不缩或伸长收缓叫舒；舌体紧缩不能伸长叫缩。舒舌主病：气虚、热证。缩舌主病：如舌淡湿润或兼青色，属于寒凝筋脉；舌胖属痰湿内阻；舌淡红干多属热病伤阴。

（12）吐弄

舌伸长而弛缓，露出口外为吐舌；舌微出口外，立即收回，或舌舔口唇上下，或口角左右为弄舌。两者都属心脾有热。吐舌可见疫毒攻心或正气已绝，弄舌见于动风先兆。

（三）望舌苔

苔乃胃气之所熏蒸；舌之苔是胃蒸脾湿上潮而生，故曰苔。舌苔包括苔色和苔质。

舌苔能反映胃气强弱、病邪深浅。

1.苔色

主要有白苔、黄苔、灰苔、黑苔。

（1）白苔

主病为表证、寒证、阳虚内寒证。

若白苔干裂或如积粉多属邪热内盛，津液已伤；如苔如积粉是暑湿秽浊之邪内蕴，可见于瘟疫初起，亦见于内痈。在舌苔质变化过程中有一分白苔就有一分表证。

（2）黄苔

主病为里证、热证。

一般地讲，黄苔颜色越深，邪热越重，薄黄热轻，深黄热重，焦黄热结。薄黄外感风热；黄厚干燥胃热伤津；黄厚腻是脾胃湿热或胃肠积滞。

（3）灰苔（浅黑色）

主病常见于里热证，苔灰而干；也见于寒湿证，苔灰而润。

（4）黑苔（较灰苔色深，多由黄苔、灰苔发展而来）

主病为里证，或为热极，或为寒盛。舌质红绛，苔黑而干，是热盛津枯；苔黑燥裂，芒刺高起是肾水将竭。

2.苔质

有厚薄、润燥、腐腻、花剥、有无等变化。

（1）厚薄

苔薄表示疾病轻浅，在外感病多见于表证。苔厚表示外邪入里，或里有积滞。

（2）润燥

舌苔湿润表示津液未伤；舌苔干燥是津液已耗。外感热性病多属燥热伤阴；杂病多属阴虚津亏。

（3）腐腻

腐苔是苔厚疏松，像豆腐渣堆铺舌面。多属实热蒸化胃中食浊的表现。腻苔是苔细腻致密，擦之不去，刮之不脱。属痰湿内盛。白腻寒湿，黄腻湿热。

（4）花剥

舌苔剥落不全，剥落处光滑无苔，称为"花剥舌"，呈不规则大片脱落，边界清楚为"地图舌"。多属胃阴不足。若兼有腻苔者，表示痰湿未化，正气已伤，病情复杂。

（5）舌苔有无

无苔又称"苔净"。舌苔的有无常表示病情的轻重。初病有苔而脱去，多是胃气大虚，缺乏生发之机，如胃气虚从无苔渐渐有苔，说明胃气渐复。

总之，观察舌苔厚薄，可知病邪深浅；舌苔润燥可知津液存亡；舌苔腐腻，可知脾胃湿浊；舌苔变化，可知病情进退。

3.舌苔变化

一般讲舌苔由白变黄，黄苔退后复生新的薄白苔是顺证；舌苔由白而黄变黑是逆证；舌苔骤退和消失是病情恶化的表现。

凡属热证，舌质必红，苔必黄而干；凡属寒证，舌质必淡，苔白而润滑；凡实证舌体坚敛；凡里证，属热苔黄或黑而干，属寒苔黑而滑。

观察内脏虚实重点看舌质；观察病邪的深浅、胃气的有无重点看舌苔。气病主要表现在舌苔的变化；血病主要表现在舌质的变化。

第二节　闻诊

闻诊包括听声音和嗅气味两方面。听声音是指诊察病人的声音、语言、呼吸、咳嗽、呕吐、呃逆、嗳气、太息、喷嚏、肠鸣等各种声响。嗅气味是指嗅病人体内所发出的各种气味以及分泌物、排泄物和病室的气味。

早在《内经》时代就有闻诊的记载，《素问·阴阳应象大论》首次提出了五音、五声应五脏的理论；而《素问·脉要精微论》更以声音、言语、呼吸等，来判断正气盈亏和邪气盛衰。《伤寒论》与《金匮要略》也以病人的语言、呼吸、喘息、咳嗽、呕吐、呃逆、呻吟等作为闻诊的主要内容。后世医家更将口气、鼻气以至各种分泌物、排泄物等异常的气味，列入闻诊范围。其基本原理在于各种声音和气味都是在脏腑生理和病理活动中产生的，所以能反映脏腑的生理和病理变化。

一、听声音

声音的发出，是肺、喉、会厌、舌、齿、唇、鼻等器官的协调活动，共同发挥作用的结果。肺是发声的动力，肺主一身之气，气动则有声；喉是发声的机关，发声必由喉出；其他器官则对声音起调节作用。声音的异常变化主要与肺气有关，但肾主纳气，必由肾间动气上出于舌而后能发其声，其他脏腑的病变亦可通过经络影响于肺肾。因此，听声音不仅可诊察与发音有关器官的病变，还可根据声音的变化，进一步诊察体内各脏腑的变化。一般情况下，新病小病，其声多不变，唯有久病，苛疾，其声乃变。

（一）正常的声音

健康人的声音，虽有个体差异，但发声自然、音调和畅，刚柔相济，此为正常声音的共同特点。由于人们性别、年龄、身体等形质禀赋之不同，正常人的声音亦各不相同，男性多声低而浊，女性多声高而清，儿童则声音尖利清脆，老人则声音浑厚低沉。

声音与情志的变化也有关系。如喜时发声欢悦而散；怒时发声忿厉而急；悲哀则发声悲惨而断续；欢乐则发声舒畅而缓；敬则发声正直而严肃；爱则发声温柔而和。这些因一时感情触动而发的声音，也属于正常范围，与疾病无关。

（二）病变的声音

1. 发声

五音是角、徵、宫、商、羽，五声是呼、笑、歌、哭、呻，并分别与肝、心、脾、肺、肾相对应。在正常情况下，反映了人们情志的变化；在病理情况下，则分别反映了五脏的病变。特别是情志方面的病变，往往会出现呼笑歌哭呻等异常表现以及音调的变化，可以据此推断其相应脏腑的病变。

音哑和失音，有轻重之别，轻者声嘶，重者完全不能发音，新病音哑或失音，属实证，多是外感风寒或风热，寒热二气交相袭肺，或痰浊壅滞，以致肺气不宣，清肃失职，所谓"金实不鸣"。久病音哑或失音，多属虚证，常是精气内伤，肺肾阴虚，虚火灼金，以致津枯肺损，声音难出，即所谓"金破不鸣"。暴怒叫喊，伤及喉咙，也可导致音哑或失音，亦由气阴耗伤所致。有妊娠失音者，多为胞胎阻碍肾之精气不能上荣所致。

发声高亢有力，声音连续，前轻后重，多是形壮气足；患病闻此，多属实证、热证。若感受风寒湿诸邪，常有鼻塞而声音重浊。发声低微细弱，声音继续，前重后轻或语声轻清，多是体弱气怯之人；患病闻此多属虚证、寒证。

睡中鼾声，多是气道不利，并非全是病态。若昏睡不醒，鼾声不绝，手撒遗尿，多是中风入脏之危证。

呻吟不止，多是身有痛楚或有胀满，攒眉呻吟，必苦头痛；呻吟不起，多为腰腿痛；呻吟而扪心或护腹，多是胸脘或腹痛，扪腮可能为齿痛。语声寂然，喜惊呼者，骨节间病，或病深入骨；语声暗然不彻者，心膈间病。阵发惊呼，发声尖锐，表情惊恐，多是惊风证。小儿夜啼亦多惊恐为病，或心脾经有热，或脾寒腹痛。

2. 语言

沉默寡言，多属虚证、寒证；烦躁多言，多属热证、实证不能复言，为"夺气"，是中气大虚之证。

语言謇涩，属风痰蒙蔽清窍，或风痰阻络。

语言错乱，为神明之乱，亦属心病，有虚实不同。言语轻迟低微，欲言谵语是神志不清，语无伦次，声高有力，多属热扰心神之实证。多见于温病邪人心包或阳明腑实证，有血热、瘀血、燥屎、痰凝的不同。

郑声也是神志不清，语言重复，时断时续，声音低弱，属于心气大伤，精神散乱之虚证。

自言自语，喃喃不休，见人则止，首尾不续，称"独语"。语言错乱，说后自知叫"错语"。独语、错语均属心气不足，神失所养的虚证。

狂证是笑骂狂言，语无伦次，登高而歌，弃衣而走。此属阳热实证，多见于痰火扰心或伤寒蓄血证。

3.呼吸

病者呼吸如常，是形病而气未病；呼吸异常，是形气俱病。外感邪气有余，呼吸气粗而快，属热证、实证。内伤正气不足，呼吸气微而慢，属虚证、寒证。气粗为实，气微为虚，但久病肺肾之气欲绝，气粗而断续者为假实证；温热病，热在心包，气微而昏沉者为假虚之证。呼吸微弱困难，气来短促，不足以息，为元气大伤，阴阳离决之危证；病态呼吸的临床表现，还有喘、哮、上气、少气、短气等病症。

"喘症"是呼吸困难，短促急迫的表现，甚者张口抬肩，鼻翼煽动，不能平卧。喘有虚实之分，实喘发作急骤，气粗声高息涌，唯以呼出为快，仰首目突，形体壮实，脉实有力，多属肺有实热，或痰饮内停。虚喘发病徐缓，喘声低微，慌张气怯，息短不续，动则喘甚，但以引长一息为快，形体虚弱，脉虚无力，是肺、肾虚损，气失摄纳所致。

"哮症"为呼吸急促似喘，声高断续，喉间痰鸣，往往时发时止，缠绵难愈。多因内有痰饮，复感外寒，束于肌表，引动伏饮而发。也有感受外邪，失于表散，束于肺经所致者。或久居寒湿地区，或过食酸咸生冷，都可诱发哮喘。

哮症和喘症常同时出现，所以往往称为哮喘。关于喘与哮的区别，虞搏的《医学正传》说："喘促喉中如水鸡声者谓之哮，气促而连续不能以息者谓之喘。"

"上气"是指肺气不得宣散，上逆于喉间，气道窒塞，呼吸急促的表现。咳逆上气，兼见时时吐浊，但坐不得卧，是痰饮内停胸膈；若阴虚火旺，火逆上气，则感咽喉不利；外邪束于皮毛，肺气壅塞，水津不布，则上气多兼身肿。

"短气"指呼吸气急而短，不足以息，数而不能接续，似喘而不抬肩，喉中无痰鸣声。短气当辨虚实，饮停胸中，则短气而渴，四肢历节痛，脉沉，属实证；肺气不足，则体虚气短，小便不利。伤寒心腹胀满而短气，是邪在里，属实证；腹濡满而短气；也是邪在里，但属虚证。"少气"又称气微，指呼吸微弱，短而声低，虚虚怯怯，非如短气之不相连续，形体状态一般无改变。少气主诸虚不足，是身体虚弱的表现。

4.咳嗽

咳嗽多见于肺脏疾病，然而与其他脏腑病变亦有密切关系。根据咳嗽的声音和兼见症状，可鉴别病症的寒热虚实。

咳声紧闷，多属寒湿。如咳嗽声音重浊，兼见痰清稀白，鼻塞不通，多是外感风寒。咳而声低，痰多而易咳出，是寒咳或湿咳或痰饮。

咳声清脆者，多属燥热。如干咳无痰，或咳出少许黏液，是燥咳或火热咳嗽。

咳声不扬，痰稠色黄，不易咳出，咽喉干痛，鼻出热气，属于肺热。咳气不畅，多是肺气不宣。

咳声继续片刻者，多属风。咳声阵发，发则连声不绝，甚则呕恶咳血，终止时作"鹭鸶口叫声"，名曰顿咳，也叫"百日咳"。常见于小儿，是属肺实，多由风邪与伏痰搏结，郁而化热，阻遏气道所致。白喉，则咳声如犬吠样，多属肺肾阴虚，火毒攻喉。

无力作咳，咳声低微，咳出白沫，兼有气促，属于肺虚。夜间咳甚者，多为肾水亏，天亮咳甚者，脾虚所致，或寒湿在大肠。

5.呕吐

呕吐有呕、干呕、吐三种不同情况。呕指有声有物；干呕指有声无物，又称"哕"；吐指有物无声。三者均为胃气上逆，据呕吐的声音，可辨寒热虚实。

虚寒证的呕吐，吐势徐缓，声音微弱，吐物呈清水痰涎；实热证的呕吐，吐势较猛，声音壮厉，吐物呈黏痰黄水，或酸或苦；重者热扰神明，呕吐呈喷射状。有些呕吐，还须结合望、问、切诊，才能查明原因。如食物中毒，须追查饮食；霍乱则吐利并作；反胃见朝食暮吐，是胃阳虚，或脾肾俱虚，不能消谷；口干欲饮，饮后则呕，为水逆症，是太阳蓄水证或有痰饮；胸闷腹满，便秘不通之呕吐，是肠有燥屎，秽浊上犯；气郁之呕吐，胸闷胁痛，多是肝气犯胃；胃痈则呕吐脓汁。

6.呃逆

呃逆，唐代以前称"哕"，因其呃呃连声，后世称之为呃逆。此属胃气上逆，从咽部冲出，发出一种不由自主的冲击声。可据呃声之长短，高低和间歇时间不同，以诊察疾病之寒热虚实。

新病闻呃，其声有力，多属寒邪或热邪客于胃；久病闻呃，其声低气怯，为胃气将绝之兆。

呃声频频，连续有力，高亢而短，多属实热，呃声低沉而长，音弱无力，良久一声，多属虚寒；呃逆上冲，其声低怯而不能上达咽喉或时郑声，为脾胃气衰，虚气上逆，亦属虚寒证。呃声不高不低，持续时间短暂，病人神清气爽，无其他兼症，为进食仓促，或偶感风寒，一时气逆所致，可自愈。

7.嗳气

气，古名"噫"，是气从胃中向上，出于咽喉而发出的声音，也是胃气上逆的一种表现。饮食之后，偶有嗳气，并非病态，若嗳出酸腐气味，兼胸脘胀满者，是宿食不消，胃脘气滞；嗳声响亮，频频发作，得嗳与矢气则脘腹宽舒，属肝气犯胃，常随情绪变化而嗳气减轻或增剧。

嗳气低沉，无酸腐气味，纳谷不馨，为脾胃虚弱，多见久病或老人。寒气客于胃，以致胃气上逆而为噫；汗、吐、下后，胃气不和，亦致噫气不除。

8.太息

太息为情志病之声。在情绪抑郁时，因胸闷不畅，引一声长吁或短叹后，则自觉舒适。多由心有不平或性有所逆，愁闷之时而发出，为肝气郁结之象。

9.喷嚏

喷嚏是由肺气上冲于鼻而作，外感风寒多见此证。外邪郁表日久不愈，忽有喷嚏者，为病愈之佳兆。

10.肠鸣

肠鸣是腹中漉漉作响。据部位、声音可辨病位和病性。若其声在脘部，如囊裹浆，振动有声，起立行走或以手按抚，其声则漉漉下行，为痰饮留聚于胃；如声在脘腹，漉漉如饥肠，得温、得食则减，受寒、饥饿时加重，此属中虚肠胃不实之病；若腹中肠鸣如雷，则属风、寒、湿邪，则脘腹痞满，大便濡泄；寒甚则脘腹疼痛，肢厥吐逆。

二、嗅气味

嗅气味，分病体的气味与病室的气味两种，都是指和疾病有关的气味而言。病室的气味，是由于病体本身或排泄物所发出，气味从病体发展到病室，可以说明病的沉重情况。

（一）病体的气味

1.口气

正常人说话时不会发生臭气，如有口臭，多属消化不良，或有龋齿，或口腔不洁。口出酸臭气的，是内有宿食。口出臭秽气的，是胃热。口出腐臭气的，多是内有溃腐疡疮。

2.汗气

病人身有汗气，可知已曾出汗。汗有腥膻气，是风湿热久蕴于皮肤，津液受到蒸变的缘故。

3.鼻臭

鼻出臭气，流浊涕经常不止的，是鼻渊证。

4.身臭

应检查病体是否有溃腐疮疡。

有些异常的气味，病者也能自觉。因此，对于排泄物如痰涎、大小便、妇人经带等的异常气味，通过问诊（问病人或其家属），可以得知。如咳吐浊痰脓血，有腥臭气的为肺痈。大便臭秽为热；有腥气为寒。小便黄赤浊臭，多是湿热。屁出酸臭，多是宿食停滞。妇人经带有臭气的是热；有腥气的是寒。

（二）病室的气味

瘟疫病开始，即有臭气触人，轻则盈于床帐，重的充满一室。病室有腐臭或尸臭气味的，是脏腑败坏，病属危重。病室有血腥臭，病人多患失血证。还有病室特殊气味，如尿臊味（氨味），多见于水肿病晚期患者；烂苹果样气味（酮体气味），多见于消渴病患者，均属危重证候。

闻诊包括听声音、嗅气味两个方面。声音的产生，与气之盛衰有密切关系。气味的产生，则与排出物有关。

听声音主要是根据声音的大小、高低、清浊，区别寒热虚实。一般来说，初病声嘶多属实证；久病失音多属虚证。声高气粗重浊多属实证，反之则属虚证。"言为心声"，语言错乱多属心之病变，为神明失守所致。其中狂言、谵语常见于实证、热证；郑声、独语、错语常见于寒证、虚证。呼吸、咳嗽、喷嚏多与肺病有关；呕吐、呃逆、嗳气往往是胃失和降，胃气上逆的表现。但究其原因则是多方面的，涉及许多脏腑经络的寒热虚实。一般也是以声高壮厉属实，声低气怯属虚。此外，太息多与肝郁有关，呵欠多与心肾有关。

闻气味可分病体和病室气味两个方面。病体之气味主要是由于邪毒使人体脏腑、气血、津液产生败气，以致从体窍和排出物发出臭气，因此，据此可辨脏腑气血的寒热虚实以及邪气之所在。一般认为，凡气味酸腐臭秽者，多属实热证；而无臭或略有腥气者，多属虚寒证。至于尸臭恶味，多是脏腑败坏之绝症。特异气味，亦属严重情况。病室气味，则是病体气味和排出物气味散发所致，说明病情严重或卫生护理极差。

第三节 问诊

一、概述

问诊是四诊中的重要环节。凡欲诊病，必问饮食居处。诊病不问其始，忧患饮食之失节，起居之过度，或伤于毒，不先言此，猝持寸口，何病能中。可见中医很早就重视问诊。

有关疾病的很多情况，如自觉症状、个人史、家族史、治疗经过等，只有通过问诊才能了解，通过细致的问诊往往可以为正确的诊断找到线索。凡治病，不问病人所便，不得其情，草草诊过，用药无据，多所伤残，医之过也。

问诊内容与现代医学基本相合，要抓住主诉和现病史，从整体出发，按辨证要求，有目的地深入询问，收集辨证资料。中医问诊有独特之处，其特点是着重了解症状演变，主症和伴随症间的关系，配合其他三诊，找出并分清主症、兼症；重视与八纲有关的症状，因为寒热、二便、饮食、头胸腹疼痛等情况对八纲辨证是重要依据。

二、问一般情况

包括姓名、年龄、性别、婚姻、职业、籍贯、住址等。情况不同，往往有不同的生理状态和病证。

三、问起病

从发病到就诊时疾病发生、发展和变化过程。包括：起病时间、原因、症状、部位、性质，突然发病或缓慢起病，有何诱因等。

四、既往史、家族史、个人史

这些资料可以帮助辨证并作为当前临床用药参考。有传染病、遗传性疾病，可助于诊断。病人的生活习惯、饮食嗜好等可影响病情。

五、问现在症状、主症

问病人主症，它往往是疾病主要矛盾所表现的症状。现在症状包括起病、病情变化规律、缓解条件、治疗经过等。

（一）问寒热

问寒热者，问内外之寒热，欲以辨其在表在里也。注意有无发热、恶寒、轻重、特点、时间等。

1.发热恶寒

发热重恶寒轻是外感风热；发热轻恶寒重是外感风寒。

2.寒热往来

发热恶寒交替发作，伴有胸胁苦闷、口苦咽干、目眩、脉弦等证，为半表半里证。先寒战后发热，汗出而解，发作有定时，一日或间日发作为疟疾。

3.潮热发热

如潮水一样按时发作或按时加重称为"潮热"。新病潮热多属热证、实证；久病潮热，多属阴虚内热。

4.发热不恶寒

发热、口渴、便秘为里实热证。久病胸中烦热并手足心发热，称为"五心烦热"。病热自觉骨蒸发热，而肌肤不热，称为"骨蒸劳热"。均为阴虚发热。

5.恶寒不发热

恶寒不发热称为"畏寒"。体弱经常怕冷、手足凉者属里虚证。多为阳虚、里寒证。

（二）问汗

注意汗的有无、多少、性质、部位、时间。

1.有汗、无汗

新病有汗，并有发热恶寒等症属表虚证；无汗或汗出不多兼发热恶寒等症为表实证。

2.自汗

日间不因劳动、过热等经常出汗，活动后更甚称为"自汗"，为阳虚证。

3.盗汗

入睡出汗，醒后汗止称为"盗汗"，属阴虚证。

4.战汗

先见寒栗，继而汗出，称为"战汗"。战汗多是疾病的转折点，汗出热退，脉静身凉为邪去正安，是顺证；若汗出烦躁不安脉大者，为正不胜邪，是逆证。

5.半身出汗

多属气血不足之证；汗出偏沮，使人偏枯，为中风先兆。

6.头汗

出汗局限在头面部，见于热不得外泄，郁蒸于上的湿热证。

（三）问饮食

问饮食者，一可察胃口之清浊，二可察脏腑之阴阳。问口干口渴、饮水多少、喜冷喜热可知寒热，问食欲食量、食后反应，可知胃肠强弱。

1.口渴与饮水

口干为津液不足，属阴虚；口渴为湿热。

（1）口渴多饮且喜冷饮属实热证；口渴不多饮多属湿热；热病口渴饮水不多，或反不渴属热在营血。

（2）口渴欲饮，但饮后不适，或饮入则吐，小便不利，是水逆证。

（3）口渴咽干，漱水不欲咽，并见腹胀疼痛，舌青紫，脉涩，多属瘀血。

（4）口渴不欲饮水，多属寒证。

2.食欲与进食

病中能食，胃气未伤，预后较好；病中食量增加，为胃气渐复，病虽重亦有转机。

（1）食欲减退（厌食），新病多为饮食停积，久病多属脾胃虚弱，停食必有嗳气酸臭，湿困于脾则有腹胀，脾胃虚弱必有胀而乏力，肾阳不足必有畏寒肢冷。

（2）食后胃痛加重为实证，胃痛减轻为虚证。喜热食为胃寒，喜冷食为胃热。

（3）不欲进食，见食则恶，口干咽燥，舌红少苔，脉细无力，是胃阴不足；多食易饥，为胃火亢盛，注意有无消渴。

（4）嘈杂不食，即似饥非饥，欲食不食，为脾胃虚弱；如兼食后胃中热辣不适，多属郁证或虚证。

（5）久病、重病本不能食，而突然暴食，叫作"除中"，是胃气衰败之证。

3.口中异常味觉和气味

脾热则口甘，肝热则口酸，心热则口苦，肺热则口辛，肾热则口咸，胃热则口淡。

口苦属热，多属肝胆有热、心热；口酸腐多属胃肠积滞；口臭多属胃火炽盛；口淡多属胃有湿，或为虚证；口甜属脾蕴湿热；口咸多属肾虚。

（四）问二便

二便为一身之门户，无论内伤还是外感，皆当察此，以辨其寒热虚实。问二便次数、时间、性状、颜色及伴随证。

1.大便

大便秘结指大便不通，排便时间延长，或欲便而艰涩不畅的一种症状，有虚实寒热之分。新病便秘，腹胀拒按，满痛身热多属实热证；久病、老人、孕妇、产后便秘多属津亏血少，或气阴两虚。此外还有阳虚寒凝的冷秘；肝气不和，气机壅滞的气秘。

（1）泄泻

指排便次数增多，稀软不成形，甚则泻出如水。

（2）湿泻

腹泻伴肠鸣腹痛，起病突然。

（3）寒泻

大便清稀，无特殊臭味，或完谷不化，喜按喜温。

（4）脾虚泻

大便稀薄，或如鸭粪，日行数次。

（5）伤食泻

泻下臭秽，腹痛拒按，泻后痛减。

（6）湿热痢

大便黏液，或便脓血，日行数次至数十次，且有腹痛，里急后重。

（7）五更泻

黎明前腹泻，泻前有腹痛、肠鸣。

（8）便血

大便红黑如胶漆，多属远血；大便带血，色鲜红属近血。

2.小便

小便短少，色黄而热多属实热；小便量多而色清白，多属虚寒。

（1）癃闭

突然尿闭，或只点滴外流，小腹痛而发热，属实证；尿量减少，甚则无尿，伴腰酸肢冷者，属虚证。

（2）失禁

不能自主排尿或不能控制滴沥，多属肾气不固、膀胱失约。

（3）遗尿

睡中不能控制自主排尿，多属肾气不固或肾阳虚损。

（4）淋证

尿频、尿急、尿痛、排尿不畅，或排出困难，或伴血尿、沙石等。老人、久病尿频、尿急色清多属肾气不固。

（五）问头身胸腹疼痛不适

问清部位、性质、时间。

1.头痛

（1）部位

后头痛连及项背属太阳经，巅顶疼痛属厥阴经，前额连及眉棱骨痛属阳明经，侧头痛属少阳经，头痛连齿属少阴经。

（2）性质

暴痛为外感，久痛为虚损。头痛无休止，疼痛剧烈，伴发热恶寒是外感；时痛时止，或绵绵作痛，多为内伤；劳累后加重多属气虚；头痛隐隐，兼烦热为血虚；头痛沉重为痰湿；头痛如裹为湿困。头目眩晕，兼耳鸣，多属肝阳头痛；若兼心烦目赤，口苦易怒，为肝火头痛。

（3）时间

上午头痛多属气虚，下午头痛多属血虚，白天头痛多属阳虚，夜间头痛多属阴虚。

2.身痛

全身酸痛，兼发热恶寒，多属外感；久病身痛多属气血不足；腰痛酸软发冷，为肾阳虚；腰痛无冷感，兼有咽干耳鸣等是肾阴虚；四肢关节、肌肉、筋骨疼痛酸麻，或关节肿胀沉重多属痹证。

3.胸痛

胸痛发热，咳吐脓血或黄脓痰为肺热或肺痈；胸痛潮热，干咳少痰，或痰中带血为肺痨；久病胸痛，痛彻肩背，反复发作，剧则面唇青紫，为胸痹；胸痛如刺固定不移，属血瘀。

4.胁痛

如窜痛胀闷为气滞，刺痛为血瘀。如寒热往来，口苦咽干，目眩，烦呕等为少阳证。

5.脘腹痛

一般讲暴痛，疼痛剧烈，部位固定，按之痛剧或拒按多实；久痛，食后痛减，隐隐作痛，无固定部位，喜按，按之痛减多虚。

（1）胃脘痛

疼痛喜暖恶冷，口吐清水，遇冷加重为胃寒；反酸口渴喜冷饮为胃热；按之痛减，得食痛减，属胃虚；痛如刺，痛处不移，或有包块为血瘀。胃脘胀满，恶食嗳腐，为宿食停滞。胃热便黑为胃脘痈。

（2）腹痛

痛在脐周，得热则减，遇冷则甚，喜温喜按属虚寒；绕脐而痛，乍痛乍止，痛时起包块。腹痛而胀，拒按，便秘，喜热，为实寒痛；痛而喜冷恶热，口渴舌燥，属实热痛；痛处固定不移，痛如针刺，日轻夜重，或有积块，舌有瘀斑，为血瘀痛；痛无定处，痛而胀，时减，为气滞痛；腹痛发热，下痢脓血，里急后重，为湿热实证。

（3）少腹痛

胀满而痛，多属肝郁气滞；刺痛或痛甚于胀属血瘀。

（4）小腹痛

疼痛硬满，小便不利，属膀胱蓄水；小便自利属下焦蓄血。

（六）问睡眠

注意睡眠的多少及伴随证。

1.失眠

夜不能眠，心烦夜甚，并手足心热，属阴虚火热；若伴心悸、易惊、多梦属心血不足；若伴胸脘痞闷，痰多，苔腻，为痰气郁结；若通宵不眠，精神亢奋，言语不休，甚则语无伦次，是痰火扰心。夜寐不安，少睡易醒，心烦，口舌生疮，舌尖红是心火上炎；失眠，口苦，易怒是肝火亢盛；夜难入眠，嗳气呕恶，脘腹胀痛是胃气不和。

2.多寐

如神倦肢怠多气虚；食后困倦欲睡为脾虚；如在病后为正气未复，兼身重多湿。

（七）问耳聋耳鸣

暴聋是肝胆火旺，属实证，久聋多肾虚，温病耳聋为热邪伤阴，耳鸣并心悸、头晕多虚证，并胸闷、胁痛、口苦、便秘多实证。

（八）妇女问诊

问婚否、月经、带下、生育等情况。

1.月经

女人以血为主，血旺则经调。

（1）月经先期

量多色鲜红多血热；量少色淡，经后腹痛多气血不足；量少色黑紫有块多实热。

（2）月经后期

量少色暗为阳虚寒证；量少色淡而稀为血虚；血紫暗有块，少腹痛而拒按为气血瘀滞。

（3）月经前后不定期

伴痛经，或经前乳胀为肝郁气滞。

（4）经闭

月经不潮，非孕即经闭。

（5）崩漏

月经来势急，量多为"崩"；来势缓，量少淋漓不断称"漏"，常合称为"崩漏"。

2.带下

量多稀白而腥为虚寒；量多黄稠而臭为湿热。

（九）小儿问诊

问发育、既往病史，如囟门闭合、走路、说话迟早，是否预防接种麻疹、水痘及哺乳等情况。

第四节 切诊

一、脉诊

脉诊是中医重要的诊断方法，但不是唯一的诊断方法，必须配合其他三诊所得材料，综合加以分析、归纳，才能做出正确的诊断。

脉诊在我国有悠久历史，历代医家积累了丰富的经验，形成了较系统的理论。

从脉象的变化，可以测知脏腑盛衰和正邪的消长情况，对疾病的寒热虚实表里辨别有很大的帮助。五脏六腑之气无不通于血脉，血脉周布全身，机体有病，最终都要影响气血，在脉象上反映出来。脉者血气之神，邪正之鉴也，有诸中，必形诸外，故血气盛者脉必盛，血气衰者脉必衰，无病者脉必正，有病者脉必乖。

（一）诊脉部位

诊脉部位有三种：三部九候，把人体分成上、中、下三部，每部分成天、地、人三候，共九候。

1.人迎寸口

颈两旁动脉为人迎，两手动脉为寸口。寸口主中，人迎主外，两者相应，俱往俱来，若引绳大小齐等。

2.独取寸口

寸口，又叫脉口、气口。以其脉出太渊，长一寸九分，属手太阴肺经，肺主气而朝百脉，脉之大会聚于气口之故。

现代一般诊脉，运用寸口诊法，若病至危重，寸口脉不明显时，还诊趺阳脉、人迎脉。现在临床独取寸口，其他诊脉部位很少用。

（二）诊脉方法

诊脉是一项细致的工作，病人应在平静安适状态下就诊才能合适。体位要舒适，精神要安静，避免各种干扰，手臂与心脏处于同一水平，前臂平放，手掌向上，使血流舒畅。

寸口脉分三部分：寸、关、尺。分别用中指、食指、环指切取。先用中指按在掌后高骨关部，食指在关前定寸部，环指在关后定尺部，三指呈弓形斜按在同一水平上，以指肚接触脉体，三指疏密，以病人高矮调整。

切脉时运用三种指力分别切取浮、中、沉，又叫举、按、寻。用以切取脉来气势、形态、强弱。以分别疾病的寒热、表里、虚实。

（三）正常脉象

先识常脉，尔后可以察变脉。三部有脉，不浮不沉，不大不小，不快不慢，均匀和缓，一息四五至，是为平脉（缓脉）。

脉象有顺逆，根据脉是否有胃气、有神、有根。脉象从容和缓，节律正常，柔和有力。

在各种病脉中，带有不同程度的胃气叫顺脉，否则称逆脉。

脉与人体内外环境有密切的关系，一般受年龄、性别、体质、气候及精神状态影响。婴儿一息七八至，五六岁儿童一息六至。成年男子脉多粗大和缓，女子较细弱而略快。胖人多沉小，老人稍弦。夏天脉较洪大，冬天较沉小。活动及情绪波动时可影响脉象。

另外，血管走行异常而有斜飞脉、反关脉，不属病脉。斜飞脉为脉管走行从尺部斜向手背。反关脉为脉管显现于手背部。

（四）病脉（异常脉象）

中医文献记载关于病脉种类数目不全相同。《黄帝内经》记录21种，《脉经》记录24种，《景岳全书》记录16种，《诊宗三昧》记录32种，《诊家枢要》记录30种，《濒湖脉学》记录27种，《诊家正眼》记录28种，近代多记录28种。

1.浮脉（又名毛脉）（阳）

脉象：浮在肌肤表面，轻轻按之即有明显感觉，重按反不明显。特点是脉搏显现部位浅，亦即脉位高。

主病：外感表证。有力表实，无力表虚；浮紧表寒，浮数表热，浮而细软为濡脉有湿。多见于感染性疾病的初期，贫血、肝硬化腹水、癌肿等疾病有时也可以出现浮脉。

歌诀：脉行肌肤，轻取即应。浮脉为阳，主病表证，有力表实，无力表虚，浮迟表寒，浮数表热，久病见浮，虚阳外越。邪犯肌表，卫阳抗邪，脉气鼓搏，应指见浮，阳无所依，但浮无力。

2.沉脉（又名石脉）（阴）

脉象：轻按不能察觉，重按才能摸清。特点是脉位低，脉象显现在深部。

主病：主里证。有力里实，无力里虚。常见于浮肿、慢性腹泻、呕吐、消化不良、某些慢性病。表示病重，或机体处于应激状态。

歌诀：脉行筋骨，如水投石，重按始得，轻取不足。沉脉属阴，其病在里，无力里虚，有力里实，沉数内热，里寒沉迟，沉弦痰饮，沉滑痰食。阳气不舒，邪郁在里，沉而有力，气血困滞；阳虚气陷，沉而无力。

3.迟脉（阴）

脉象：脉搏缓慢，一息三至（60次/分以下）。特点是较正常脉搏次数少。

主病：寒证。有力寒实，无力虚寒。浮退表寒，沉迟里寒。见于心脏传导阻滞性心脏病，如风湿性心肌炎、动脉硬化性心脏病、窦性心动过缓、洋地黄中毒。能量代谢减低疾病，如甲状腺功能减退。迷走神经有刺激性病变，如脑震荡、脑出血、颅内肿瘤、脑膜炎等颅内压增高等疾病。

歌诀：往来迟慢，一息三至。迟脉属阴，主病寒证，阳气虚弱，虚寒冷积，邪聚有力，虚寒无力。寒则气收，脉道凝滞，脉行缓慢；邪聚热结，迟而必实。

4.数脉（阳）

脉象：脉搏较快，一息五至以上（90次/分以上）。特点是较正常脉搏次数多。

主病：阳证、热证。有力实热，无力虚热。浮数表热，沉数里热，细数阳虚内热。见于高热、感染性疾病、心动过速和某些心脏病人，及甲状腺功能亢进、贫血等。

歌诀：一息六至，脉来快速。数为阳盛，主证热病，有力实热，无力虚火，虚阳外越，脉必空豁，虚热内生，无力细数。数为阳盛，邪热鼓搏，血行加快，脉来必数。

5.虚脉（阴）

脉象：脉来无力，按之虚软，重按则无。

主病：气血两虚。主要见于久病体虚、失血、脱水、伤暑等病。

歌诀：浮而迟软，按之空虚。诸证见此，少血亏气，伤暑痿痹，自汗惊悸。气不运血，脉来空虚，血不充脉，按之无力。

6.实脉（阳）

脉象：浮中沉取皆有力，脉来长大坚实。

主病：实证、阳毒热证。多见于高热、伤食、郁结等病人。

歌诀：长大坚实，三部有力。邪滞郁结，诸病属实，气壅痰厥，腹痛呕逆。邪气有余，正气未虚，脉道充实，坚满有力。

7.滑脉（阳中阴）

脉象：往来流利，应指圆滑。

主病：痰湿、宿食，实热证。多见于高热、消化不良、甲状腺功能亢进、喘咳等病。

歌诀：应指圆滑，往来流利。气实血盛，热结痰食，滑而中和，营卫充实，经停脉滑，妇人孕育。痰食内滞，阳盛热实，指下圆滑，血涌气郁。

8.涩脉（阴）

脉象：往来蹇涩，艰难不均，细而不流利。

主病：血少、伤精、气滞、血瘀。多见于衰弱病人，如贫血、失血、腹泻、遗精、滑精、心力衰竭等。亦有因停食、停痰、血瘀等病人。

歌诀：迟细而短，往来艰滞。伤精血少，涩而无力，有力而涩，气滞血瘀。精亏血少，血不养气，经脉失濡，艰涩而至；寒湿阻络，气血瘀滞，血行不畅，艰涩有力。

9. 长脉（阳）

脉象：首尾端直，超过本位。

主病：阳气有余、热证。见于高热、精神病等。

歌诀：脉来延长，超过本位。脉长和缓，中气充沛，脉长坚满，阳明热累，心窍痰迷。阳邪热毒，痰热壅闭，阳气有余，脉长坚满。

10. 短脉（阴）

脉象：脉短细小，首尾俱短，中间突起，不及本位。

主病：有力，血瘀气滞、痰滞食积；无力，气虚。多见于神经官能症、哮喘性支气管炎、肺源性心脏病。

歌诀：脉来短小，不能满部。气滞血瘀，中气不足，痰凝食积，寒积痛楚。短为气弱，真阳遏阻，气道阻滞，脉气不舒。

11. 洪脉（阳）（附大脉）

脉象：形大来势盛，去势衰，有如洪水之汹涌。浮取即明显。特点：脉阔，且波动大而有力。

主病：热盛、热盛阴伤。多见于感染性疾病的极期，亦可见于使血液循环亢进的病证。主动脉瓣关闭不全，动脉导管未闭的心脏病也可见洪脉。

歌诀：状如洪水，来盛去衰。气壅阴伤，火盛燔灼，洪大太过，阴阳离决，虚劳失血，败证为多。内热充斥，脉道宽阔，脉必汹涌，真气内脱，热邪伤阴，阴气内竭，阳浮于外，洪而有力；洪而无力，虚阳外越。大乃脉大，无汹涌势；有力邪盛，无力证虚，脉大病进，盛衰各异。

12. 微脉（阴）

脉象：脉来模糊，极细而软，似有若无，欲绝未断，至数不明。

主病：阴阳气血诸虚，多为阳衰危证。多见于各种原因引起的休克、虚脱等危重病人。

歌诀：细软模糊，似有若无。气血两虚，脏寒痢泻，崩中带下，阳气虚竭，久病得此，正气将绝。阳气虚衰，鼓动无力，阴血亏竭，脉道不充，脉来见微，按之欲绝。

13. 紧脉（阳）

脉象：脉来绷急，搏动紧张有力，如牵绳转索。特点：脉搏动张力大。

主病：寒、痛、宿食。多见于感冒、胃肠炎、胆道蛔虫病、小儿高热、动脉硬化等证。

歌诀：牵绳转索，脉来绷急。阴多阳少，寒痛宿食。寒邪搏阳，气行受阻，正气未衰，与邪相击，脉道坚满，或痛所致。

14.缓脉（阴）

脉象：一息四至，来去怠缓。

主病：湿证、脾虚。多见于水肿、心动过缓、疾病恢复期。

歌诀：一息四至，往来和缓，纵而不振，近迟怠慢。脾虚湿困，中气不足，和缓不紧，坚大湿壅，缓而有神，不作病论，伤寒初起，脉来和缓，病后见此，恢复之征。

15.弦脉（又名强脉）（阳中阴）

脉象：脉管硬，搏动有力，如按琴弦。特点：脉体本身弛张度大。

主病：肝胆病、诸痛、疟疾、痰饮病、风证。多见于肝胆疾病、疟疾、神经官能症、慢性支气管炎、肺气肿、高血压、动脉硬化等。

歌诀：脉长端直，如按琴弦。风痛痰饮，肝胆疾病，弦而细劲，病危多险；弦而细数，如触刀尖，虚劳内伤，病笃医难。弦为肝脉，肝胆疾病，虚劳内伤，脾胃受牵，中气不足，脉亦见弦。

16.克脉（阳中阴）

脉象：浮大中空，如按葱管。

主病：失血、伤阴。多见于大失血、吐血、衄血、功能性子宫出血、脱水、再生障碍性贫血、各种原因引起的贫血等疾病。

歌诀：充大中空，状如慈葱。失血伤阴，阳无依从，胸中积血，肠胃生痈，缓小为虚，脉顺勿惊，若数且大，邪盛堪忧。失血过多，过汗伤津，血虚气浮，脉必见芤。

17.革脉（阴）

脉象：浮而搏指，内空外坚，如按鼓皮。

主病：精血虚寒，半产、崩漏。多见于大出血后，功能性子宫出血、高血压、动脉硬化等证。

歌诀：按如鼓皮，中空外坚。亡血失精，崩带半产。精血不藏，气虚不恋，阳气外越，虚寒相搏。

18.牢脉（阴中阳）

脉象：实大弦长，沉取坚强。

主病：阴寒内实，疝气、症瘕。多见于腹腔内肿瘤、疝气、失血等病。

歌诀：沉弦而长，坚大牢实。症瘕疝气，阴寒痛疾，失血阴虚，为病所忌。气凝血结，浊阴相混。

19.濡脉（阴）

脉象：浮细而小，虚软无力，如棉絮在水中，轻手相得，重按随手而没。

主病：主湿、诸虚。多见于慢性消耗性疾病、水肿、夏季感冒、休克等。

歌诀：浮细极软，帛浮水中。亡血阴虚，盗汗湿崩，气血不足，脉道细小，湿邪在表，挤压脉道。

20.弱脉（阴）

脉象：沉小柔细，重按始得，轻按如无。

主病：气血不足，有此为逆。见于慢性衰弱性疾病。

歌诀：沉细虚小，软弱无力。病后正虚，血弱气虚，新病邪实，见此为逆，阳陷入阴，精血亏虚。

21.散脉（阴）

脉象：浮散不聚，按之则无，来去不明，漫无根底。

主病：元气耗散。见于严重器质性病变，如心肾衰竭、严重肝肾损害等。

歌诀：浮散无根，至数不齐。气血离散，真元大虚；气血耗极，真元脱离；脏腑气绝，散漫不聚。

22.细脉（小脉）（阳）

脉象：沉细而小，脉来如线状，但应指明显。特点脉窄，且波动小而无力。

主病：气血虚。诸虚劳损、湿邪内侵。多见于久病体弱、慢性失血、吐泻、心包积液、严重心肌炎等。正常人受到寒冷或精神紧张时，也可见细脉。

歌诀：细软如线，应指显然。气血亏损，虚劳湿寒，气血俱虚，脉道不充；湿阻脉道，亦见细形。

23.伏脉（阴）

脉象：脉象隐伏，重按推筋着骨始得，甚则伏而不见。

主病：邪闭、厥证、痛极，又主阳衰。见于各种原因所致的休克、脱水、失血、虚脱等。

歌诀：沉极隐伏，推筋着骨。邪闭厥逆，痰食痛极；气血闭塞，经络阻滞，脏器相并，经脉气逆。

24.动脉（阳）

脉象：脉见关上，其形如豆，厥厥动摇，滑数有力。

主病：痛证、惊证。见于疼痛、失血、冠心病动脉硬化等病。

歌诀：滑数鼓指，状如豆形。亡阳阴虚，惊痛痢崩；阴阳不和，气为血阻，惊则气乱，脉现动形。

25.促脉（阳）

脉象：脉来急数，时有一止，止无定数。

主病：阳盛实热、气滞血瘀、痰饮、宿食停滞。多见于高热痈肿、感染疾病引起的心肌病变。

歌诀：急促歇止，止无定数。血气痰食，阳盛实热，下痢喘咳，促小无力，当防虚脱；阳盛实热，而阴不和，阻遏气血，时现间歇。

26.结脉（阴）

脉象：脉来缓慢，时而一止，止无定数。

主病：阴盛气结，症瘕积聚，寒痰瘀血。可见于心脏病、期前收缩、二度房室传导阻滞、消化不良等。健康人亦有见促脉，属于正常生理。

歌诀：迟缓一止，止无定数。阴盛气结，痰滞虫积，痈肿亡血，症瘕积聚，结而微细，预兆不吉；阴盛固结，阳不能和，脉来缓慢，时有间歇。

27.代脉（阴）

脉象：快慢正常，时而一止，不能自还，良久复动，止有定数。

主病：脏气衰弱，风证、痛证，七情惊恐，跌仆损伤。见于器质性心脏病、脏器功能衰竭累及心脏时，过度疲劳、精神刺激、剧烈吐泻或分娩后。

歌诀：脉止定数，良久复来。危恶之证，脏气衰败，伤寒心悸，三月怀胎，七情惊恐，跌仆伤害，风证痛证。脏器衰微，脾气脱败，脉气不接，脉亦见代。

28.疾脉（阳）

脉象：脉来急疾，一息七八至以上（120次/分以上）。

主病：阳极阴竭，元气将脱。见于危重病人，心动过速、心房纤颤等。

歌诀：脉来疾急，七八九至，阳极阴竭，元气将脱，心脏疾病，疫疟高热，四诊合参，脉有区别，临产之际，此脉非疴。孤阳上亢，真阴垂竭，阴邪暴虐，虚阳外越。

（五）脉象相兼

引起疾病的原因是多方面的，疾病的表现和变化也是复杂的，临床上以兼脉多见，单一脉象少见。关于脉象有以下三种情况：

相兼脉：两种以上脉象同时出现，叫相兼脉，又称复合脉。只要不是完全相反的两种或几种单脉，都可能同时出现，组成相兼脉。

一般相兼脉主病，等于组成相兼脉的各单一脉主病的综合。以浮、沉、迟、数四种脉为例：浮脉主表，沉脉主里，数脉主热，迟脉主寒。浮数表热、沉数里热、浮迟表寒、沉迟里寒，依此类推。

病脉单独出现在某一部位，如头痛可见寸部独浮，痰饮可见寸部独滑，其余正常。

（六）脉证顺逆

脉与证关系密切，临床上常以脉证相应与否，辨别疾病的顺逆。有其脉，必有其病，有其病，必见其脉。阳证见阳脉，阴证见阴脉，是病脉相合，或称脉病相应，是顺证；脉证不合为相逆，为逆证。

（七）脉证从舍

临床上遇到脉证不相应时，如实证见虚脉，虚证见实脉者，就必须掌握脉证的从舍，只有辨别疾病的本质，才能从舍正确，治疗得当。

二、触诊

触诊又叫按诊，是对病人的肌肤、手足、胸腹及其他病变部位触摸按压的方法。触皮肤以知温凉；触四肢、关节以知有无骨折、脱臼；触胸腹以知软硬、压痛、包块。用以了解、推断疾病的部位和性质。

（一）按肌肤

察明肌表的寒热、荣枯、润燥及肿胀等。皮肤腠理有赖内脏气血的濡润，因而内脏的病变可以反映到肌肤，而肌肤又为人身的最外层，六淫为病必由此而入，所以外感诸病，也可以从肌肤来进行诊断。

按肌肤能从肌表冷暖以知寒热，从热的微甚、浅深而别表里虚实。凡身热者初按热重，久按则轻，是热在表；若久按其热更甚，热从内向外蒸发，是热在里。手心热或肌肤热而无蒸腾之感，属阴虚发热。

轻取肌表，可察皮肤润燥，而知有汗与否和津液是否损伤。如皮肤滑润多属津液未伤；如枯燥或甲错，多属津液已伤或有瘀血。重按，可审察肿胀辨别水肿与气肿。按之不能即起，凹陷成坑是水肿；随手而起是气肿。

外科触肌肤。可辨别证候阴阳和脓成与否，疮疡按之肿硬不热，根盘平塌而漫肿，多属阴证；按之高肿烙手，根盘紧束，多属阳证。按之固定，坚硬而热或热不甚，为无脓；按之边硬顶软而热甚，多为有脓。轻按痛，脓在浅表；重按方痛，脓在深部。按之有波动感为脓已成。肌肤热甚，见于外感疾病，多属温热证。

（二）按手足

按手足以察寒热，诊手温凉，可断阳气盛衰，手足俱冷多属阳虚寒盛；手足俱热多是阳盛热炽。手足心热，多为内伤；手背热盛，多属外感。

（三）按胸腹

1.胸部

胸为虚里所在，为十二经脉所宗，胃气所聚之所，故虚里之动，可辨别疾病的轻重，探查血脉源流变化。

2.脘腹部

其软硬、压痛有否，可鉴别痞气与结胸。心下满而硬痛，为结胸；满而不痛，为痞。心下按之硬满是结胸，属实；按之濡软而不痛，多是痞气，属虚。

3.腹部

腹痛喜按多属虚；按之坚硬，推之不移且痛有定处，为症、为积，多属血瘀；肿块时聚时散，或按之无形，而无定处，为盛、为聚，多属气滞。

腹部膨大，按之应指而起，叩之如鼓，是气胀；腹部胀大，按之凹陷，不能应指而起的，是水肿。右侧少腹按之疼痛，尤以重按后抬手而痛更甚的，多为肠痈初期。

另外，肝脾触诊同西医检查，如肝脾大属于中医症积的范畴。

（四）经络触诊

在经络的腧穴经行触诊，以寻求病理反应物，如结节、索条状物、痛点、反应过敏等。如肝炎病人在期门、肝俞有压痛点；胆囊病人在胆俞、胆囊区有压痛；溃疡病在足三里压痛明显；阑尾炎在阑尾穴压痛明显等。

第二章　中医辨证论治

第一节　八纲辨证

一、八纲

（一）表里证

1.概念

表里是辨别疾病的病变部位深浅、病情轻重、病势趋向的两个纲。一般地讲，病邪在肌表，其病位浅，病情轻，属表；病邪在脏腑，其病位深，病情重，属里。

2.表证

指外感病的初起阶段，凡六淫之邪，从皮毛、口鼻侵入人体后而发生的症状为表证，其特点为发病急、病程短、病位浅、病情轻。

主证：发热恶寒，头痛身痛，四肢酸楚，咳嗽鼻塞，舌苔薄白，脉浮等。多见于感染性疾病的初起，为病邪对机体作用，引起一种防御反应，各器官功能或代谢没有发生严重障碍。

治则：解表法（辛温解表、辛凉解表）。方例：麻黄汤、银翘散。

3.里证

里证是对表证而言，凡指脏腑病变所产生的一系列症状。其特点为起病慢、病程长、病位深、病情重。

主证：里证范围比较广泛，一般有发热不恶寒，或畏寒不发热，心悸气短，脘腹胀痛，腰背酸软，二便失调，舌苔多黄而黑，脉多沉。多见于感染性疾病的中、极期，各器官功能或代谢已严重障碍。非感染性疾病，凡由器官病变而导致机体严重功能障碍产生相应的证候，均属里证。

治则、方例见脏腑辨证。

（二）寒热证

1.概念

寒热是辨别疾病性质的两个纲领，用以概括机体阴阳偏盛偏衰的两种证候，是确定治疗使用温热药物或寒凉药物的依据。一般地讲，寒证是感受寒邪或机体的功能活动衰减所表现的证候；热证是感受热邪或机体的功能活动亢盛的反映。

2.寒证

主证：面色苍白，沉静少言，倦卧，唇白，手足逆冷，口淡无味，不渴喜热饮，小便清长，大便稀溏，痰多稀白，舌淡苔白而滑润，脉沉细或沉迟无力。

治则：祛寒法，即"寒者热之"。方例：四逆汤、理中汤。

3.热证

主证：发热喜凉，口渴喜冷，面色红赤，多言口臭，痰多黄稠，喜伸足仰卧，唇干舌红肿，小便短赤，大便秘结，舌红苔黄而干燥，脉洪数有力。

治则：清热法，即"热者寒之"。方例：白虎汤、大承气汤。

（三）虚实证

1.概念

虚实是辨别机体正气强弱和病邪盛衰的两个纲领。一般地讲，虚指正气虚；实指邪气盛。病程长，起病缓慢，久病内伤，表现不足衰弱的属虚证；病程短，起病急骤，初病外感，表现有余亢盛的属实证。

2.虚证

主证：面色淡白，精神萎靡，疲倦无力，形体消瘦，心悸气短，自汗盗汗，便溏尿频，舌淡嫩无苔，脉细弱。

治则：用补法，即"损者益之"。方例：四君子汤、四物汤。

3.实证

主证：精神亢奋，声高气粗，发热恶寒，头痛身痛，胸腹满闷，按之痛甚，便结尿闭，或无热面青，或痰涎壅盛，舌苔厚腻，脉坚实有力。

治则：用泻法。方例：麻黄汤、大承气汤。

（四）阴阳证

1.概念

阴阳是辨别疾病属性的两个纲，一切疾病都可以分为阴阳两大类：表、热、实属阳；里、寒、虚属阴。所以阴阳是八纲的总纲。

2.阳证

阳证必见热象，但有阳极似阴的问题。

主证：身热汗出，面色红赤，躁动不安，口唇焦裂，语言高亢有力，呼吸气粗，烦而狂言，恶食，口干烦渴，喜凉饮，便秘，尿短赤，腹痛拒按，身热足暖，舌质红绛，苔黄或老黄，甚则燥裂而黑生芒刺，脉浮洪数滑实有力。

治则：抑阳滋阴。方例：白虎汤、地黄饮子。

3.阴证

阴证必见寒象，但有阴极似阳的问题。

主证：精神不振，面色苍白，身体重倦，语言低微，呼吸气短，静而少言，食少口不渴，便溏，尿清长，腹痛喜按，身寒肢冷，舌质淡或胖嫩苔润滑，脉沉微细迟弱。

治则：抑阴扶阳。方例：右归丸。

4.阳虚证

指机体功能不足所表现的证候。

主证：面色㿠白，唇舌色淡，疲倦乏力，少气懒言，蜷卧嗜睡，头眩自汗，少食腹胀，腹冷便溏或晨泻，畏寒肢冷，尿清白，阳痿精冷，脉微无力。治则：助阳补气。方例：肾气丸。

5.阴虚证

指阴液亏损所表现的证候。

主证：身体消瘦，面白颧赤，头晕眼花，心悸耳鸣，口燥咽干，腰膝酸软，手足心热，多梦遗精，大便秘结，小便短赤，舌红无苔而干，脉细数无力。

治则：滋阴润燥。方例：大补阴丸。

6.亡阴亡阳证

亡阴亡阳均是疾病过程中危重的证候，由于高热大汗、剧烈吐泻、失血过多等引起阴液与阳气亡失而发病。

（1）亡阴

主证：面色红赤，躁扰不宁，甚则神昏身热，呼吸气粗，手足温暖，汗多不黏，味咸，口干喜冷饮，二便不通，舌质紫暗，光剥无苔，脉细数无力。

治则：养阴生津固脱。方例：生脉散。

（2）亡阳

主证：面色苍白，肢冷汗出，汗多而黏，味咸，倦怠懒言，手足厥冷，身冷畏寒，呼吸微弱，口不渴喜热饮，二便失禁，舌质淡，少苔无津，脉沉伏微欲绝。

治则：回阳救逆固脱。方例：参附汤。

二、八纲相互关系

引起机体发生疾病的因素是复杂的，所以疾病的证候表现，往往也不是单纯的、典型的，而是错综复杂、互相交织的。八纲各自不同的证候也是相互联系的，而且在一定条件下可以向它们相反的方向转化。在病情严重阶段，往往还会出现与疾病本质相反的假象，对疾病既要了解它的普遍性，又必须知道它的特殊性。对八纲辨证，必须灵活运用，而不能按图索骥。

（一）相互联系

1.表里寒热

（1）表寒证

主证：恶寒重，发热轻，头身痛，无汗或少汗，舌苔薄白，脉浮紧。

治则：辛温解表。方例：桂枝汤。

（2）表热证

主证：恶寒轻，发热重，口微渴，有汗或少汗，舌苔薄黄，脉浮数。

治则：辛凉解表。方例：银翘散。

（3）里寒证

主证：形寒肢冷，面色苍白，恶心呕吐，腹痛便溏，口不渴，喜热饮，静而少言，小便清长，舌淡苔白，脉沉迟。

治则：温里祛寒。方例：理中汤。

（4）里热证

主证：面红身热，口干而渴，喜饮冷水，烦躁多言，便秘尿赤，多汗，舌苔黄厚，脉浮数有力，属里热气分证；如神昏谵语，衄血、尿血、发斑，口反不渴，舌赤苔黄，脉数有力，属里热血分证。

治则：清热解毒或清热凉血。方例：白虎汤或犀角地黄汤。

2.表里虚实

（1）表虚证

主证：发热恶寒，头身疼痛，无汗或汗出不止，舌苔薄白，脉浮缓。

治则：益气解表。方例：参苏饮。

（2）表实证

主证：发热恶寒，头身疼痛，无汗，舌苔薄白，脉浮紧有力。

治则：解表化痰。方例：小青龙汤。

（3）里虚证

主证：倦怠懒言，心悸气短，头晕，少食，舌质胖嫩，苔白，脉沉无力。

治则：益气法。方例：四君子汤。

（4）里实证

主证：烦躁谵语，神志不清，便结腹满，舌质红绛，苔黄燥干，脉沉实有力。

治则：清里攻下。方例：大承气汤。

（二）相互转化

1.表里转化

表里病证是可以因一定条件而互相转化的，即由表入里，或由里出表，其转化主要取决于正邪双方力量的对比。

由于机体正气虚弱，或邪气过盛，失治、误治等，使在表之邪不能由汗而解，传化入里；在里之邪，经过治疗，又可以由里出表，如外感风寒而现发热轻、恶寒重的表寒证，由于失治、误治使在表风寒之邪不能随汗而解，传化入里化热而成高热、烦躁、口渴、尿黄等里热证。又如小儿麻疹，由于误投寒凉而使疹毒内陷而现高热、咳喘、疹出即没，经过治疗，采用托毒外出等法使热退喘平，疹又复出，使邪毒由里出表。

凡病邪由表入里，表示病情加重；反之病邪由里出表，则表示病情减轻，治疗应按其所表现的证候辨证。

2.寒热转化

寒热是可以因一定条件而相互转化的。

临床上先出现寒证，后出现热证，而寒证逐渐消失，是寒证转化热证。如感受风寒之邪，而出现恶寒重发热轻、苔白、脉浮紧的表寒证。有与病情的发展，表寒不解，阳气郁而化热，而出现发热而不恶寒、反发热、口渴、苔黄、脉数等里热证。

如先出现热证，后出现寒证，而热证逐渐消失，即为热证转化为寒证。如外感风热而出现发热重恶寒轻、舌苔薄黄、脉浮数的表热证。过汗或误下，致使阳气随津液耗泄，造成正气虚弱，功能衰退，而出现高热骤退、四肢厥冷、面色苍白、脉沉迟的里寒证。

寒热的相互转化，反映正邪进退，治疗按其所表现的证候辨证。

3.虚实转化

在复杂的病变中，病邪久留，损伤正气，实证逐渐消失，而转化为虚证，多由实证失治、误治或由汗吐下耗损阳气阴液而成。例如高热、口渴、烦躁、脉洪大的实热证，日久不愈，治疗失宜，而耗气伤津，出现肌肉消瘦、面白少食、无力少气、脉沉细无力的虚弱证。

虚证经过适当治疗，正气渐复，托邪外出，虚证消失而转化为实证。例如由于感受风邪而现发热恶寒、汗出、脉浮缓表虚证，可以转化为汗出、咳喘、苔黄、脉数的肺实热证。

临床上以先实后虚的情况较多见，或虚实错杂证较多见，而虚转实的情况较少见。不管是实转虚，还是虚转实，只要治疗正确，使实证邪有去路，虚证能恢复，病情就可以好转。

（三）相互错杂

1.表里错杂

表里错杂指表证和里证同时出现，又叫表里同病。表里错杂可以分以下几种情况：

（1）表里俱虚

如既见头痛发热、汗出、恶风的表虚证，又见头昏眼花、心悸少气、乏力、腹胀、便溏的里虚证。

（2）表里俱实

如既有发热恶寒、无汗的表实证，又见腹满、疼痛拒按、便秘的里实证。

（3）表虚里实

如既见头痛发热、汗出、恶风的表虚证，又见腹满、疼痛拒按、便秘的里实证。

（4）表实里虚

如既有发热、恶寒、无汗、身痛的表实证，又见纳呆食减、食后胀甚、便溏的里虚证。

2.寒热错杂

寒热错杂指寒证、热证同时出现，是机体各脏腑功能状态对同一病邪反应不同而表现不同的证候，常见的有以下几种：

（1）表里俱热

如素有内热，又复感温热病邪，而现面赤头痛、恶热口渴、咽干舌燥等证。

（2）表里俱寒

如素体阳虚，饮食生冷，复感寒邪，证见：腹痛，吐泻，肢厥，无汗，恶寒头痛，身痛。

（3）表热里寒

如平素脾胃虚寒，复感风热，而现发热无汗，头痛咳嗽，大便溏泻，小便清长，舌质浮胖，兼有微黄苔。

（4）表寒里热

如平素有内热，又感受风寒，而现口臭舌干，大便秘结，头项强痛，恶寒无汗。

（5）上热下寒

如热在胸中，寒在肠胃，而现胸中烦热，呕吐吞酸，腹痛喜暖，便质稀薄。

（6）上寒下热

如胃素有虚寒，又病下焦湿热，而现胃痛绵绵，喜暖喜按，呕吐清水，小便短赤，尿频尿痛。

3.虚实错杂

虚实错杂指虚证、实证同时出现。凡虚中挟实、实中挟虚、虚实并见，都属于虚实错杂证。

（1）虚中挟实

如痰涎壅盛，咳嗽喘促，吸气困难，动则喘甚，形寒肢冷的上盛下虚证。

（2）实中挟虚

如腹部膨隆，青筋暴露，二便不利，形体消瘦，饮食减少，气虚乏力，脉弦细的鼓胀证。

（3）虚实并见

如里急后重，泻痢腹痛，形体消瘦，肢厥的正虚邪实证。

（四）证候真假

1.寒热真假

在疾病发展过程中，由于病邪盛衰、体质强弱、起病诱因、治疗措施等因素不同，往往出现疾病本质与现象不相一致真寒假热，或真热假寒的复杂证候，特别是在病情严重阶段。对这种复杂的证候，历代医家大多数强调小便、口渴、舌苔三方面，作为寒热真假的辨别。

（1）真寒假热

指体内阴寒过盛，把阳气格拒于外，而体表出现假热的一种症状，本属寒证，外表反见热象，又称"阴盛格阳证"。

主证：面红，身热反欲盖衣被，口渴而喜热饮，脉大反无力，并可见尿清，便溏，舌淡白。

治则：填补真阳，"热因热用"。方例：四逆汤（附子、干姜、甘草）、四味回阳饮（人参、附子、炙甘草、炮姜）。

（2）真热假寒

指热极似寒的一种病理变化，状如寒证，实属热极，即"火热似水""热深厥深"，又称"阳盛格阴"。

主证：四肢厥冷，反欲衣被，反恶热不恶寒，脉沉实有力，并见烦渴喜冷饮，咽干口臭，谵语，小便短赤，大便秘结，舌绛苔黄而干。

治则：清泄湿热。方例：白虎汤（石膏、知母、甘草、粳米）、大承气汤（大黄、厚朴、枳实、芒硝）。

2.虚实真假

真实假虚指机体强弱、病邪盛衰的不同，在疾病发展过程中，也有虚实真假疑似之证，必须识别假象才能抓住疾病的本质。辨别关键在于舌象、脉象、病之新久等方面。

（1）真实假虚

真实假虚指本属实证而表现虚证的一种证候。

主证：肢体倦怠，默默不欲语，气粗声壮，不思饮食，虽倦怠而稍活动则觉舒适，大便虽泻不实，但得痢反快，腹痛拒按，按之痛处不移，舌质紫绛苔厚，脉实而有力。

治则：治用泻法。方例：调胃承气汤（大黄、甘草、芒硝）之类。

（2）真虚假实

真虚假实证指虚证而表现实证的一种证候。

主证：形体消瘦而面赤身热，狂躁不安，声短气怯，胸腹胀满，痞痛或时胀，腹胀痛得按则减，痛无定处，舌淡苔润，脉虚无力。

治则：治用补法。方例：四物汤（川芎、当归、白芍、熟地黄）、四君子汤（人参、茯苓、白术、甘草）之类。

证候的联系、转化、错杂与真假，是从不同角度来说明八纲间的相互关系，虽然它们四者之间有联系但又是有区别的。

从现象与本质来看：联系与复杂是疾病在某一阶段同时出现不同证候，矛盾的两方面都反映了疾病的本质；真假是疾病的假象掩盖真相，是某些临床症状，不能反映疾病的本质，转化是一种证候转化为另一种证候，矛盾的性质已经改变。

从临床特点来看：联系是表示疾病的病位、性质、正邪关系是互相联系的；错杂表现出全身不同证候的错杂并见；真假是某些症状与本质相反；转变是原症状消失，出现新的症状。

从出现的规律来看：联系、错杂可以出现于疾病发展过程中的任何阶段；真假往往出现于疾病发展过程中的严重危机阶段；转化是在一定条件下出现的。

八纲辨证，不是各自孤立的，而是密切联系的。只有熟知脏腑等的生理功能，致病邪气的特点，正确运用四诊，才能全面地了解病证，辨别清楚，认识正确，从而指导临床的论治。

第二节　脏腑辨证

一、心与小肠

（一）心

1.生理

心居上焦，位于胸中，心包围护其外，与小肠互为表里，在体为脉，开窍于舌，主神志，主血脉，汗为心之液，其华在面。

2.病理

心的主要功能为主神志和主血脉。在病理情况下，病变证候离不开血脉运行障碍和情志活动的异常。心本脏之病多起于内伤，如先天不足、脏气虚弱、病后失调及思虑过度，伤及心脾而引起。

精神神志如癫狂、昏迷、妄言、喜笑失常、悲不自胜、如丧神守等主要归属于心。心藏神，心功能失常，情志活动失却正常调节。喜笑、悲哀为不同情志的表现，反映了心属阴属阳两方面的病机。心阴虚主要为心血亏损，心阳虚则为心气不足。如情志抑郁，化火生痰，痰火上扰，或气滞脉中，瘀血阻络，或痰饮阻遏心阳，而出现心之热证、实证。

心开窍于舌，心神失治，则舌活动失常而言语謇涩不利。

血脉异常病证归属于心，由于心阳衰竭，宗气不足，循环不畅，血络阻滞，运行无力，血流欠畅，而现四肢厥冷，形寒脉沉，肤色青紫。

心火内炽，气盛动速使血液运行异常而现肤色赤，脉洪数，甚则脉溢出血。由于血行壅滞可形成瘀血、疮疡等证。

上面两种病理变化是相互联系影响的，若血脉不和，或血虚血盛，往往会出现神志失常，反之血脉运行受情志影响，如大惊大恐，往往使人心悸，面色苍白。心病可影响全身，首先由于血脉运行关系到整个人体。血流停止，则脏腑活动也随之竭绝，生命也告终止。

3.病证范围

心悸、心痛、健忘、失眠、癫狂、昏迷、气喘、吐血、衄血、舌疮、尿血等。

4.证候分类

（1）虚证

①心阳不足（心阳虚、心气虚、心阳虚脱）

主证：心悸，气短，自汗，舌淡苔白，脉细弱，或虚大无力。心气虚：兼见倦怠乏力，面色㿠白，喜长出气，舌胖嫩，脉虚无力。心阳虚：兼见形寒肢冷，心区憋闷，心痛，脉细弱或结代。

心阳虚脱：兼见大汗淋漓，四肢厥冷，口唇青紫，呼吸微弱，甚则晕厥昏迷，脉微欲绝。

常见于神经官能症、心肌病、心瓣膜病、心力衰竭、心绞痛、心律不齐、休克等病。

治疗：

心气虚：补心安神，用四君子汤（人参、白术、茯苓、甘草）。

心阳虚：补心温阳，用养心汤（黄芪、茯神、茯苓、半夏曲、当归、川芎、远志、酸枣仁、肉桂、柏子仁、五味子、人参、炙甘草、生姜、大枣）。

心阳虚脱：回阳救逆，用四逆汤（附子、干姜、甘草）。

②心阴不足（心阴虚、心血虚）

主证：心悸，心烦，易惊，失眠，健忘，脉细。

心阴虚：兼见低热，盗汗，舌尖红苔薄白或无苔，脉细数。心血虚：兼见眩晕，面色苍白，唇淡，舌质淡嫩，脉细弱。

常见于贫血、神经官能症、心动过速、心绞痛等病。

治疗：

心阴虚：滋阴养心，用天王补心丹（生地黄、人参、玄参、丹参、天冬、麦冬、当归、五味子、茯苓、桔梗、远志、酸枣仁、柏子仁）。

心血虚：补血养心，用四物汤（川芎、当归、白芍、熟地黄）。

（2）实证

①痰火扰心、痰迷心窍

主证：

痰火扰心：心悸心烦，失眠多梦，口苦易惊，严重则神志错乱，狂躁妄动，胡言乱语，哭笑无常，打人骂人，舌苔黄腻，脉弦滑数。

痰迷心窍：神志痴呆，意识不清，自言自语，若旁无人，严重者舌强不语，昏迷不醒，喉中痰鸣。有寒热之别：偏于寒者，舌苔白腻，脉沉滑不数；偏于热者，舌红苔黄腻，脉沉滑数。

痰火扰心见于精神分裂症、狂躁型精神病。痰迷心窍见于抑郁型精神病、癫痫、脑血管意外、肝昏迷、尿毒症、糖尿病昏迷等。

治疗：

痰火扰心：清心涤痰，重镇安神，用礞石滚痰丸（青礞石、沉香、大黄、黄芩）。

痰迷心窍：化痰开窍，用导痰汤（半夏、天南星、枳实、茯苓、橘红、甘草、生姜）。昏迷不醒，偏寒加用苏合香丸；偏热加用牛黄清心丸。

②心血瘀阻、水气凌心

主证：心悸，胸闷，气短。

心血瘀阻：兼见心痛剧烈，刺痛或牵及两胁肩背，舌质暗红，紫斑，苔少，脉涩，或面、唇、爪青紫。

水气凌心：兼见头目眩晕，呕吐，畏寒肢冷，舌淡苔白，脉沉滑。

痰饮所致有心下逆满，咳嗽咯稀痰；由水邪引起则仅见小便不利，肢体水肿。心血瘀阻见于冠心病、心绞痛、心肌梗死。水气凌心见于肺源性心脏病、充血性心力衰竭。

治疗：

心血瘀阻：活血通络行瘀，用血府逐瘀汤（当归、生地黄、桃仁、红花、甘草、枳壳、赤芍、柴胡、川芎、桔梗、牛膝）。

水气凌心：通阳化饮，扶阳利水；痰饮用苓桂术甘汤（茯苓、桂枝、白术、甘草），阳虚水肿用真武汤（茯苓、芍药、生姜、白术、附子）。

③心火上炎

主证：心中烦热，口渴思饮，急躁失眠，口舌生疮疼痛，舌红苔黄，脉数。见于舌炎、口腔炎。

治疗：清泻心火，用导赤散（生地黄、木通、生甘草、竹叶）。

（二）小肠

1.生理

上过幽门接于胃，下接大肠，能分清泌浊，清者输于各部；浊者渗入膀胱，下注大肠。

2.病理

小肠不能分清泌浊，而见肠鸣、绞痛、泄泻、小便赤涩等证。

3.病证范围

腹痛，肠鸣，腹泻，小便不利，疝痛，口舌生疮。

4.证候分类

（1）小肠实热

主证：小便赤涩，尿道涩痛，尿血，口舌生疮，舌尖红，苔黄或白，脉数。见于尿路感染、舌炎等。

治疗：清心火，利小便，用导赤散（生地黄、木通、生甘草、竹叶）。

（2）小肠虚寒

主证：小腹隐痛喜按，肠鸣溏泻，小便频不爽，舌苔薄白，脉细而缓。见于肠痉挛、结肠炎等疾病。

治疗：温通小肠，用吴茱萸散（吴茱萸、厚朴、肉桂、炮姜、白术、陈皮、人参、花椒）。

（3）小肠气痛

主证：少腹急痛，连及腰背，下控睾丸，苔白，脉沉弦或弦滑。见于肠痉挛、疝气、睾丸炎、附睾炎等。

治疗：行气散结，用天台乌药散（乌药、木香、小茴香、青皮、高良姜、槟榔、川楝子、巴豆）。

二、肝与胆

（一）肝

1.生理

肝位于胁下，主筋，开窍于目，其华在爪，喜调达而恶抑郁，主疏泄，主藏血。

2.病理

肝病可概括为虚实两类，临床以实证为多见。

情志异常，除与心有关外，肝的病变也是重要因素之一。由于情志所伤，致使肝气不舒，郁结化火，火动阳失潜藏，阳亢则风自内生，而形成实热证。肾阴亏损，精不化血，肝失血养，则成肝阴不足，虚阳上扰，为虚证。

实证：瘛疭惊骇，如丧神守等；虚证如易惊恐等。

由于情志抑郁，不遂其调达之性，尽其疏泄之能，气结于中，郁而不伸，则两胁胀痛，嗳气不舒，肝气逐下则为疝痛。肝气横逆，伤及脾胃，引起脾胃升降功能失常，可见呕逆、腹胀、泄泻。气郁化火，或由升降太过，肝阳上冲，或肾阴亏损，虚阳上扰，而成眩晕、瘛疭、暴厥。

血行异常很多与肝病有关，如血瘀胁痛，胀满以及衄血、呕血等。如肝气郁结，血滞于肝则胁痛。肝经有热，肝阳上亢，藏血失职，则血逆妄行，为衄血、呕血。肝主筋，肝阴不足，精血不能濡目养筋，则目视不明，干涩夜盲，筋挛拘急，或筋短不用。

3.病证范围

中风、眩晕、头痛、昏厥、积聚、耳鸣、耳聋、疝气、吐血、衄血、惊恐、不寐、麻木、震颤等。

4.证候分类

（1）实证

①肝气郁结、气滞血瘀

主证：两胁胀痛，胸闷不适，善太息，呕逆，腹痛便泻，便后不爽，月经不调，苔薄，脉弦。

肝气郁结：进一步发展出现胁痛如刺，日轻夜重，舌质紫或边有瘀斑等气滞血瘀证候。以上两型均可出现积聚。

治疗：

肝气郁结：疏肝理气，用柴胡疏肝散（陈皮、柴胡、川芎、香附、枳壳、芍药、甘草）。

气滞血瘀：活血化瘀：用血府逐瘀汤。

②肝火上炎、肝阳上亢、阳亢化风

主证：头痛眩晕，耳鸣耳聋，急躁易怒，舌边红，脉弦。

肝火上炎：兼见面红目赤，胁肋灼痛，口苦，尿黄，咳、吐、呕血，舌苔黄，脉弦数。

肝阳上亢：兼见颧红潮热，手足心热，口干燥，两目干涩，脉涩细数。

阳亢化风：在阳亢基础上兼见肢体麻木，震颤，抽搐，甚则猝然昏倒，语言不利，口眼歪斜，半身不遂。

肝火上炎见于高血压、青光眼、出血性疾病。肝阳上亢见于高血压、更年期综合征、神经官能症。阳亢化风见于脑血管意外等。

治疗：

肝火上炎：清肝泻火，用龙胆泻肝汤（龙胆、黄芩、栀子、泽泻、木通、车前子、当归、生地黄、柴胡、生甘草）。

肝阳上亢：平肝潜阳，用杞菊地黄丸（熟地黄、山茱萸、山药、泽泻、茯苓、牡丹皮、枸杞子、菊花）。

阳亢化风：平肝息风，用镇肝熄风汤（牛膝、生赭石、生龙骨、生牡蛎、生龟甲、生白芍、玄参、天冬、川楝子、生麦芽、茵陈、甘草）。

③肝经湿热、寒滞肝脉

主证：

肝经湿热：睾丸肿痛，局部发红灼热，小便短赤，带下黄腥臭，外阴瘙痒甚则糜烂，舌苔黄腻，脉弦数。

寒滞肝脉：少腹胀痛，睾丸坠胀，或阴囊收缩，舌润苔白，脉沉弦。

肝经湿热：肝脉环行绕前阴入少腹，湿热蕴结肝经，不得疏泄。

寒滞肝脉：寒邪客于肝经，阻滞气机，气不得温煦，血不得濡。

治疗：

肝经湿热：清肝火，利湿热，用龙胆泻肝汤（龙胆、黄芩、栀子、泽泻、木通、车前子、当归、生地黄、柴胡、生甘草）。

寒滞肝脉：温经暖肝，理气止痛，用暖肝煎（当归、枸杞子、小茴香、肉桂、乌药、沉香、茯苓）。

④热极生风

主证：高热，头痛，颈项强直，抽搐，角弓反张，甚则昏迷，舌质红苔黄燥，脉弦数。见于高热惊厥、中毒性脑病。

治疗：清热息风，用羚羊钩藤汤〔羚羊角（代）、桑叶、川贝母、生地黄、钩藤、菊花、茯神、白芍、生甘草、竹茹〕。

（2）虚证

肝血不足、血虚生风

主证：

肝血不足：头目眩晕，两目干涩，视物模糊，夜盲，失眠多梦，爪甲干枯，耳鸣耳聋，舌红少津苔少，脉弦细数。

血虚生风：在上证基础上兼有肢体麻木、震颤拘挛，或肤如蚁行。由于肝血不足，筋脉失养，而现动风证候。

治疗：

肝血不足：补血养肝，用四物汤合二至丸（冬青子即女贞子、旱莲草，一方加桑葚子）。

血虚生风：养血息风，用阿胶鸡子黄汤（阿胶、生白芍、石决明、生地黄、炙甘草、生牡蛎、络石藤、茯神、鸡子黄）。

（二）胆

1.生理

胆附于肝中，内藏胆汁，其经脉络肝。有帮助消化作用，称为"中精之府"，又称"奇恒之府"。

2.病理

如胆汁上溢则口苦，呕吐苦水，黄疸。如阳亢火旺，煎津为痰，故胆病多兼痰。胆气与人的精神活动有一定关系。如惊悸，失眠多梦等。

3.病证范围

口苦，呕吐苦水，头晕目眩，耳聋，易怒，惊悸，失眠多梦等。

4.证候分类

（1）胆虚证

主证：头晕欲呕，易惊少寐，心悸多梦，苔薄滑，脉弦细。见于神经官能症、神经衰弱等。

治疗：和肝胆，养心神，镇惊，用酸枣仁汤（酸枣仁、甘草、知母、茯苓、川芎）。

（2）胆实证

主证：头晕目眩，耳聋，胸满胁痛，口苦，呕苦水，易怒，少寐多梦，大便干，小便赤，舌红苔黄，脉弦数。

治疗：清泻肝胆，用龙胆泻肝汤（龙胆、黄芩、栀子、泽泻、木通、车前子、当归、生地黄、柴胡、生甘草）。

（3）胆热证

主证：右胁疼痛，黄疸，色鲜明，小便短赤，口苦咽干，往来寒热，少食腹胀，舌苔黄腻，脉滑数。

治疗：清利肝胆湿热，用茵陈蒿汤（茵陈、栀子、大黄）。

三、脾与胃

（一）脾

1.生理

位于腹内，与胃相表里，脾主运化，输布水谷精微，调节水液代谢，主统血，主四肢肌肉，开窍于口，其华在唇，脾气宜升，喜燥恶湿。

2.病理

脾主运化，其致病因素多系饮食劳倦，影响消化吸收，传化失职导致消化系统异常。脾病主要有虚实两方面，脾虚不运则水湿不化，脾阳虚弱，中气不足则虚；寒湿困脾，湿热内蕴则实。

如脾气不足，失于健运，不能正常消食，使饮食停滞，影响传导功能，以致腹胀泄泻，由于脾虚，吸收功能障碍，营血不足，不能滋养全身，四肢痿弱，肌肉消瘦，甚则全身功能减退。

脾主津液代谢，运化失权，而现水湿证候，如水肿、痰饮等。如水湿停滞，阻遏阳气，又会影响脾的功能。

脾统血，由于脾气虚衰，失于统摄之权，血溢络脉，而成各种出血疾病，便血、月经过多，崩漏等多与脾有关。

3.病证范围

泄泻，胃脘痛，呕吐，呃逆，水肿，黄疸，鼓胀，痰饮，吐血，便血，崩漏，痿证。

4.证候分类

（1）虚证

脾失健运、脾虚下陷、脾不统血、脾阳虚。

主证：均以脾胃气虚为基础。食欲缺乏，脘腹胀满，体倦乏力，短气懒言，面色萎黄，舌淡苔白，脉虚或弱。

脾失健运：兼见食后腹胀重，便溏，水肿，脉沉细。

脾虚下陷：兼见久泻腹坠，脏器下垂。

脾不统血：兼见便血，尿血，月经过多，皮下出血，面色苍白。

脾阳虚：兼见脘腹冷痛，喜暖喜按，畏寒肢冷，脉沉迟。

脾失健运见于慢性胃炎、慢性肠炎、慢性肝炎、慢性肾炎、浮肿。脾虚下陷见于胃肠功能紊乱、胃下垂、子宫脱垂、脱肛。脾不统血见于消化道出血、功能性子宫出血等疾病、过敏性紫癜、血小板减少性紫癜、血友病。脾阳虚见于胃肠神经官能症、慢性胃炎、溃疡病、胃肠功能紊乱、肠炎、痢疾、营养性水肿等。

治疗：

脾失健运：健脾益气，用四君子汤（人参、茯苓、白术、甘草）。

脾虚下陷：补中益气，用补中益气汤（黄芪、白术、陈皮、人参、当归、甘草、升麻、柴胡）。

脾不统血：补脾摄血，用归脾汤（白术、茯神、黄芪、龙眼肉、酸枣仁、人参、木香、甘草、当归、远志）。

脾阳虚：温中健脾，用理中汤（人参、干姜、甘草、白术）。

（2）实证

脾蕴湿热、寒湿困脾。

主证：食欲缺乏，脘腹胀满，恶心呕吐，身体重倦，苔腻，脉濡。

脾蕴湿热：兼见发热口苦，尿短赤，大便溏不爽，舌苔黄腻，脉濡数。

寒湿困脾：兼见头重如裹，口淡不渴，小便不利，大便稀薄，白带，舌苔白腻，脉濡缓。

脾蕴湿热见于传染性肝炎、急性胆囊炎、钩端螺旋体病。寒湿困脾见于胃肠炎、肝炎、胃肠功能紊乱等。

治疗：

脾蕴湿热：清热利湿，用茵陈四苓散（茵陈、猪苓、泽泻、白术、茯苓）。

寒湿困脾：温中化湿，用胃苓汤（平胃散合五苓散加姜、枣；苍术、厚朴、陈皮、甘草、泽泻、白术、猪苓、茯苓、桂枝、姜、枣）。

（二）胃

1.生理

胃在膈下，上接食道，下连小肠，主受纳腐熟水谷，胃喜润恶燥，其气主降。

2.病理

胃为水谷之海，由于饮食不节，或寒温失调，均能影响胃的功能，发生病变而见呕吐，少食，脏部胀满，多食等。

3.病证范围

恶心，呕吐，嗳气，疑胀，脘痛，少食，多食易饥。

4.证候分类

（1）胃火炽盛、胃阴不足

主证：口干唇燥，大便秘结，胃脘嘈杂，形体消瘦，舌红脉数。

胃火炽盛：兼见多食善饥，口渴喜冷饮，或齿龈肿痛，溃烂出血，呕血便血，舌苔黄，脉滑数。

胃阴不足：兼见食欲缺乏、不欲食，舌苔少，脉细数。

胃火炽盛见于糖尿病、甲状腺功能亢进、牙周炎、口腔溃疡、急性传染病。胃阴不足见于慢性胃炎、肺炎、脑炎、神经官能症、消化不良、糖尿病等。

治疗：

胃火炽盛：清胃泻火，用清胃散（生地黄、当归、牡丹皮、黄连、升麻）。

胃阴不足：养阴清胃，用益胃汤（麦冬、生地黄、玉竹、冰糖、沙参）。

（2）胃气上逆

主证：恶心呕吐，嗳气，脘腹胀闷，疼痛，脉弦滑。见于消化系统各种疾病引起的恶心、呕吐、嗳气等。

治疗：和胃降逆，用旋覆代赭汤（旋覆花、人参、生姜、赭石、甘草、半夏、大枣）。

（3）胃寒证

主证：胃脘疼痛，绵绵不已，或拘急剧痛，遇寒加重，喜暖，呕吐清水，舌苔白滑，脉沉迟或沉弦。

治疗：温胃散寒，用良附丸（高良姜、香附）。

四、肺与大肠

（一）肺

1.生理

位于胸中，上连气道，开窍于鼻，主皮毛，与大肠相表里，肺主气，司呼吸，通调水道，其气主降，肺为娇脏。

2.病理

肺主气，司呼吸。其病理表现，主要是气机出入升降失常。

肺的病证，可分为虚、实两大类。由于肺气失宣，升降失职，气壅上逆而见咳逆，喘促，胸胁胀痛等实证；由于肺气不足，宗气鼓动无力，而见少气不足以息等虚证。

肺主一身之气，朝百脉，肺有病，往往影响全身。如肺气虚弱，或肺热叶焦，不能行气，温煦全身，则形体瘦弱，皮毛焦枯，或盗汗、自汗，卫气不固，而易受外邪侵袭。肺失肃降，不能通调水道，下输膀胱，影响水液代谢，导致水液代谢失常，停留而为饮，为水肿。如其他脏器有病，也能影响气机，累及肺而引起咳喘。

3.病证范围

感冒，咳嗽，哮喘，肺痈，肺痨，失音，咳血，衄血，胸痛。

4.证候分类

（1）虚证

肺气虚、肺阴虚。

主证：

肺气虚：咳喘无力，痰液清稀，倦怠懒言，声音低微，面色㿠白，畏风形寒，自汗，舌淡苔白，脉细弱。

肺阴虚：干咳无痰，咳痰带血，或有血丝，或有血块，喉痒声哑，潮热盗汗，午后颧赤，少寐失眠，舌红少苔，脉细数。

肺气虚见于肺气肿、慢性支气管炎、肺结核等。肺阴虚见于肺结核、慢性支气管炎、支气管扩张等。

治疗：

肺气虚：补益肺气，用补肺汤（黄芪、五味子、桑白皮、熟地黄、人参、紫菀）。

肺阴虚：滋阴润肺，用百合固金丸（百合、熟地黄、生地黄、玄参、贝母、桔梗、生甘草、麦冬、芍药、当归）。

（2）实证

风寒束肺、风热犯肺、痰浊阻肺、燥热伤肺。

主证：咳嗽。

风寒束肺：兼见咯痰清稀，鼻塞，流清涕，口不渴，发热恶寒，无汗，头痛，舌苔薄白，脉浮紧。

风热犯肺：兼见咯痰黄稠，鼻干，流浊涕，口干欲饮，咽喉疼痛，发热微恶风，自汗，舌尖红苔薄黄，脉浮数。

痰浊阻肺：兼见咳痰量多，黏稠，喉中痰鸣，胸脘满闷，恶心呕吐，舌苔白腻，脉滑。

燥热伤肺：兼见干咳少痰，或痰少而黏，难咳出，鼻燥咽干，发热头痛，舌尖红少津，脉浮细数。

风寒束肺见于上呼吸道感染、急性支气管炎、肺炎初期。风热犯肺见于气管炎、支气管扩张继发感染、肺炎、肺脓肿。痰浊阻肺见于慢性喘息性气管炎、支气管扩张、结核性胸膜炎、胸腔积液。燥热伤肺见于感冒等病。

治疗：

风寒束肺：解表宣肺；用杏苏饮（紫苏叶、半夏、茯苓、前胡、桔梗、枳壳、甘草、生姜、陈皮、杏仁、大枣）。

风热犯肺：解表清肺，用桑菊饮（桑叶、菊花、杏仁、连翘、薄荷、桔梗、甘草、芦根）。

痰浊阻肺：涤痰泻肺，用葶苈大枣泻肺汤（葶苈子、大枣）。

燥热伤肺：润燥清肺，用桑杏汤（桑叶、杏仁、沙参、浙贝母、淡豆豉、栀子、梨皮）。

（二）大肠

1.生理

上接小肠，下连肛门，有传送糟粕的功能。

2.病理

大肠病变主要反映在大便方面，特别是大便秘结。主要原因是由于津液失调，热伤津液，肺气失于肃降，肾水不足等均可造成便秘。另外脾胃虚弱，运化失职，可引起大肠传导功能失常。

3.病证范围

腹泻，便秘，肠鸣，腹痛，下痢，尿短赤。

4.证候分类

（1）大肠湿热

主证：腹痛，下痢脓血，里急后重，肛门灼热或痔疮，便中带血，小便短赤，舌红苔黄腻。见于细菌性痢疾、阿米巴痢疾、非特异性结肠炎等。

治疗：清热利湿，用白头翁汤（白头翁、黄柏、黄连、秦皮）。

（2）大肠虚寒

主证：腹痛肠鸣，久泻久痢，肛门下坠，四肢不温，小便清长，甚则脱肛，苔白滑，脉缓或细弱。

治疗：温中散寒固摄，用真人养脏汤（罂粟壳、诃子、肉豆蔻、木香、肉桂、人参、白术、当归、白芍、生甘草）。

（3）大肠阴亏

主证：大便干燥秘结，难于排出，形体消瘦，皮肤干燥，咽干口燥，舌红少津，脉细。见于习惯性便秘等。

治疗：养阴润燥，用五仁丸（桃仁、杏仁、郁李仁、松子仁、柏子仁、陈皮）。

五、肾与膀胱

（一）肾

1.生理

位于腰部，左右各一，内藏元阳、元阴，与膀胱相表里，开窍于耳和二阴，主水，主纳气，生髓，通于脑。为先天之本。

2.病理

肾只宜固藏，不宜宣露，故肾病多虚。由于劳倦房室，久病失养，而使肾精耗伤，临床表现阴虚、阳虚两大类。

生育功能异常，关系于肾，如不育、阳痿遗精、月经不调等。肾藏精，精舍志，肾主骨生髓，脑为髓之海，肾精不足，脑海空虚，则神不守舍，髓海枯萎，而见失眠健忘、多梦、善悲、腰酸、神疲等。

肾主水，故水闭、肿胀、痰饮等与肾有关，水液代谢与排泄障碍，是由于阳气蒸动功能失常，阳气之根在于肾（命门）。

3.病证范围

下消、痿证、水肿、喘证、尿血、淋浊、癃闭、失禁、遗精、阳痿、不孕、腰痛等。

4.证候分类

（1）肾阴虚

主证：腰酸痛软，头晕耳鸣，少寐，健忘，牙齿不固或疼痛，遗精，口干，五心烦热，盗汗，舌质红少苔，脉细数。见于神经衰弱、肺结核、糖尿病、尿崩症、无卵型功能性子宫出血、红斑狼疮、久病体弱患者等。

治疗：滋补肾阴，用六味地黄丸。阴虚火旺治以滋阴降火，用知柏地黄丸。

（2）肾阳虚

主证：面白，畏寒肢冷，精神不振，尿少浮肿，夜尿多，腰酸腿软，舌胖嫩，脉虚或沉迟。

肾气不固：兼见听力减弱，小便频清，甚则不禁，滑精早泄，脉细弱。

肾不纳气：兼见短气喘逆动则尤甚，甚有痰鸣，脉虚弱。

肾阳不振：兼见阳痿，头晕耳鸣，脉沉细。

肾虚水泛：兼水溢肌肤而水肿，下肢尤甚，尿少；水泛为痰则咳逆上气，痰多稀薄，脉沉滑。

肾气不固见于男性性功能障碍、尿失禁、尿崩症、糖尿病。肾不纳气见于肺气肿、支气管哮喘、久病体衰患者。肾阳不振见于肾上腺皮质功能减退、甲状腺功能减退、性神经衰弱、肾炎、肾性腹泻。肾虚水泛见于肾炎水肿、心力衰竭水肿等。

治疗：

肾气不固：固摄肾气，用大补元煎（人参、熟地黄、山药、山茱萸、杜仲、当归、枸杞子、炙甘草）。

肾不纳气：纳气归肾，用人参蛤蚧散（蛤蚧、杏仁、甘草、人参、茯苓、贝母、桑白皮、知母）。

肾阳不振：温补肾阳，用金匮肾气丸（干地黄、山药、山茱萸、泽泻、茯苓、牡丹皮、桂枝、附子。加牛膝、车前子名济生肾气丸）。

肾虚水泛：温阳化水，用真武汤（茯苓、芍药、白术、生姜、附子）。

（二）膀胱

1.生理

膀胱位于少腹，主要生理功能贮藏津液，化气行水。

2.病理

膀胱有气化行水功能，主要病理变化是化气无权、小便不利等。肾主水与膀胱相表里，肾气不化，则影响膀胱的气化功能。

3.病证范围

小便不利，癃闭，尿频数，失禁。

4.证候分类

（1）膀胱湿热

主证：发热，小便短赤，不利，或浑浊不清，尿时茎中热，或淋漓不尽，或见脓血、沙石，苔黄或黄腻，脉数或滑数。见于尿路感染、尿路结石、前列腺炎、肾结核等。

治疗：清热利湿，用八正散（木通、车前子、萹蓄、瞿麦、滑石、栀子、甘草、大黄）。

（2）膀胱虚寒

主证：小便频数，夜尿或失禁，或淋漓不尽，腰脊痛，舌淡苔白润，脉沉细。见于慢性尿路感染、尿失禁、慢性前列腺炎、尿路结石等。

治疗：固摄肾气，用桑螵蛸散（桑螵蛸、远志、石菖蒲、龙骨、人参、茯神、当归、鳖甲）。

六、脏腑同病辨证

（一）心脾两虚

主证：面色萎黄，心悸怔忡，气短神怯，食少倦怠，失眠健忘，腹胀便溏，月经不调，舌淡苔白，脉细弱无力。见于神经官能症、贫血等。

治疗：补益心脾，用归脾汤（白术、茯神、黄芪、龙眼肉、酸枣仁、人参、木香、甘草、当归、远志）。

（二）肺脾两虚

主证：久咳不已，痰多清稀，纳呆便溏，腹胀，倦怠肢软，足面水肿，舌淡苔白，脉细弱。见于慢性支气管炎、支气管喘息、肺气肿、肺结核等。

治疗：补脾益肺，用参苓白术散（莲子、薏苡仁、砂仁、桔梗、白扁豆、茯苓、人参、甘草、白术、山药）。

（三）肺肾阴虚

主证：咳嗽夜剧，动则气促，痰少或有咳血，腰膝酸软，身体消瘦，骨蒸潮热，盗汗遗精，颧赤，舌红少苔，脉细数。见于肺结核、肾结核等。

治疗：滋阴养肺，用麦味地黄丸（六味地黄丸加麦冬、五味子）。

（四）脾肾阳虚

主证：少气懒言，畏寒肢冷，身体倦怠，便溏或肾泻，易汗，浮肿腹胀，舌淡苔白润，脉沉细。见于慢性肠炎、慢性痢疾、溃疡性慢性结肠炎、肠结核、慢性肾炎、肺源性心脏病、肝硬化、心源性水肿等。

治疗：温补脾肾，用实脾饮（厚朴、白术、木瓜、木香、草果、大腹子、附子、茯苓、干姜、甘草）、理中汤（人参、干姜、甘草、白术）。

（五）肝肾阴虚

主证：头晕目眩，胁痛目干，面色憔悴，两颧潮红，腰膝酸软，咽喉干痛，五心烦热，盗汗，遗精，月经不调，带下，大便干涩，舌红无苔，脉细数。见于贫血、神经官能症、月经不调、耳性眩晕、更年期综合征等。

治疗：滋补肝肾，用杞菊地黄丸（六味地黄丸加枸杞子、菊花）。

（六）心肾不交

主证：虚烦不眠，心悸健忘，多梦遗精，潮热盗汗，头晕耳鸣，咽干，腰膝酸软，小便短赤，夜间多尿，舌红无苔，脉细数。见于神经官能症、贫血等。

治疗：交通心肾，用黄连阿胶汤（黄连、黄芩、芍药、鸡子黄、阿胶）。

（七）肝胃不和

主证：脘腹胀满，两胁窜痛，善太息，嗳气吞酸，恶心呕吐，舌苔薄黄，脉弦。见于消化性溃疡、慢性胃炎、胃神经官能症、肝炎、肝硬化等。

治疗：疏肝和胃，用柴平汤（柴胡、人参、半夏、黄芩、甘草、陈皮、厚朴、苍术）。

（八）肝脾不和

主证：胸胁满痛，嗳气矢气，不欲饮食，腹胀肠鸣，便溏，舌苔白或白腻，脉弦缓。见于慢性肝炎、肝硬化等。

治疗：疏肝健脾，用逍遥散（柴胡、当归、白芍、白术、茯苓、甘草、生姜、薄荷）。

（九）心肺气虚

主证：久咳不已，心悸气短，面色㿠白，甚则青紫，舌淡，脉细弱。见于肺源性心脏病。

治疗：补益心肺，用保元汤（黄芪、人参、肉桂、甘草、生姜）。

（十）肝火犯肺

主证：胸胁刺痛，咳嗽阵作，咳吐鲜血，急躁易怒，目眩目赤，烦热口苦，舌红苔薄，脉弦数。见于肝炎、气管炎等。

治疗：清肝泻肺，用黛蛤散（青黛、蛤壳）合泻白散（地骨皮、桑白皮、甘草）。

第三节　温热病辨证

一、六经辨证

六经辨证是运用六经病证进行辨证的一种方法。六经辨证是太阳病、阳明病、少阳病、太阴病、少阴病、厥阴病六类病证的总称。它可以概括为三阳病证和三阴病证两大类。凡是抗病能力强而病势亢奋的，称为三阳病，三阳病包括太阳病、阳明病、少阳病；而抗病能力弱、病势虚衰的，称为三阴病，三阴病包括太阴病、少阴病、厥阴病。三阳病是以六腑病变为基础的，三阴病是以五脏病变为基础的。

六经辨证从病变部位分：太阳在表，阳明在里，少阳主半表半里，三阴病统属于里。从病变性质分：三阳病多热，三阴病多寒。从正邪关系分：三阳病多实，三阴病多虚。

六经病证可以单独出现，也可以两经或三经病证同时出现，并可以由一经传变为另一经，更可以产生变证。

合病：两经或三经的病证同时出现的，叫合病。

并病：一经的症状未罢，而他经的症状相继出现的，叫并病。

传经：由原有一经的证候，传变为另一经的证候，叫传经。

变证：由误治或失治所产生的病变，叫变证。

六经病证的治疗原则，概括地说三阳病重在祛邪，三阴病重在扶正。

（一）太阳病证

太阳主人体之表，能发挥卫外的作用。若表气失职，影响卫外功能，外邪侵袭表位，因而发病，叫太阳病。太阳病有经病、腑病之分。太阳经病是外邪初犯体表，正气开始抵抗的阶段；外邪随经入腑，或为水病，或为血病，是为腑病。

1.太阳病总纲

原文：太阳之为病，脉浮，头项强痛而恶寒。（《伤寒论》）

主证：恶寒，发热，头项强痛，苔薄白，脉浮。

2.太阳经证

太阳经证又分太阳中风证和太阳伤寒证。

（1）太阳中风证

原文：太阳病，发热，汗出，恶风，脉缓者，名为中风。（《伤寒论》）

主证：头痛，发热，汗出，恶风，脉浮缓。

治则：解肌祛风，调和营卫。方例：桂枝汤（桂枝、芍药、甘草、生姜、大枣）。

（2）太阳伤寒证

原文：太阳病，或已发热，或未发热，必恶寒，体痛、呕逆、脉阴阳俱紧者，名为伤寒。（《伤寒论》）

主证：恶寒，发热，头痛，身痛，腰痛，骨节疼痛，呕逆，无汗而喘，脉浮紧。

治则：辛温解表，发汗祛寒。方例：麻黄汤（麻黄、桂枝、杏仁、甘草）。

3.太阳腑证

（1）蓄水证

原文：太阳病，发汗后……若脉浮，小便不利，微热消渴者，五苓散主之。

中风发热六七日，不解而烦，有表里证渴欲饮水，水入则吐者，名曰水逆，五苓散主之。

主证：发热，汗出，烦渴，或渴欲饮水，水入则吐，小便不利，脉浮。

治则：通阳利水，外流内利。方例：五苓散（猪苓、泽泻、白术、茯苓、桂枝）。

（2）蓄血证

原文：太阳病不解，热结膀胱，其人如狂……少腹急结者，乃可攻之，宜桃核承气汤。

太阳病六七日，表证仍在，脉微而沉，反不结胸，其人发狂者，以热在下焦，少腹当硬满；小便自利者，下血乃愈。（《伤寒论》）

主证：少腹急结或硬满，精神如狂，小便自利。

治则：泄热破瘀。方例：桃核承气汤（桃仁、大黄、桂枝、甘草、芒硝）或抵当汤（水蛭、虻虫、桃仁、酒大黄）。

要点：太阳经邪传腑，伤于气分为蓄水证，伤于血分为蓄血证，主要辨别点在于小便利与不利。

4.太阳病兼证

（1）太阳中风兼证

是在太阳中风证基础上，兼见其他症状，常见有以下两种：

①太阳经输不利

原文：太阳病，项背强几几，反汗出恶风者，桂枝加葛根汤主之。（《伤寒论》）

主证：除太阳中风主证外，又兼项背强几几症状。

治则：解肌驱风。方例：桂枝加葛根汤（葛根、桂枝、芍药、甘草、生姜、大枣）。

②肺气上逆作喘

原文：喘家，作桂枝汤，加厚朴、杏子佳。（《伤寒论》）

主证：除太阳中风主证外，又兼见胸满，作喘。

治则：解肌驱风，兼利肺气。方例：桂枝加厚朴杏仁汤（桂枝、芍药、甘草、生姜、大枣、厚朴、杏仁）。

（2）太阳伤寒兼证

在太阳伤寒主证基础上，兼见其他有关症状，常见有以下几种：

①太阳经输不利

原文：太阳病，项背强几几，无汗，恶风，葛根汤主之。（《伤寒论》）

主证：除太阳伤寒主证外，又兼项背强几几等症状。

治则：发汗散寒，兼疏经脉。方例：葛根汤（葛根、麻黄、桂枝、芍药、甘草、生姜、大枣）。

②外寒内饮

原文：伤寒表不解，心下有水气，干呕，发热而咳，或渴，或利，或噎，或小便不利，少腹满，或喘者，小青龙汤主之。（《伤寒论》）

主证：除太阳伤寒主证外，兼见咳喘，咯痰稀白，或呕痢，或小便不利。

治则：发汗散寒，蠲逐水饮。方例：小青龙汤（麻黄、芍药、细辛、干姜、甘草、桂枝、半夏、五味子）。

③外寒困闭，阳郁于里

原文：太阳中风，脉浮紧，发热恶寒，身疼痛，不出汗而烦躁者，大青龙汤主之。（《伤寒论》）

主证：除太阳伤寒主证外，兼见烦躁，精神不安。

治则：发汗清热。方例：大青龙汤（麻黄、桂枝、甘草、杏仁、石膏、生姜、大枣）。

（二）阳明病证

阳明病是里热燥实的疾病，由于误治、失治，或由传变，或由本经自成。阳明病有经病腑病之分：凡热邪聚于体内，弥漫全身，津液被伤，大便未燥结为阳明经病；凡邪热在里，因热生燥，因燥化实，肠胃气滞，大便燥结的为阳明腑病。

1.阳明经证

原文：身热，汗自出，不恶寒，反恶热也。大热烦渴不解，脉洪大者，白虎加人参汤主之。（《伤寒论》）

主证：身热，汗出，口渴喜饮，心烦，舌苔黄燥，脉洪大。

治则：清热生津。方例：白虎汤（石膏、知母、甘草、粳米）。

2.阳明腑证

原文：阳明病，脉迟。虽汗出不恶寒者，其身必重，短气，腹满而喘，有潮热者……大承气汤主之。

阳明病，谵语，发潮热，脉滑而疾者，小承气汤主之。

太阳病三日，发汗不解，蒸蒸发热者，属胃也，调胃承气汤主之。（《伤寒论》）

主证：身热，日晡潮热，汗出，便秘，腹满疼痛拒按，烦躁，谵语，甚则神志不清，舌苔黄燥或苔黄起芒刺，脉沉实有力。

治则：荡涤燥结。方例：大承气汤（大黄、厚朴、枳实、芒硝）、小承气汤（大黄、厚朴、枳实）、调胃承气汤（大黄、甘草、芒硝）。

3.阳明病湿热黄证

原文：阳明病……但头汗出，身无汗，剂颈而还，小便不利，渴引水浆者，此为瘀热在里，身必发黄，茵陈蒿汤主之。

伤寒七八日，身黄如橘子色，小便不利，腹微满者，茵陈蒿汤主之。（《伤寒论》）

主证：身热，身目皆黄，色鲜明，心烦，口渴，腹满，大便不爽，小便短赤，苔黄腻，脉滑数。

治则：清热利湿。方例：茵陈蒿汤（茵陈、栀子、大黄）。

4.阳明病蓄血证

原文：阳明病，其人喜忘者，必有蓄血，所以然者，本有久瘀血，故其人喜忘，屎虽硬，大便反易，其色必黑者，宜抵当汤下之。（《伤寒论》）

主证：阳明病患者，大便虽硬但反易解下，色黑而亮，其人善忘。

治则：破瘀泻热。方例：抵当汤（水蛭、虻虫、桃仁、酒大黄）。

（三）少阳病证

少阳病是半表半里的病变。由于外邪侵入本经，或由他经传来，因为正气衰弱邪气内侵，与正气相搏结于少阳经所致。

1.少阳病主证

原文：少阳之为病，口苦，咽干，目眩也。

伤寒五六日中风，往来寒热，胸胁苦满，嘿嘿不欲饮食，心烦喜呕……小柴胡汤主之。（《伤寒论》）

主证：口苦，咽干，目眩，往来寒热，胸胁苦满，不欲饮食，心烦喜呕，脉弦。

治则：和解少阳。方例：小柴胡汤（柴胡、黄芩、人参、半夏、甘草、生姜、大枣）。

2.兼太阳经证

原文：伤寒六七日，发热，微恶寒，肢节烦疼，微呕，心下支结，外证未去者，柴胡桂枝汤主之。（《伤寒论》）

主证：发热，微恶寒，肢体烦痛，微呕，胃脘支满，郁闷不舒。

治则：和解太阳少阳各半之邪。方例：柴胡桂枝汤（桂枝、黄芩、人参、炙甘草、半夏、芍药、大枣、生姜、柴胡）。

3.兼阳明腑证

原文：太阳病……呕不止，心下急，郁郁微烦者，为未解也，与大柴胡汤下之则愈。（《伤寒论》）

主证：呕不止，心下急，郁郁微烦，下痢。

治则：和解少阳，兼清阳明。方例：大柴胡汤（柴胡、黄芩、芍药、半夏、枳实、大黄、生姜、大枣）。

4.兼脾虚寒证

原文：伤寒五六日，已发汗而复下之，胸胁满微结，小便不利，渴而不呕，但头汗出，往来寒热，心烦者，此为解也，柴胡桂枝干姜汤主之。（《伤寒论》）

主症：胸胁满痛，口苦心烦，不欲饮食，大便溏薄，腹胀，苔薄，脉弦迟无力。

治则：和解少阳，温脾祛寒。方例：柴胡桂枝干姜汤（柴胡、桂枝、干姜、天花粉、黄芩、牡蛎、炙甘草）。

（四）太阴病证

太阴病是脾胃功能衰弱，邪化寒湿的疾病，形成原因是外邪直中或因失治、误治而成。太阴病属于里虚寒证的开始阶段。

原文：太阴之为病，腹满而吐，食不下，自利益甚，时腹自痛，若下之，必胸下结硬。

自利不渴者，属太阴，以其脏有寒故也，当温之，宜四逆辈。（《伤寒论》）

主证：腹满呕吐，食欲缺乏，喜温喜按，自痢，舌淡苔白，脉迟或缓。

治则：温中散寒。方例：理中汤（人参、干姜、甘草、白术）。

（五）少阴病证

少阴病是阳虚里寒，心肾功能衰减的一种病证。原因由阳虚体寒，外邪直中，或由他经传来，或由汗下太过，伤及心肾而成。临床多见虚寒、亡阳等证。邪犯少阴，可从阴化寒，也可从阳化热。就伤寒讲，以阳虚寒证为主。

1.少阴病总纲

原文：少阴之为病，脉微细，但欲寐也。（《伤寒论》）

主证：但欲寐，脉微细，汗出，咽痛，吐痢。

2.少阴寒化证

（1）阳虚寒证

原文：少阴病，身体痛，手足寒，骨节痛，脉沉者，附子汤主之。厥逆无脉，干呕烦者，白通加猪胆汁汤主之。（《伤寒论》）

主证：除少阴病主证外，兼有无热恶寒，手足逆冷，心烦，小便色白，舌淡苔白，脉微。

治则：温阳祛寒。方例：四逆汤（附子、干姜、甘草）。

（2）阳虚水泛证

原文：少阴病，二三日不已，至四五日，腹痛，小便不利，四肢沉重疼痛，自下利者，此为有水气，其人或咳，或小便利，或下利，或呕者，真武汤主之。（《伤寒论》）

主证：头晕目眩，心下悸，筋肉肢体跳动或振摇不定，小便不利，或腹痛下痢，肩背沉重，面色黧黑，舌苔水滑，脉沉弦。

治则：温阳利水。方例：真武汤（茯苓、芍药、白术、生姜、附子）。

（3）阴盛格阳证

原文：少阴病，下利清谷，里寒外热，手足厥逆，脉微欲绝，身反不恶寒，其人面色赤，或腹痛，或干呕，或咽痛，或利止脉不出者，通脉四逆汤主之。（《伤寒论》）

主证：手足逆冷，下痢清谷，身反不恶寒，面色赤，脉微欲绝。

治则：回阳救逆。方例：通脉四逆汤（甘草、附子、干姜）。

3.少阴热化证

（1）阴虚热盛

原文：少阴病，得之二三日以上，心中烦，不得卧，黄连阿胶汤主之。（《伤寒论》）

主证：口燥，咽干，心烦不得眠，小便黄，舌红绛，脉细数。

治则：滋肾阴，降心火。方例：黄连阿胶汤（黄连、黄芩、芍药、鸡子黄、阿胶）。

（2）阴虚水停证

原文：少阴病，下利六七日，咳而呕渴，心烦不得眠者，猪苓汤主之。（《伤寒论》）

主证：咳而呕渴，心烦不得眠，小便不利，舌红苔白，脉弦细数。

治则：育阴清热利水。方例：猪苓汤（猪苓、茯苓、泽泻、阿胶、滑石）。

（六）厥阴病证

病至厥阴，趋于极期，正气已衰，不是寒极，就是热极，常见危候，或寒极生热，热极生寒，见寒热错杂证候。

1.厥阴病总纲

原文：厥阴之为病，消渴，气上撞心，心中疼热，饥而不欲食，食则吐蛔，下之利不止。（《伤寒论》）

2.寒厥证

原文：手足厥寒，脉细欲绝者，当归四逆汤主之。（《伤寒论》）

主证：手足厥冷，无热恶寒，舌淡，脉微或脉细欲绝。

治则：回阳救逆，温经通脉。方例：当归四逆汤（当归、桂枝、芍药、细辛、甘草、通草、大枣）。

3.热厥证

原文：伤寒，脉滑而厥者里有热，白虎汤主之。（《伤寒论》）

主证：手足厥冷，烦热，口渴，小便黄赤，舌苔黄，脉滑。

治则：清热和阴。方例：白虎汤（石膏、知母、甘草、粳米）。

4.蛔厥证

原文：蛔厥者，其人当吐蛔。今病者静，而复时烦者，此为脏寒，蛔上入其膈，故烦，须臾复止。得食而呕，又烦者，蛔闻食臭出，其人常自吐蛔。蛔厥者，乌梅丸主之。（《伤寒论》）

主证：除有厥阴病总纲症状外，兼有心烦。

治则：调理寒热，和胃驱蛔。方例：乌梅丸（乌梅、细辛、干姜、黄连、当归、附子、花椒、桂枝、人参、黄柏）。

二、卫气营血辨证

卫气营血辨证是把温热病所表现的错综复杂的证候归纳综合，概括为卫、气、营、血四个不同证候类型，用以说明温热病发展过程中病情轻重、部位深浅、病势进退各阶段病理变化和疾病传变的规律，为治疗提供依据，是温热病辨证论治的重要纲领。

卫气营血的证候表现，反映了温热病邪侵犯部位的浅深层次，气病之轻浅者叫"卫分"，气病之深重者叫"气分"，血病之轻浅者叫"营分"，血病之深重者叫"血分"。

卫分主表，主肺与皮毛；气分是温热病邪，入里入脏腑，但尚未入血；营分指邪热入心营，心主血，营分以血热为主证；血分是血热深入肝肾，重在耗血和动血。邪热在卫，属于表热证，病势最轻浅；邪热在气是属于里热炽盛，病势较重；热邪深入营血，不仅营伤血耗，而且心神亦受影响，所以病势最为深重。

此外，还反映损伤津血的程度，病在卫气时以伤津液为主，病至营血则以伤血为主。病在卫，伤津不甚，入气则津伤较重，津伤及血，则热已入营，伤血之甚，则为血分。

卫气营血的病证传变，一般多从卫分开始，而传入气分，渐次深入营分、血分，但这也不是固定的，由于邪热类别的差异，病人体质等亦不同，在临床上也有在发病初起，即从营分或气分开始，也有邪传营血，而卫分之邪尚在。所以在卫气营血各个证候相互转化，其形式不是固定不变的。

卫气营血辨证，是温热病辨证最常用的一种辨证方法。它在温热病中的重要意义是：辨别病变部位；说明发病机制；概括证候类型；区别病情轻重；制定治疗原则。

（一）卫分病证

卫分病证，是温病的早期，在皮毛与肺。部位浅，病势轻，治疗用辛凉解表法，使邪从表解。

卫分病证提纲：

原文：温邪则热变最速，未传心包，邪尚在肺，肺主气；其合皮毛，故云在表，在表初用辛凉轻剂。（《外感温热篇》）

风温为病，或恶风或不恶风，必身热咳嗽烦渴，此风温证之提纲也。（《外感温病篇》）

主证：发热微恶风寒，头痛，咳嗽，无汗或少汗，口微渴，舌苔薄白，脉浮数。

由于病情和病位重点所在不同，可分为以下几方面：

1.邪在皮毛

主证：发热，微恶风寒，或头痛咽痛，口微渴，咳嗽，脉浮数。

治则：辛凉解表。方例：银翘散（连翘、金银花、桔梗、薄荷、竹叶、生甘草、荆芥穗、淡豆豉、牛蒡子）。

2.邪在于肺

主证：咳嗽少痰，或痰出不爽，咽痛，微恶风寒，微发热。

治则：解表宣肺。方例：桑菊饮（桑叶、菊花、杏仁、连翘、薄荷、桔梗、甘草、芦根）。

3.兼证

（1）兼暑

并有身重脘闷，舌苔白腻，脉濡数。暑为火邪，且多兼湿，故现此证。

治则：清暑解表。方例：新加香薷饮（香薷、金银花、鲜扁豆花、厚朴、连翘）。

（2）兼湿

并有头涨重，肢体沉重，舌苔白腻，脉濡缓。湿邪重浊，湿邪困遏，阳气被郁，故见上证。

治则：解表化湿。方例：三仁汤（杏仁、滑石、通草、豆蔻、竹叶、厚朴、生薏苡仁、半夏）。

（3）兼燥

并有咽干，舌苔薄白而干，脉浮细。燥热耗伤阴液而见上证。

治则：清肺润燥。方例：清燥救肺汤（桑叶、石膏、人参、甘草、胡麻仁、阿胶、麦冬、杏仁、枇杷叶）。

（二）气分病证

温热入于气分所表现的气分病证，是温热病的第二阶段，是卫分病证的进一步发展。病势较深，病情加重。入气分的途径：一是由卫分传来；二是温热直入气分；三是由营血分传出。

气分病总纲：

原文：烦渴烦热，舌心干，四边色红，中心或黄或白者，此非血分也，乃上焦气热烁津，急用凉膈散，散其无形之热。(《外感温热篇》)

身大热，口大渴，目赤唇肿，气粗烦躁。(《外感温热篇》)

主证：高热，不恶寒，反恶热，大汗，口干渴喜冷饮，小便黄赤，苔黄，脉数或洪大。

由于邪热所在气分部位不同，可分为以下几方面：

1.温热壅肺

主证：并见咳嗽，胸痛，痰多黄稠，气喘，脉滑数。

治则：宣肺清热。方例：麻杏石甘汤（麻黄、杏仁、石膏、甘草）。

2.热郁胸膈

主证：胸中闷胀，心烦懊恼，坐卧不安，舌苔黄，脉数。

治则：清宣透热。方例：栀子豉汤（栀子、淡豆豉）。

3.热在肠胃

主证：高热或午后潮热，大便秘结，或纯便清水，腹胀满痛拒按，烦躁谵语，舌苔黄燥或灰黑起刺，脉沉实有力。

治则：泻下清热。方例：调胃承气汤（大黄、甘草、芒硝）。

4.热在肝胆

主证：胸胁满闷，干呕口苦，心烦少寐，舌苔黄，脉弦数。

治则：清热解郁。方例：蒿芩清胆汤（青蒿、竹茹、半夏、茯苓、黄芩、生枳壳、陈皮、碧玉散）。

5.肠热下痢

主证：泻痢频繁，色黄热臭，肛门灼热，口渴，舌苔黄燥，脉数。治则：清热止痢。方例：葛根黄芩黄连汤（葛根、黄芩、黄连、甘草）。

6.湿热内郁

主证：身重胸闷，呕恶腹胀，渴不欲饮，小便短涩，大便不爽，苔黄滑腻，脉弦缓。

治则：清热利湿。方例：甘露消毒丹（滑石、茵陈、黄芩、石菖蒲、川贝母、木通、藿香、射干、连翘、薄荷、豆蔻）。

（三）营分病证

温热病深入营分所表现的营分病证，病位更深，病情更重，主要表现心和心包的症状。温热入营的途径包括：由卫分传来（又叫逆传心包）；由气分传来；邪直入营分。

主证：烦扰不眠，身热夜甚，口不甚渴，斑疹隐隐，时有谵语，舌质红绛，脉细数。

1.热伤营血

主证：同营分证提纲。

治则：清营透热。方例：清营汤〔犀角（代）、生地黄、玄参、竹叶心、麦冬、丹参、黄连、金银花、连翘〕。

2.热陷心包

主证：神昏谵语，昏愦不语，心烦，身热，肢厥，舌绛，脉细数。

治则：清心开窍。方例：清宫汤（玄参心、莲子心、竹叶卷心、连翘心、犀角尖、连心麦冬）送服安宫牛黄丸（牛黄、郁金、犀角、黄连、黄芩、栀子、朱砂、雄黄、冰片、麝香、珍珠、金箔衣）。

3.营卫同病

主证：微恶风寒，夜热不安，或有神昏谵语，舌质红绛，脉数。

治则：两清营卫。方例：银翘散去生地黄、牡丹皮、大青叶、玄参。

（四）血分病证

血分病证是温热病的深重阶段，主要反映肝肾证候。伤于肝的主要见证是热迫血妄行，和热邪耗血动风。伤于肾的主要见证是耗血之甚，而成伤阴和亡阳之证。热入血分的途径：由气分直接入血分和由营分传来。

主证：斑疹透露，躁扰不安，甚则昏狂，吐血、衄血或溲血、便血，舌质深绛。

1.血热妄行

主证：出血，血色暗紫，发热夜甚，心烦少寐，手足心热，舌绛，脉数。

治则：清热凉血。方例：犀角地黄汤（犀角、生地黄、芍药、牡丹皮）。

2.气血两燔

主证：壮热口渴，烦躁不安，吐衄发斑，舌绛苔黄。

治则：两清气血。方例：玉女煎（石膏、熟地黄、麦冬、知母、牛膝）去熟地黄、牛膝加生地黄、玄参。

3.热动肝风

主证：头痛眩晕，目赤口干，身热心烦，手足瘛疭，舌质红绛，苔燥无津，脉见弦数。

治则：清肝息风。方例：羚羊钩藤汤〔羚羊角（代）、桑叶、川贝母、生地黄、钩藤、菊花、茯神、生白芍、生甘草〕。

4.血热伤阴

主证：身热面赤，手足心热，口干舌燥，神倦耳聋，脉虚无力。

治则：滋阴养液。

方例：加减复脉汤（炙甘草、生地黄、白芍、麦冬、阿胶、火麻仁）。

5.亡阴伤津

主证：肢体消瘦，唇痿舌缩，齿燥秽垢，目陷睛迷，昏沉嗜睡，颧赤肢厥，手足蠕动，甚或瘈疭，舌绛少苔，脉微细欲绝。

治则：滋阴养血，潜阳息风。方例：三甲复脉汤（炙甘草、生地黄、白芍、生牡蛎、麦冬、阿胶、火麻仁、生鳖甲、生龟甲）。

三、三焦辨证

三焦辨证是借用三焦之名来概括温热病发展过程中的三种证候类型，作为辨证论治的依据。上焦病证是温热病的初起阶段，包括手太阴肺和手厥阴心包二经的病证；中焦病证是温热病的中期阶段，包括足太阴脾、足阳明胃和手阳明大肠三经的病证；下焦病证是温热病的末期阶段，包括足厥阴肝和足少阴肾二经的病证。

三焦的传变，一般多由上焦手太阴肺开始，由肺传入中焦的为顺传；由肺而传入心包的为逆传；中焦不愈，则多传入下焦肝肾。这是一般演变规律，而不是固定不变的。

（一）上焦病证

主要包括肺、心包二经的病证。肺合皮毛而统卫气，温邪侵肺，外则卫气被郁阻，内则是肺气不宣，是温热病的初起阶段。

1.温邪犯卫

主证：发热微恶风寒，无汗或少汗，头痛，咳嗽，口微渴，舌边尖红，苔薄白，脉浮数。

治则：辛凉解表。方例：银翘散（连翘、金银花、桔梗、薄荷、竹叶、生甘草、荆芥穗、淡豆豉、牛蒡子）。

2.温邪壅肺

主证：身热，汗出，口渴，咳嗽，气喘，苔黄，脉数。

治则：清热宣肺，平喘止咳。方例：麻杏石甘汤（麻黄、杏仁、石膏、甘草）。

3.热在肺经气分

主证：身热面赤，恶热，心烦，汗大出，渴甚，舌苔黄燥，脉洪大。

治则：清热生津止渴。方例：白虎汤（石膏、知母、甘草、粳米）。

4.热犯心包

主证：神昏，谵语，舌绛，肢厥，舌质红绛。

治则：清心开窍。方例：安宫牛黄丸〔牛黄、郁金、犀角（代）、黄连、黄芩、栀子、朱砂、雄黄、冰片、麝香、珍珠、金箔衣〕。

5.湿遏肺卫

主证：头痛恶寒，身重疼痛，身热不扬，午后身热，胸脘痞闷不饥，口不渴，面色淡黄，舌苔白腻，脉濡缓。

治则：宣散表湿。方例：三仁汤（杏仁、滑石、通草、豆蔻、竹叶、厚朴、薏苡仁、半夏）。

（二）中焦病证

主要包括脾、胃二经病证，是温热病的极期阶段。

1.热传胃腑

主证：日晡潮热，面目俱赤，语声重浊，呼吸气粗，大便秘结，小便短赤，舌苔黄燥，甚则焦黑有刺，脉沉实有力。

治则：攻下泻热去实。方例：大承气汤（大黄、厚朴、枳实、芒硝）。

2.温热蕴脾

主证：身热不扬，胸脘痞闷，泛恶欲呕，身重肢困，舌苔黄腻，脉濡数。

治则：清热利湿。方例：王氏连朴饮（厚朴、黄连、石菖蒲、制半夏、淡豆豉、栀子、芦根）。

3.寒湿困脾

主证：神倦不语，四肢乍冷，胸满腹胀，不饥不食，小便不利，大便溏泻，舌苔白滑，脉见沉迟。

治则：温脾祛寒利湿。方例：四苓加木瓜草果厚朴汤（茯苓、猪苓、泽泻、白术、木瓜、草果、厚朴）。

4.热闭心包

主证：身热多汗，口渴饮多，神昏谵语，腹满便秘，舌苔黄干。

治则：清心开窍，攻下泻实。方例：牛黄承气汤（安宫牛黄丸二粒化开调服大黄末三钱）。

（三）下焦病证

下焦病证主要包括肝、肾二经的病证，是温热病的末期阶段。

1.热动肝风

主证：身体壮热，头晕胀痛，手足躁动，烦躁，瘛疭，痉厥，神昏，舌红苔燥无津，脉弦数。

治则：凉肝息风。方例：三甲复脉汤（炙甘草、生地黄、白芍、生牡蛎、麦冬、阿胶、火麻仁、生鳖甲、生龟甲）。

2.热灼肾阴

主证：身热面赤，手足心热，心中烦，不得卧，耳聋或神倦，舌红而干，脉细数。

治则：育阴清热。方例：黄连阿胶汤（黄连、黄芩、芍药、鸡子黄、阿胶）。

3.虚风内动

主证：手足蠕动，甚则瘛疭，心中大动，神倦，舌绛少苔，脉虚，其则时时欲脱。

治则：滋阴固脱，潜阳息风。方例：大定风珠（白芍、生地黄、麦冬、阿胶、生龟甲、生牡蛎、生鳖甲、炙甘草、火麻仁、五味子、鸡子黄）。

4.湿滞膀胱

主证：头涨昏沉，脘腹痞闷，小便不通，大便不爽，舌苔灰白黄腻，脉濡。

治则：渗淡利湿。方例：茯苓皮汤（茯苓皮、薏苡仁、猪苓、大腹皮、通草、竹叶）。

5.湿滞大肠

主证：神昏如蒙，小腹硬满，大便不通，头涨脘闷，舌苔厚腻，脉濡。

治则：宣化湿浊。方例：宣清导浊汤（猪苓、茯苓、寒水石、蚕沙、皂荚）。

三焦辨证，是温热病的一种辨证方法，是由于温热病邪侵犯上、中、下三个不同部位，也是病变过程中的三个不同阶段。

三焦病证的证候，与卫气营血病证的证候，有其共同之处，但也有区别。以辨证来看，手太阴经的病证，有表证的，相当于邪在卫分；热结于肺而无表证的，则属气分范围，而气分并不等于热邪壅肺，因中焦足阳明和足太阴的病证，亦属于气分范围。热入心包虽可归属营分，但具体证治有不同。热入血分的病证，属实；邪在肝肾，属虚。从传变来看，由上焦手太阴肺开始而入中焦足阳明胃，相当于由卫分传入气分的病变过程，等等。如把两者结合起来，能更全面地指导温热病的辨证论治。

第三章 中医针灸

第一节 针科学

一、总论

（一）针术之由来

针术治病之发轫，远在5000年以前，绝非一人一时之发明。溯自我国石器时代，即有人利用尖锐之石块，以发溃决脓、捶击筋骨及缓解疼痛；复由脑力不断精进，于缓解病苦中，寻取捶击点；经无数人民千百年之经验累积，并随工具之改进，由石器时期而转入冶金时期，因而创作铁针，代替砭石；更从无数人民治疗经验之汇集，始成为后来独立之针疗技术。

我国自有文字后，关于医疗技术而兼有条理者，首推《内经》一书。于疗病诸法中，虽有汤液、醪醴、针石、灸焫、毒药、导引诸法，而十之九为针术治疗。

针术，在冶金术成功之后，由砭石改进而成可无疑义。初为铍针、镵针、圆针之类，渐进而为锋针、锟针，再进而为圆利针、毫针之类。其间又不知经过几多岁月，若干先民之不断改造，而成为微针。又经若干岁月始入《内经》之记录，而留传至今，成为治疗之一种学术。

（二）针术之定义

所谓针术，是以一定方法，用金属制成之细针，在身体一定部位刺激点，如骨关节之间、肌组织之中而刺入之，行一定之手法，以刺激其内部之神经，激发其本体主宰之大脑皮质，发生调整其生理功能之作用，以达到治愈疾病目的的一种医术。

（三）针之构造与种类

针之本身，稽古以马衔铁制；以其质脆易折，近代改用钢丝；复以其易锈，有以金或银或合金制成。针分针柄、针体、针尖三部：针尖做卵圆尖形，不钝亦不锐；针体全部圆柱形，上下粗细一致，光滑坚韧，富有弹力；针柄缠绕铜丝或金银丝，易于捻持旋转提插。

言其种类，分古代针式与近代针式两类。

古代针式分九种：镵针、圆针、锃针、锋针、铍针、圆利针、毫针、长针、大针。总称九针，包括浅刺、深刺、放血、决脓等使用方法。

近代针则分粗、细、长、短与放血用三棱针、浅刺之皮肤针三种。

针之粗细长短不一致。黄河流域与长江上游所用之针，大都银制或铁制，粗而短，针体自针尖向上渐粗，约有麦穗管大小或有过之，长只寸余，最长者二寸，为古代之毫针遗法；近年渐改用细针毫针。细针分26号、28号、30号三种。长短以针体计，有七分、一寸、一寸五分、二寸、二寸五分、三寸、三寸五分数种。三棱针为三角形之尖锐针，点刺放血之用。皮肤针是用六七枚小针聚于半方寸之特制针柄上，仅露针锋于外面，捶击皮肤之用。

二、各论

（一）刺针之练习

1. 指力之练习

学习针术，对于锻炼指力与刺针手法练习，如书画家之运用腕力与笔法，雕刻家之运用指力与刀法，同有练习之必要。意在能进针迅速，捻转提插纯熟，减少患者之进针刺痛，与提高疗效。稍稍练习，即能运用，并不如书画、雕刻家之必经长久岁月而后精。

指力练习之法有二。

（1）棉线球练习法

以棉花搓紧如小皮球大，外绕棉纱线一层，每日以28号二寸长针，用右手拇指、食指、中指三指持针柄，做回旋式之捻进捻出。棉球每日加纱线一层；经10余日后，两日加纱线一层；再经半月以上，3日加纱线一层。棉球屡经加线，则大而结实，能不十分用力将针捻进，则指力已有，施于人体，即可一捻而迅速穿过皮层之知觉神经末梢区，深入肌肉，如此可以减少捻入摩擦之痛感，或竟不痛。

（2）纸张练习法

以手工纸制之旧账册，悬挂壁间，高与肩齐，初取两三页，以针如上法捻进退出。以后日加1页；至10页以上，两日加1页；20页以上，3日加1页。至40页左右，能不十分用力，可将二寸长针捻入，则在临针入体时，有减轻痛感之效。

用法：以杂货店出售之稻草纸制成八寸方之包干果纸，切作四开，40~50页，重叠之，四周用麻线扎紧。初以一寸长针捻入练习，渐用一寸五分长针练习，逐渐加至二寸五分长针，捻入时不甚费力，则刺肌肤可以迅速而入。

练习之时间不拘，能每日有10~20min即可。

2. 捻运之练习

用针之技术，首要为进针不痛，其次则为捻运提插。施行刺激神经之手法，视病候之情况，或须兴奋，或须抑制，或做诱导，或做反射，皆在针刺激之强弱与深浅，完全有赖于手法。古今相传，皆从经验中来，故有练习捻运之需要。

练习之法：制一小枕，中实棉花，以针插入，三指持针柄，先练习捻转形式，或为拇指一退一进，或为食指一退一进，以两指能随意捻旋为目的。

其次练习捻转提插法。第一捻提法：先将针进入深部，乃用拇指、食指捻持针柄，拇指向后一捻，针丝提起分许，拇指复旋转向前，针又随之插下少许，拇指再向后，针又随之提上分许，拇指复向前旋转，针又随之插下少许。如是一退一进，针即随其捻转而自上自下，提上之距离较多，插下之距离转少，因此随捻随提，针丝提至肌肉中部时，即做一深插法，达至原深度，如是往返，名捻提法。

第二捻插法：针先达肌肉中部，拇指、食指持针，用拇指捻转向前，针丝随之捻转插下分许，拇指向后退转，针丝复提起少许。如是拇指捻转向前向后，针则随之自下自上，以插下之距离多，提上少，因此三数次之插提，即达肌肉深部。于是拇指捻转向后，即一提而至中部原处，再行上法，随捻随插，随退随提，至深部仍一提而上。如是往返，名曰捻插法。

（二）刺针之方式

进针之方式有三：一为打入式；二为插入式；三为捻入式。

1. 打入式

其针短而粗，针尖挟于左手拇指、食指之间，按诸穴位，针尖对着皮肤，两指保持其针体之角度，然后以右手食指叠于中指之上，借中指、食指分离之弹力，用食指叩打而入。二三分深，乃持针柄而捻运之。此法今已不用。

2. 插入式

其针似古针之圆利针，针体亦粗。其法以左手拇指、食指固定穴位，右手拇指、食指夹持针体下端，露出针尖一二分，针柄上端支于虎口，然后以针尖紧接于穴点，配准入针角度，借虎口掌腕之力，一压而刺入皮内一二分或三四分。转由左手拇指、食指夹持针体，右手行爪括、指循、摇摆、提插等法。

3. 捻入式

近今所用之针，皆为细针，一般多用捻入法，大都用右手拇指、食指持针柄，针尖着肤，即旋捻入至适当之深度。将短针与长针捻进法分述如下：

（1）短针进针法

一寸五分以下之针，皆用短针进针法。经消毒后，以左手拇指爪甲掐在进针点上，右手拇指、食指持针柄，中指旁扶针体，针尖紧靠左手拇指爪甲边，按着皮面，于是右手拇指、食指将针柄做90°之旋动，同时加以压力，将针尖直透皮下进入肌肉。当针柄旋动进针时，左手拇指爪甲亦协同向下掐，针尖迅速刺入肌中后，微停三秒钟左右，两手协同动作，一掐一压，将针送到适当之深处，然后运用捻运提插之手法。

（2）长针进针法

经消毒后，在应刺点上，先以左手爪甲掐一爪痕，即以右手持针，轻点在爪痕中心，以左手拇指、食指持针尖部分与右手协同动作，当右手拇指、食指旋动针柄时，左手持针随同压入皮下，于是移上三四分，随右手之旋动，助针体压进肌肉，随旋随压，至适当之深度，乃施捻运之手法。

（三）刺针之方向

进针之方向，系针进肌肉中应保持之角度。可分为直针、横针、斜针三种。

直针者，不论直下或并进，皆保持其90°之直角。人体经穴大部分皆以直角式进针。

横针者，即沿皮进针，针入皮下，不进肌肉，针从锐角进入之谓。大约为12°角。横针之穴甚少，仅头盖部与胸骨部数穴用之。

斜针者，针从45°斜角刺入之谓。如列缺穴背脊第七胸椎以下诸穴，为皆从斜角而进之例。

（四）刺针之目的

刺针目的，视证候之如何，在身体之肌肉上予以刺激，或为兴奋，或为抑制，或用反射，或用诱导，起到调整生理机转之作用。

1.兴奋者

某组织之生理功能衰减而成之证候，如知觉神经发生麻木、感应不灵敏，运动神经发生麻痹、肌肉关节不能随意活动、内脏功能减弱（如肺痿、心脏衰弱、胃肠消化不良等），此等证候，予以轻微之刺激，可以激动其生理功能；中等度之刺激，可以兴奋其功能，使之旺盛。因此刺激能达到功能之恢复目的，是为针术之兴奋作用。

2.抑制者

某组织生理功能之异常亢进所引起之证候，如肌肉痉挛、搐搦，神经过敏、疼痛，分泌物增多与充血炎肿等。此等证候，予以持久的强刺激，可使之缓解、镇静、消炎，达到其功能正常，是为针术之抑制作用。

3.反射者

凡内脏、五官、脑髓所发生之证候，针术不能直接刺激其局部，而于其组织之神经干或于其组织能起反射之联系点（过敏点），予以适当之刺激，以调整其生理功能之异常，如四肢末梢及风池、天柱之于脑病、五官病，肺俞、太渊之于肺病等，是为针术之反射作用。

4.诱导者

凡属功能亢进之证候，不从其患部直接使用刺激抑制，而在远隔之部位加强刺激，以吸引其患部之充血，或分散其患部之神经兴奋性，而达到缓解其患部之证候。如脑充血之刺四肢末梢，内脏炎症或充血、郁血而取四肢之刺激点等，是谓针术之诱导作用。

（五）直接刺激与间接刺激

各种肌肉麻痹症、痉挛症、神经痛症，针治都从其患部取刺激点，使用各种手法，以达到疾病治愈之目的，此为直接刺激。

如头部、五官、内脏等，因充血、郁血、炎症等，都从四肢取适当之刺激点，利用反射作用或诱导作用，以达到疾病解除之目的，此为间接刺激。

（六）刺针之感通作用

当针刺入身体肌肉中，如电气之感传，发生一种电掣样之刺激，向他处放散；亦有始终如酸如痛、如胀如麻者，此随部位而异，或随人而异，统称为针之感通作用。以前针家谓之针下得气，或以针行气。其感通之范围不一，有仅发生于其中一部而不放散至他处者，如针上臂，仅在其针之一二寸周围有针感。有沿其神经通路而感通者，如针上膊而感传至指，或感传至肩。亦有不循神经之径路感传者，如针足部有感传至头者，针胸部有感传至足者，针腹部有感传至头面者。此等现象，由于神经之交综错杂，在临床上时有发现。

更因感通作用之强弱，可以预知其证候之是否易于解除。凡下针即感觉酸胀，感传至远者，其病有即愈之希望；感觉有传达而不远者，治愈则较需时日；如酸胀之感甚微者，且不向外放散，其病有相当之时日乃可向愈，或竟不能向愈。

（七）刺针前之准备与注意

在临床施术前，应将术者之手掌、手指与诊察用具进行严格消毒。诊病时，审明症状，以定治疗之方针，确定应取之穴位，次就手术室，使患者或卧或坐，端正其适当之体位，于应针部位充分消毒，乃取已经消毒之针具，择定适当之针，进行针治。

（八）刺针时之消毒

施行针治之前，医者两手与应刺之部位，皆用75%乙醇消毒。针则应煮沸10min，取出用消毒纱布擦干后应用。凡经煮沸消毒之钢针，其针柄与针体结合部分，水气未干，易生锈蚀，故每日针治时间已过后，必将钢针在炭火上烤干保存。如属不锈钢针或金针、银针，则可不必。

（九）刺针时医者与患者之体位

将为针治之先，医者与患者须有一定之体位。如患者之体位不正，则按取骨骼、肌肉亦不正确，神经径路之索取亦不可能，欲求穴位之准确，亦不可能。医者之体位不正，而草率施术，往往因为偏侧，难于进针，或者发生屈针。故针治时之体位，至为重要。

"经穴学"各经穴条下，关于取穴之法，皆有说明，如仰卧、俯伏、正坐、拱伸、蹲跪等各有定法。然病有轻重，力有盛衰，因而所取体位，坐卧侧伏，可随宜权变。兹定两者之体位如下：

1.患者之体位

患者之体位，以患者舒适与肌肉弛张为宜。若姿势出于勉强，必难持久，每因中途转侧，可能引起屈针折针。故列各部施术采取体位如下：

①在头部侧面施术之时，用坐式、仰卧式或侧卧式；如属头之后面，则取坐式、伏卧式或侧卧式。

②在颜面部，取正坐、仰卧式或侧卧式均可。

③在颈部及胸部、腹部之前面，则使其仰卧而针之，正坐亦可。

④在侧胸部、侧腹部时，取侧卧式为妥。

⑤在后颈部及肩胛部、背部时，则用坐式或伏卧式。

⑥在四肢及臀部时，取坐式或侧卧式，以患部向上方或侧方为原则。两肘、两膝胞使其屈曲为合式。

2.医者之体位

医者之体位无定，必随患者之体位如何，而采取适当之位置，总以易于进针、易于发挥腕力与指力为原则。

（十）进针时之程序

进针之时，其先决条件为消毒，刺针之实施程序有三：

1.爪切

针灸医生进针，必先在穴位上按摸，或在骨隙，或在腱侧，或在肌肉间，寻取进针点。穴位既确，以爪掐一横纹或十字纹，即以爪甲掐定，用针于纹之中心刺入之。如此可减少进针时之痛楚，并可固定穴位。故中医甚重视爪切手技。

2.持针

持针之事，《内经》甚重视之。盖言持针者必须端正心情，聚精会神，属意于指端针端，采用直刺、横刺或斜刺时，保持其进针角度而后下针。

3.进针

然今从人体生理解剖学言之，除转移患者之注意以减少其痛感外，别无其他理由，故不必尽泥古说。唯医者总须心静、手稳，依照上面进针之方式进针，最为妥善。

（十一）进针后之手技

兴奋作用之针法：选用28号或30号针，进行轻缓之刺激，数秒或半分钟之捻运，患者略感酸胀，即予出针。刺激部位，大都位于其患部及其周围，或为其神经通路之处。

抑制作用之针法：选取26号或23号针，进行持久之强刺激，1～2min之强力捻运，并予5min乃至20～30min之留针。刺激部位，大都在其患部周围及其神经通路之处。

反射作用之针法：视其证候之如何而手法不同。如须使之兴奋，以加强其功能作用时，可选用28号或30号针，予以短时间之中刺激（捻运不轻不重、不疾不徐，提插均等）；如须使之抑制，以减低其亢奋作用时，可选取28号针施以稍长时间之中刺激。

诱导作用之针法：选用26号或28号针，进行较长时间之强刺激，1～2min，并采用留针法。

（十二）一般应用之新针法

1.单刺术

单刺术系刺达肌层间，立即将针拔出，是属于极轻微之刺激。此法应用于小儿及无受针经验，或身体极度衰弱者。

2.旋捻术

旋捻术是在针刺入过程中，或刺入后，或拔出之际，右手之拇指、食指，将针左右捻转之一种稍强刺激之手法，适用于抑制（强力捻）或兴奋（轻缓捻）为目的之针法。

3.雀啄术

雀啄术是在针尖到达其一定深度后，将针体提上插下，如雀之啄食，频频急速上下运动，专用于以刺激为目的之一种手法。然而在提插之缓急强弱中，不仅能起抑制作用，亦能应用于以兴奋为目的之一种针法。

4.屋漏术

屋漏术与雀啄术之运用稍有不同。即针体之1/3刺入，微行雀啄术，再进1/3，仍行雀啄术；更以所剩之1/3进之，仍行雀啄术。在退针之际，亦如刺入时，每退1/3，行雀啄术而出针。此为专用于强刺激为目的之一种手技，适用于抑制、诱导法。

5.置针术（留针术）

置针术为以一针乃至数针，刺入身体各穴，静留不动，放置5～10min，然后拔针之一种手技，适用于抑制、镇静为目的之针法。对身体衰弱或畏针者，须用强刺激操作抑制及镇静之手法，此法最好。留针时间由5min乃至1～2min皆可，视其证候缓解之情况而出针。

6.间歇术

间歇术为针刺入一定深度之后，时而捻动提插数次，复留置片刻，再提插捻动数次，再留置之，往复数回。此术应用于血管扩张，或肌肉弛缓时，为兴奋目的之针法。如用强刺激，亦可作为抑制法。

7.震颤术

震颤术是在针刺后，行一种轻微上下震颤手技，或于针柄上以爪搔数回，或以食指频频轻叩，摇动针柄之上端。此术专用于血管肌肉神经之弛缓不振者，即兴奋法。

8.乱针术

乱针术在针刺入一定深度后，立即拔至皮下，再行刺入，或快或迟，或向前向后，向左向右，随意深进，此为强刺激。此术专应用于诱导及解散充血、郁血之针法。

（十三）出针之手技

古法出针有补泻二法之区别：泻则摇大其孔，补则疾闭其孔。今则不复分别，不论何种手法，出针时，必须将针做捻动，徐徐退出，而在针孔处以消毒棉花盖上，略揉数转。绝对不许将针一抽而出，否则有后遗感发生，或出血。

（十四）晕针之处置

神经质、腺病质之患者或身体衰弱者，在下针时，往往因神经受刺激而起剧烈反射，发生急性脑缺血，名曰晕针（休克），危险殊甚；尤以腺病质之患者，发生晕针更严重。故下针前后，应予特别注意。如发生晕针，宜急速予以救治，万不可惊惶失措，忽于处置。

病理：神经衰弱与贫血者，在下针捻拨时，神经猝受刺激而反射脑部，先为兴奋，旋即麻痹，血压急速下降，全身微血管猝然收缩，尤以头部为甚，形成急性脑缺血，意识不清，心脏功能亦急速减退，或竟停止搏动。

晕针之情状，轻者头晕目眩、恶心欲呕、心悸亢进；重者面色陡白、四肢厥冷、汗出淋漓，甚至脉伏心搏骤停，知觉尽失，陷于危险状态。

救治之法，则不外重复刺激其知觉神经，再反射脑皮层，唤醒其功能。当发觉患者有头晕恶心时，立即出针。如坐者，使其卧床，给予热开水，稍停即复。如眩晕甚者，面色苍白，知觉半失，肢冷脉细，则使其卧床后，灸百会穴，复以爪掐水沟穴，使其感受剧痛；在灸时一手按其脉，脉搏由细微而渐明显，即可停灸，并减轻水沟之爪掐，同时饮以葡萄酒或热开水，亦可注射樟脑强心注射剂。晕针虽可救治，但应尽量避免，故对体弱与未有受针经验之人，以卧位施针为宜。进针必在刺激点先予爪掐，使其感受成习惯而后进针。进针透过皮下分许，即停止不进，视其面色与感觉，如无反常现象，始可轻缓深入，并将捻动减轻。应予抑制时，则用留针法。如是，晕针事故则不致发生。

（十五）出针困难之处置

施行针治时，每有发生出针困难之事。其理由不外三点：一为体位移动，致针丝屈曲；二为针身有伤蚀痕，肌纤维嵌入伤痕中；三为运动神经突然兴奋，引起肌肉痉挛，吸住针身。欲解决出针困难，必先分别其原因，再予以适宜之处置。若不明其因而欲强力拔出，徒使患者感受剧痛，非唯不能出针，且有折针之危险。

如发现针柄角度与进针时不一致，捻动不能，深进不能，退出亦不能，乃因针体弯曲，应矫正其体位，再探求其屈度与方向。如针柄仅略偏，乃为小屈，以左手拇指、食指重按针下肌肉，右手持针柄，轻微用力即可提出。若针柄偏侧过甚，则曲度较甚，左手两指不可重按，右手起针，须顺其偏侧之方向，与左手协同动作，轻提轻按，一起一伏，两手互相呼应，则针可取出。千万不可用力强拔。

（十六）折针之处置

针丝坚韧，本来不易折断，偶或有之，必针丝已有伤痕，医者疏忽而未检出，患者复不守医戒而移动体位；或医者用强刺激时，患者之肌肉突起痉挛强直，遂致针折于内。此时医者态度宜镇静，告病家保持原来体位不要稍移。如折在与针柄接合之处，则有一段针身露出外，可以用钳镊出之。如折在皮面时，则以左手食指、中指重压针孔之周围，使折针外透，露出皮肤面时，以钳镊出。如在皮下可按得而不外露者，以指按准针端，以刀消毒，微剖开其皮，检视针端，以钳镊出。若折在深层，可送医院剖开取出。有主张可不必摄出，任其自化，然总不如取出为宜。

三、针科之科学原理

（一）刺针刺激之绝缘传导

神经在身体各部，无处不至，恰如网状之分布。神经纤维，各处交通，复集合而成一般之神经干，以针刺之，仅传达其刺激于神经纤维，而不放散于他部。

（二）针治对血液之影响

不问病体与健体，予以适度之刺针刺激，则白细胞增加，尤以幼小之中性粒细胞之增加为显著；而且血液中之纤维素原亦增加，对血清中之凝集素及溶血素并有增进数量之作用。

（三）针治止血法之缘由

凡轻度出血，应用针治固有刺激作用，刺激末梢神经，反射传达其刺激于血管神经，使出血部之血管收缩；或从出血部之远隔处所行兴奋术，使其部之血管扩张，诱导出血部之血液，以得止血。

四、针治之科学研究

（一）小儿针对血液象之影响

小儿针，于一定之时间中对皮肤表面为极轻微之施针刺激，不论在动物实验、人体实验，乳儿与年长儿，皆有血液象之变化，尤其引起白细胞之一定变化。其变化于免疫学上意义最深，尤以中性粒细胞之增加，即幼小型之元气旺盛的中性粒细胞之显著增加。

如血液象之变化，在皮肤知觉失去之时，及皮肤知觉功能虽健全而交感神经之功能废绝之时，则不能发起变化。

从小儿针之刺激，先自皮肤之知觉神经起兴奋，其兴奋从其刺激部位到达交感神经节，在交感神经节内，传达到交感神经固有之远心性神经。经由末梢之交感神经，再经过今尚未明之复杂径路，遂达到造血器官，刺激该脏器使新生中性粒细胞而输送于血液中。

（二）于交感神经紧张状态下施针之影响

切除交感神经节，使其功能废绝时而施针，因不起血液象变化之事实，复因施针而中性粒细胞之幼小型增加，基于交感神经之媒介作用，而同时使交感神经比平常更易于兴奋时再施针，更可招致显著的血液象变化。

第二节　灸科学

一、总论

（一）灸术之定义

以特制之艾，在身体表皮一定之部位（经穴）点上燃烧之，使其发生特有之气味与温热之刺激，以调整生理功能，且增进身体之免疫力，而收治病防病之效。

（二）施灸之原料

灸必用艾，古人言其性温而降，能通经络，治百病。然古人最初未必能知艾之功用，而以之制作艾炷，乃因艾蒿遍地皆有，可为燃料，最易引火，且气味芬芳，闻之可清心醒脑，于是用作灸炷。久之效验颇著，乃为灸治之要品。

艾属菊科植物，为多年生草，我国各地皆产，春日生苗，高二三尺，叶形似菊，表面深绿色，背面为灰白色，有绒毛，叶与茎中有多数之细胞孔，具有油腺，发特有之香气。夏秋之候，于梢上开淡褐色花，为筒状花冠，做小头状花序排列，微有气息，但不入药用。入药或用作灸炷者，乃为艾叶，每于农历五月中采之。

（三）艾绒之制法

艾虽遍地皆有，而以蕲县产者最良，以其得土之宜，叶厚而绒毛多，性质浓厚，功力最大，称为蕲艾。于五月中采其艾而晒之，充分干燥，于石臼中反复筛捣，去其粗杂尘屑，存其灰白色之纤维如棉花者用之，称为艾绒，亦称熟绒。为灸之无上妙品。

艾绒愈陈愈佳，因艾叶中含有一种带黄绿色之挥发性油，新制艾绒，其油质尚存，灸时因火力强而经燃，患者较为痛苦；若久经日晒，油质已经挥发，艾质更为柔软，灸之则火力柔和，不仅痛苦较少，且反有快感，精神亦为之振奋。

（四）艾绒之保存法

艾绒易吸收空中湿气，艾绒过湿则灸时不易着火而痛增，故艾绒应置于干燥箱中而密盖之，于风和日丽时取出晒之2～3h，晒过复密盖之。日常施用者，取出一部分，置于紧密之小匣中，用完再取，则大部分不致受潮。

（五）艾灸之特殊作用

艾灸之特殊作用，不在热而在其特具之芳香气味。中国对于芳香之药，多谓其能行气散气。所谓行气散气，乃对神经引起兴奋传达作用，与神经细胞之活泼现象。艾灸后之觉有快感，即因艾之芳香气味，由皮下淋巴液吸收，而渗透皮下诸组织，于是神经因热与芳香之两种刺激，起特殊兴奋，活力为之增加，得以发挥其固有之作用，而病苦即可解除。

（六）艾炷之大小

艾炷大小，稽之书册，各从灸之部位而定，头部、肢末宜小，胸部、腹背部宜大。小者如雀粪、如麦粒，大者如箸头、如枣核。

灸炷大小，不但以其部位而有不同，大人小儿，壮体羸躯，亦当有别。大者壮者，炷如绿豆，小则如鼠粪；幼或弱者，如麦粒、如雀粪。灸炷过大，效益虽有，而害亦随之。

古法灸之不能盛传于后，虽因火灼苦痛，人所畏避，更以炷大则利害兼有，不大乐用，亦为主因。

（七）艾炷之壮数

燃烧艾炷一枚，谓之一壮。凡灸，少则三壮，多则至数百壮，扁鹊灸法有三五百壮至千壮者，未免用火太过。吾人施灸，固宜遵循古人遗规，然气候有变迁，人体有偏胜，体格有大小强弱，疾病有轻重久新，既有不同，壮数则必因而各异。若泥于一说，不予变通，则有太过或不及之弊。不及，不足以去病；太过，则体有所不胜。

（八）灸刺激之强弱与温度

灸术原属温热性刺激疗法，病有轻重，体有强弱，则治疗时所予之刺激，当分别强弱，以适应其症状，此炷之所以分大小与壮数之多寡也。大体标准，刺激可分强、中、弱三种。

1.强刺激之标准

其艾炷如绿豆大，捻为硬丸，自十二壮至十五壮。

2.中刺激之标准

炷如鼠粪大，捻成中等硬丸，自七壮至十壮。

3.弱刺激之标准

炷如麦粒大，宜松软而不宜紧结。

二、各论

（一）灸法之种类

以艾灼肉体，为达疗病或防病之目的，是谓灸法。后人以其灼肤伤肌，痛苦难堪，改变其法，下衬姜、蒜、附子、盐、泥，以冀减少痛楚，名曰隔姜灸法或隔蒜灸法。所以灸法在中国有五六种之多，即隔姜灸、隔蒜灸、附子灸、麦饼灸、盐灸、黄土灸等。

又有名雷火针及太乙神针者。以艾绒与其他药料卷成纸卷，着火隔布按于肌肉以治病，为灸法中之特殊者，通经舒络，效果亦佳。

念盈药艾灸条灸。以麝香、沉香等不甚辛烈之药物，如太乙神针疗法，改为小型之灸条熏灸，火力轻而流弊少，效果亦较太乙神针等为佳。

温针灸法。以艾绒置于针柄上点燃，其热力由针丝传入深部，为针灸并用之一法。

（二）灸术之现象

直接灸术，于皮肤必呈火伤现象，是谓灸术现象。但火伤现象，因灸法轻重之不同，其所呈现象亦有不同。轻度之施灸，其局部发现赤晕，且感热痛，停灸后其赤晕渐消失，经数小时后，留一黄色之瘢痕。如稍强之灸，则表皮浮起，成一水疱，经数日结痂而愈。其最强度之灸，皮下肌肉成坏死状态，表皮起大水疱，即陷于化脓溃烂，周围扩大，经若干之时日，新肌生长，表面结成痂皮而愈，但留一黑色之瘢痕，经一二年后，黑色渐退，唯灸痕永不消失。此皆为直接灸法。

（三）灸术之应用

不论何种灸法，当应用于临床之时，医者必先有一番详细诊察，如男女、年龄、体质、疾病轻重，及受灸之有无经验等，然后定灸炷之大小、软硬、壮数，予以适度之刺激，则不使太过，亦不致不及。若太过失度，不但不能奏效，疾病亦成恶化，兹为便于初学计，定其适度之标准如下：

1.小儿与衰弱者

炷如雀粪，10岁前后之小儿，以五壮至十壮为度。大人灸炷如米，以五壮至十壮为度。灸穴以五穴或七穴为适当，否则灸炷过多，反令发生疲劳。

2.男女之分别

男子灸炷之壮数可以稍多，普通男子承受力较女子为大。

3.肥瘦之不同

肥人脂肪较多，肌厚肤臃，不易传热，感艾气不足，壮数宜较瘦者为多，炷大如米粒。

4.敏感性者与迟钝性者

对于感受性之敏感者，当灸炷燃至中途时，即移去之，重更一枚，待燃近皮肤，即去之，反复更换，至着肤为止。灸小儿亦须如此，迟钝性者，炷宜稍大。

5.施灸经验之有无

未经施灸，初起亦宜小炷，壮数亦宜少，以后逐日增加。

6.症状情况

凡病属方进性疾患（如疼痛、痉挛、搐搦等）炷宜稍大，壮数宜多。虚弱证候、功能减退、麻痹不仁、痿弛无力，宜小炷而壮多。

7.劳动情况

体力劳动者，比精神劳动者其炷宜大，壮数亦多。

（四）灸术之医治作用

施灸后有害物及细菌之吞噬作用与免疫体血液之新陈代谢一致旺盛，因此对于生理功能之诸种病变，如疼痛痉挛，能使之镇静缓解。属于生理功能之衰弱不振，能使之鼓舞兴奋。关于充血、郁血，能使之解散与调节，其他营养增加，能抵抗一切病变，而恢复健康。

（五）施灸之目的

灸术应用于临床时，关于所取之部位，必从疾病之症状而定治疗之目的。《内经》有谓病在上取之下，病在下取之上，病在中旁取之，深合今日所谓诱导法、反射法。当病痛之处取穴，名曰阿是穴而灸之，即得快，此所谓直接灸法。

1.直接灸

直接灸者，于病苦之局部直接施灸，以刺激其内部之感觉神经，使其传达中枢，更于中枢移传于运动神经，使之兴奋，血管扩张，血流畅行，促进产物渗出物之吸收，而治疗水肿、痉挛、疼痛、感觉异常等症状。

2.诱导灸

诱导灸者，关于患部充血或郁血而起之炎症疼痛等疾患，从其相关之远隔部位施灸，刺激其分布之血管神经，诱导其血液疏散，调整其神经之生理，以达治疗之目的。

3.反射灸

其病变属于内脏诸器官，病位在深层，非直接刺激所能达治疗目的时，乃择神经干或神经支之相当要穴，利用生理反射功能，为间接之刺激，以达治疗之目的。

（六）灸法

1.隔姜灸法

以姜切片，约三分厚，针刺数孔，置于应灸之穴上，上置艾丸如豆大燃之。感觉灼痛，则以姜片稍微提起，热觉稍减仍放原处，或持姜片往复移之，视其肤上汗湿红润，按之灼热，即可止灸。如不知火热之轻重，任其灸燃，可能发生水疱。处置水疱之方法，以微针在水疱边，刺入贯透之，压去其水液，以脱脂棉拭干，外以消炎油膏敷于纱布盖之，外衬棉花，为之包扎，每日更换，至愈而止。

2.隔蒜灸法

与姜灸相同，唯觉灼痛时不移动。姜灸通用于慢性疼痛麻痹性疾患，蒜灸则适用痈疡初起之病证。先以湿纸覆其上，候先干处为疮头，以独头大蒜，切片三分厚，按疮头上，艾炷灸之，每五炷换蒜片。如疮大有十余头在一处生者，以蒜捣烂摊患处，铺艾灸之，若痛灸至不痛，不痛灸至痛。若疮色白不发红，不化脓，不问日期，最宜多灸。

3.豉饼灸法

治疽疮不起，以豆豉和椒、姜、盐、葱，捣烂做成饼，厚三分，置疮上灸之，觉大热，稍提起复置于上，灸至内部觉热，外肌红活为止，如脓已成者不可灸。

4.附子灸法

治诸疮瘘，以附子研粉，微加白芨粉，以水和之成饼，约厚三分，覆瘘孔上以艾灸之，使热气入内，附子饼干则复易一饼，至内部觉热为止。

5.雷火针灸法

取沉香、木香、乳香、茵陈、羌活、干姜、穿山甲各三钱，麝香少许，蕲艾二两，以棉纸二方，一薄一厚，重覆几上，先铺艾绒于其上，然后以药末掺匀，乃卷之如爆竹，外以鸡蛋清涂之，糊一层薄纸，防其散开。应用时，一端着火燃红，另以红布一尺，折成六层或八层，垫于穴上，燃红之艾针，即按于布上，随离随按，如针端火熄，即另换一针继之。当按时热气药气，俱从布孔中直透肌肤，每穴按数十次，内部觉热而后止，另按他穴。治筋骨疼痛，经络不舒，沉寒积冷，功效甚伟。

6.太乙神针灸法

为雷火针药方加味所制者，制法用法俱相同，效亦无甚上下，其药方如下：艾绒三两，硫黄二钱，麝香一钱，乳香一钱，没药一钱，丁香一钱，檀香一钱，桂枝一钱，雄黄一钱，白芷一钱，杜仲一钱，枳壳一钱，皂角刺一钱，独活一钱，细辛一钱，穿山甲一钱。

按：此方于原方已更动，原方有人参、千年健、钻地风、山羊血等。立方者，取参与血，无非为补气补血；千年健、钻地风，不识为何药，顾名思义，无非取其健筋骨、通经络之意。血、参二药，力在质地，宜乎内服，断非熏其气味，能得功效者，因去之，余二药，普通药铺不备，亦为删去。

7.温针灸法

温针法之操作，有一定技术，先审视应用之穴位，其肌层厚度，择取适当之针刺入肌肉，其针体露出皮肤外者，至多一分半，最适当为一分。乃以薄纸板剪一寸方，中央钻一小孔，从针柄套下按着皮肤，以粗制艾绒捻作一小球（如枣核大）包于针柄上，与针体须接近，针柄之下段露一分余，与皮肤表面离开二三分，将艾燃着，觉皮肤灼痛太甚时即去之，第二次之艾炷可略小，以燃至内部觉热为止。但经五六炷灸后，皮肤觉热，而内部仍不觉热，亦只可停止，俟下次再灸，否则必将针捻动提起，重复插下再灸，否则针体已热，感觉敏感度减低而不觉热，灸时过久，则组织中之胶液胶着针上而不易抽出。有许多针灸医师，针体露出皮肤寸许，仅于针柄上端置一艾炷燃着，距离皮肤二三寸，虽名温针，实为留针，不足法也。

8.温灸法

以金属所制之圆筒，下置木制之圈，圆筒中另有小圆筒内装药物与艾绒烧之，筒外置一木柄，持之而按于穴上，艾之燃烧热，传于皮肤，即发生治疗之功效。

9.艾炷灸法

以艾做炷，直接燃灼皮肤，一炷为一壮，为中国最古之灸法，亦为灸术之滥觞。

（七）施灸之方法

灸法与针法，手法不同，灸必先以墨点穴，然后行灸，坐点则坐灸，立点则立灸，取穴既正，万不能移动姿势，于是于墨点上以水微润之，即以艾炷粘上，以线香燃着去点引之，待其燃毕，不去艾灰，即另粘上一枚续灸，如须续灸五六枚以上，则去其积灰续灸。

另一直接灸法，以稍大如饭粒之艾炷，置于皮肤上点燃，待燃至中途，受者已感热痛，即以一狭长之物如钳子之柄，压在灸炷上，一面将艾压熄，一面使其火力直透皮下而深入，待其灼热直入之感已解，再换一艾炷续灸，其效与针之直刺深部神经相同，并不起疱。

（八）施灸之前后

自19世纪显微镜发明后，随之而发现细菌。很多病证，都因病原菌感染而致，消毒方面，应予注意。针灸之术，属于创伤治疗，若不严密消毒，难免细菌侵入，故当施灸之前，应有两种准备。

1.施灸用具

坐则需椅，卧则需床，点穴之笔，燃烧之艾，引火之香，皆须具备。

2.消毒

从简单之方面言，棉花、苯酚（石炭酸）溶液或75%乙醇，为必需之品。术者手指应先自消毒，然后为之点穴施灸。灸毕，以棉花拭去其灰烬，复以棉花蘸苯酚溶液于灸点上及其周围擦拭，可防止细菌从创伤之处侵入。

第三节　经络腧穴

一、经络总论

（一）经络的概念

经络是人体内运行气血、联络脏腑、沟通内外、贯穿上下的通道，包括经脉和络脉。"经"，有路径的含义，为经络中直行的主干，多循行于人体的深部；"络"，有网络的含义，是经络中细小的分支，纵横交错，犹如网格，遍布全身。

经络系统由经脉与络脉彼此衔接、密切联系而构成的体系。经络之气，即经气，概指经络运行之气及其功能活动，其主要特点是循环流注、如环无端、昼夜不休。经络系统通过经气的运行，将人体内部脏腑和外部各组织器官联系成为一个有机整体，以调节全身各部的机能活动，协调阴阳，从而使整个机体保持协调和相对平衡。

经络学说是研究人体经络系统的循行分布、生理功能、病理变化及其与脏腑间相互关系的学说，是中医理论体系的重要组成部分，对中医临床各科尤其是针灸临床实践具有重要的指导意义。

（二）经络系统的组成

经络系统由经脉和络脉组成，其中经脉包括十二经脉、奇经八脉，以及附属于十二经脉的十二经别、十二经筋、十二皮部；络脉包括十五络脉和难以数计的浮络、孙络等。

1.十二经脉

十二经脉即内属脏腑、外络肢节的手足三阴、手足三阳经脉的总称。它们是经络系统的主体，故又称为"正经"。

（1）十二经脉的名称

十二经脉的名称由手足、阴阳、脏腑三部分组成。首先用手、足将十二经脉分成手六经和足六经；凡循行于肢体内侧的经脉为阴经，属脏；凡循行于肢体外侧的经脉为阳经，属腑。根据阴阳消长变化规律及其气血之多少，阴阳又衍化为三阴三阳，三阴为太阴、少阴、厥阴，三阳为阳明、太阳、少阳。按照上述命名规律，订出了手太阴肺经、手阳明大肠经等十二经脉的名称。

（2）十二经脉属络表里关系

脏腑有表里相合关系，十二经脉在体内与脏腑相连属，亦有明确的属络表里关系。阴经为里，属脏络腑；阳经为表，属腑络脏，这样阴阳配对，就形成了六组脏腑阴阳经脉的表里属络关系。如手太阴肺经属肺络大肠，手阳明大肠经属大肠络肺；足阳明胃经属胃络脾，足太阴脾经属脾络胃；手少阴心经属心络小肠，手太阳小肠经属小肠络心；足太阳膀胱经属膀胱络肾，足少阴肾经属肾络膀胱；手厥阴心包经属心包络三焦，手少阳三焦经属三焦络心包；足少阳胆经属胆络肝，足厥阴肝经属肝络胆。具有属络关系的脏腑和经脉以及互为表里的经脉间在生理上相互联系，病理上相互影响，治疗上相互为用。

（3）十二经脉的体表分布规律

十二经脉左右对称地分布于头面、躯干和四肢，纵贯全身。与脏相配属的六条阴经，分布于四肢内侧和胸腹，其中上肢内侧为手三阴经，下肢内侧为足三阴经；与腑相配属的六条阳经，分布于四肢外侧和头面、躯干，其中上肢外侧为手三阳经，下肢外侧为足三阳经。

（4）十二经脉的循行走向与衔接规律

十二经脉的循行走向特点是：手三阴经从胸走手，手三阳经从手走头，足三阳经从头走足，足三阴经从足走腹胸。若将两手上举，阴经自下而上，阳经自上而下，呈现"阴升阳降"的规律。

（5）十二经脉的气血循环流注

十二经脉的气血源于中焦，流注从肺经开始逐经相传，至肝经而终，再由肝经复传于肺经，流注不已，从而构成了周而复始、如环无端的循环传注系统。十二经脉将气血周流全身，内到脏腑器官，外达肌表官窍，使人体不断地得到营养物质而维持各脏腑组织器官的功能活动。

2.奇经八脉

奇经八脉，指别道奇行的经脉，有督脉、任脉、冲脉、带脉、阴维脉、阳维脉、阴跷脉、阳跷脉共八条，故称奇经八脉。"奇"有"异"的意思，即奇特、奇异。奇经八脉有别于十二正经，不直接隶属于脏腑，亦无表里配属关系，别道奇行，故称"奇经"。

奇经八脉分布于头面、躯干和下肢。八脉中的督脉、任脉、冲脉皆起于胞中，同出于会阴，称为"一源三歧"。督脉循行于脊背正中，上至头面，诸阳经与之交会，可调节全身阳经脉气，故称"阳脉之海"；任脉行于腹胸正中，上抵颏部，诸阴经与之交会，可调节全身阴经脉气，故称"阴脉之海"；冲脉与足少阴肾经相并上行，环绕口唇，与十二经脉密切联系，可涵蓄调节十二经气血，故称"十二经之海"，又称"血海"。带脉起于胁下，环行腰间一周，约束纵行诸脉；阴跷脉起于足跟内，伴足少阴等经上行，至目内眦；阳跷脉起于足跟外侧，伴足太阳等经上行与阴跷脉合于目内眦；阴维脉起于阴经交会处，沿下肢内侧上行至颈部，阳维脉起始于阳经的交会处，沿下肢外侧上行颈部，以维系阴经和阳经之间的协调、平衡。

奇经八脉除带脉横向循行外，均以纵向循行，纵横交错地循行分布于十二经脉之间，其作用主要体现在两方面：其一，沟通了十二经脉之间的联系，奇经八脉将部位相近、功能相似的经脉联系起来，达到统摄有关经脉气血、协调阴阳的作用；其二，奇经八脉对十二经脉气血有着蓄积和渗灌的调节作用。若将十二经脉先为江河，奇经八脉则犹如湖泊。

3.十五络脉

十二经脉和任、督二脉各自别出一络，加上脾之大络，总计15条，称为十五络脉，分别以其别出处的腧穴命名。

十五络脉的分布有一定的规律：十二经脉的别络从四肢肘膝关节以下本经的络穴分出，走向其相表里的经脉，即阴经别络于互为表里的阳经，阳经别络于互为表里的阴经。任、督二脉的别络以及脾之大络主要分布在头身部。任脉的别络从鸠尾分出后散布于腹部；督脉别络从长强分出后散布于头部，左右别走足太阳经；脾之大络从大包分出后散布于胸胁。十五络脉是全身中较大的络脉，还有从络脉中分出的浮行于浅表部位的"浮络"和细小的"孙络"，分布极广，遍布全身。

四肢部的十二经别络，加强了十二经阴阳表里两经的联系，沟通了表里两经的经气，补充了十二经脉循行的不足，扩大了腧穴主治范围。躯干部的任脉别络、督脉别络和脾之大络，分别沟通了腹、背和全身经气，此外加之分布浅表细小的浮络、孙络，输布气血以濡养全身组织。

（三）经络的作用和经络学说的临床运用

1.经络的作用

（1）联系脏腑、沟通内外

人体的五脏六腑、四肢百骸、五官九窍、皮肉筋骨等组织器官，虽然各有不同的生理功能，但又共同进行着有机的整体活动，使机体的内外、上下、前后保持协调、统一，构成一个有机的整体。而能保持这种相对的协调与统一，完成正常的生理活动，是依靠经络系统的联络沟通而实现的。经络中的经脉、经别与奇经八脉、十五络脉，纵横交错、入里出表、通上达下，联系人体各脏腑组织器官；经筋、皮部联系肢体筋肉皮肤；浮络和孙络联系人体各细微部分。

（2）运行气血、营养全身

气血是人体生命活动的物质基础，全身各脏腑组织器官只有得到气血的濡养才能完成正常的生理功能。经络是人体运行气血的通道，能将营养物质输入全身各组织器官，使脏腑组织得以营养，关节得以通利，筋骨得以濡润。

（3）抗御病邪、保卫机体

当外邪侵犯人体时，由表及里，开始于皮毛。营气行于脉中，卫气行于脉外。卫气充实于络脉，络脉散布于全身、密布于皮部，当外邪侵犯机体时，卫气首先与外邪抗争，发挥其抗御外邪、保卫机体的屏障作用。如果邪胜正衰，疾病发展，邪气由表入里，通过孙络、络脉、经脉逐步深入，出现相应的证候；如果正能胜邪，则外邪迅速出表，机体得安。

（4）传导感应、调整虚实

经络具有传导感应和调整虚实的功能。体表感受病邪和各种刺激，可传导于脏腑；脏腑的生理功能失常，亦可传导于体表；针刺中的得气与行气现象，亦均是经络传导感应功能的反映。针灸防病治病，是基于经络具有传导感应和调整虚实的作用。在相应的经络腧穴做针灸刺激时，可通过经络的传导，起到双向性、良性的调整作用，达到调整气血，扶正祛邪，协调阴阳，治愈疾病的目的。

2.学说的临床应用

（1）说明病理变化

在正虚邪盛的情况下，经络又是病邪传注的途径。当机体受到病邪侵袭时，外邪可通过经络系统由表及里，由浅入深，从皮毛腠理内传于脏腑。此外，经络也是脏腑之间，脏腑与体表组织器官之间病变相互影响的渠道。内脏病变又可通过经络反映到体表组织器官。如在有些疾病的病理过程中，常可在经络循行通路上出现明显的压痛，或结节、条索状物等，以及相应的部位皮肤色泽、温度、形态等变化。通过望色、循经触摸反应物和按压等，可推断疾病的病理状况。

（2）指导辨证归经

由于经络有一定的循行路线和脏腑络属，它可以反映所属脏腑的病症，在临床上就可根据疾病所出现的症状，结合经络循行的部位及所联系的脏腑，作为辨证的依据。如头痛一证，痛在前额者多与阳明经有关，痛在后项者多与太阳经有关，痛在两侧者多与少阳经有关，痛在巅顶者多与督脉、足厥阴经有关。这是根据头部经脉分布特点辨证归经的。此外，一些疾病的过程中常发现在经络循行通路上，或经气聚集的某些穴位上，有明显的压痛、结节、条索状物和皮肤温度、形态、色泽、电阻等改变，也有助于疾病的辨证归经。如咳嗽的患者可在肺俞穴见到异常变化，肠痈患者有时在足阳明胃经的上巨虚出现压痛。临床上还采用循经诊察、扪穴诊察、经络电测定等方法检查有关经络、腧穴的反应，可供诊断参考。

（3）指导针灸治疗

针灸治疗是通过针刺和艾灸等刺激体表经络腧穴，以疏通经气，调节人体脏腑气血功能，从而达到治病的目的。腧穴的选取、刺灸方法的选用是针灸治疗的两大关键，均要依靠经络学说的指导。针灸选穴，一般是在明确辨证的基础上，除选用局部腧穴外，通常以循经取穴为主，即某一经络或脏腑有病，选用该经或该脏腑所相应经脉的远部腧穴来治疗。

（4）指导药物归经

药物归经是运用经络学说对药物主治性能进行分析、归类，阐明了药物按其性能归入某经或某几经，也就是某些药物主治性能对脏腑、经络有一定的选择性。如同属泻火药，但黄芩善泻肺火归肺经，黄连善泻心火归心经；均为滋补药，又有补脾、补肾的差异，正是药物归经不同所致。中药的归经和引经药的运用，是经络学说在中药及临床方面的具体体现。掌握药物的归经理论，扩大药物的适用范围，提高了临床疗效。

二、腧穴总论

（一）腧穴的概念

腧穴是人体脏腑、经络之气输注于体表的特殊部位，也是疾病的反应点和针灸治疗施术的位置。"腧"与"输"通，或简作"俞"，有转输、输注的含义，言经气转输之义；"穴"，即孔隙的意思，言经气所居之处。虽然"腧""输""俞"三者均指腧穴，但在具体应用时各有所指。腧穴，是对穴位的统称；输穴，是对五输穴中的第三个穴位的专称；俞穴，专指特定穴中的背俞穴。

（二）腧穴的分类

腧穴是在人们在长期的医疗实践中逐渐发现的治病部位。从最初的"以痛为输"，既无定位又无定名，到定位、定名，再到定位、定名、归经的成熟阶段，不断地充实、总结、归纳、整理，将腧穴分为十四经穴、奇穴、阿是穴三类。

1.十四经穴

具有固定的名称和位置，且归属于十二经和任脉、督脉上的腧穴，称为"十四经穴"，简称"经穴"。这类腧穴具有主治本经和所属经脉脏腑病症的共同作用，是腧穴的主要组成部分，为临床所常用。

2.经外奇穴

既有一定的名称，又有明确的位置，但尚未归入或不便归入十四经系统的腧穴，称为"经外奇穴"，简称"奇穴"。这类腧穴对某些病症有特殊的治疗作用，分布上有的奇穴就在十四经循行路线上，并且有的奇穴并不是指一个穴位，而是多个穴位的组合。

3.阿是穴

既无固定名称，又无固定位置，而是以压痛点或其他反应点作为针灸施术部位的一类腧穴，称为"阿是穴"，又称"不定穴""天应穴""压痛点"等。阿是穴多位于病变的附近，也可在与其距离较远的部位，无一定数目。

（三）腧穴的主治特点和规律

1.腧穴的主治特点

腧穴既是疾病的反应点，又是针灸的施术部位。从针灸治疗上讲，所有腧穴均有一定的治疗作用。那么腧穴的主治特点主要表现在三方面，即近治作用、远治作用和特殊作用。

（1）近治作用

近治作用是指腧穴均具有治疗该穴位所在部位局部及邻近脏腑组织器官病症的作用。这是一切腧穴主治作用所具有的共同特点，即"腧穴所在，主治所在"。如眼部附近的睛明、承泣、瞳子髎等经穴均能治疗目疾；膝关节及其周围的膝眼、鹤顶等穴位均可治疗膝关节疼痛；中脘、梁门、建里等腹部经穴均能治疗胃痛、腹胀等病症。

（2）远治作用

远治作用是指腧穴具有治疗其远隔部位的脏腑、组织、器官病症的作用。腧穴不仅能治疗局部病症，而且还有远治作用，十四经腧穴中，尤其是十二经脉中位于四肢肘、膝关节以下的经穴，远治作用更为突出，即"经脉所过，主治所及"。如合谷穴不仅能治疗手部的局部病症，还能治疗本经经脉所过处的颜面部病症；足三里穴不但能治疗下肢病症，还能治疗本经经脉所属的胃肠病症等。奇穴也具有一定的远治作用，如四缝治疗小儿疳积，胆囊穴治疗胆疾等。

（3）特殊作用

特殊作用是指某些腧穴具有双向的良性调整作用和相对的特异治疗作用。所谓双向良性调整作用，是指同一腧穴针对机体所处的不同病理状态，可以起到两种相反而有效的治疗作用。如便秘时针天枢穴可通便，泄泻时针天枢穴可以止泻；心动过缓时针内关穴可加快心率，心动过速时针内关穴又可减慢心率。此外，腧穴的治疗作用还具有相对的特异性，如至阴穴矫正胎位，大椎穴退热，阑尾穴治疗阑尾炎，足三里为强壮穴，可增强人体免疫功能等。这些都是腧穴的特殊作用。

2.主治规律

腧穴的治疗作用广泛并呈现出一定的规律性，主要有分经主治和分部主治两大规律。大体上，四肢部经穴以分经主治为主，头身部经穴以分部主治为主。

（1）分经主治规律

分经主治，是指某一经脉所属的经穴均可治疗该经脉循行部位及其相应脏腑的病症。长期医疗实践证明，同一经脉的不同腧穴，可以治疗本经的相同病症。如手太阴肺经上的腧穴均可治疗咳嗽、气喘等肺系疾患，足阳明胃经腧穴以治疗胃肠病症为主等，都说明腧穴有分经主治规律。根据腧穴的分经主治规律，后世医家在针灸治疗上有"宁失其穴，勿失其经"之说。

另外，依据经脉的表里关系，腧穴既可主治本经循行部位的病症，又可治疗相表里经脉的病症；任脉、督脉、手足三阳、手足三阴经的腧穴既具有各自的分经主治规律，同时又在某些主治上有共同点。

（2）分部主治规律

分部主治，是指身体某一部位的腧穴均可治疗该部位的病症及某类病证。腧穴的主治作用与腧穴的部位密切相关。如位于头面、颈项部的腧穴，以治疗头面五官及颈项部病症为主；位于后头及项部的腧穴，多可以治疗神志病症；位于四肢部的腧穴，特别是肘膝关节以下的腧穴不但可以治疗局部病症，而且还可以治疗该经循行所及远隔部位的病症，甚至全身性疾病等。

第四节　针灸与疾病

一、针灸与免疫

人对各种病原菌之侵袭，原有抵抗之功能，其质素名曰抗体。抗体之产生，多在血液中，如以某种致病菌之疫苗，注入人体，发生刺激，即能于血液中产生多量抗体，在此类抗体未消失期，遇有某病之致病菌，即不能为害，称为对某病之免疫性。上工治未病，即为防病，今日之预防工作中，普通注射疫苗与种痘，即为提高体内之抗体，增加免疫力，可在某病之流行期中不受传染。

针灸亦属刺激作用，在刺激作用中，以刺点之关系，与方式之关系，能促使产生多量血清而增加抗体，及促进白细胞之噬菌作用，消灭致病菌。

二、针灸与杀菌

外因病证中，除跌仆、机械、化学、温热等创伤之外，几乎皆为病原菌之感染。在人体生理功能中，原有自卫之能力，最显著者，如呕吐、下痢、咳嗽、排痰、体温升高等之抵抗与消灭机变；在不知不觉中，细菌为消化液所杀灭，白细胞所吞噬。如能消灭致病菌，则复正常。为维护受害者之体力消耗，消灭细菌，此即为治疗。

针灸为治疗方式之一，与药物治疗之有直接杀菌性能者不同，针灸仅对各组织所受病毒之刺激反应，予以安抚，助以调遣。如减低各部分之神经痛，使免疫力集中，疏通病灶之血行，皆是针灸任务。药物治疗，可谓直接之辅助杀菌；针灸治疗，乃为间接杀菌。此外虽有增加血清与促进白细胞功能等之杀菌能力，但数量有限，不能应付繁殖至速之致病菌，不若杀菌药物之直接。故针灸虽有杀菌之间接能力，然急性传染病之治疗，则应以药物为主。

三、针灸与消炎

炎症之原因，为由各种物理化学之刺激，与细菌毒素之刺激而来之充血现象，亦为生理的自然抵抗与保卫之机变。但是能引起生活上之不安，如疼痛灼热，因而加强体力的消耗与食欲减退，反而影响免疫力，削弱保卫效能。为维护生活健康，必须予以治疗补助、消炎。在药物疗法上，消炎必配合杀菌或促进血管收缩与渗出物之吸收。

针灸之于炎症，虽有部分之直接刺激，大多则为远隔治疗。或为诱导，或为反射，借神经之感传与激发，调整其部之血行，使充血部位之血液有新陈之交替，则杀菌能力与炎性渗出物之吸收得以加强。同时因血行通畅之故，患部之压力减低，亦可以解除神经之疼痛或灼热感，因此促进食欲，恢复体力，使白细胞之噬菌力随之加强，炎症自可迅速消灭。

四、针灸与营养

营养为维持健康重要之一环，因体力之来源，皆赖营养，一切生活运动之消耗，亦赖营养补充。

针灸之于营养，则为刺激主持消化功能之神经，加强生理的摄取功能，与助长消化机转。故针灸后并不供应富有营养之物质，虽照日常生活之进餐，而有显著之效果。

营养不良者，不一定是营养物质之缺少，可能因主持摄取营养功能之神经衰弱，纵有丰富之滋养料，而不被吸收。针灸即针对其主持消化与摄取之神经予以刺激，促进其消化功能，加强其摄取能力，如维生素B缺乏之脚气病，维生素A缺乏之视力减退与眼球干涩，每经数次之针治，其病证皆消失，诸如此类病证，可见不一定缺乏某物质，也可为某物质不被吸收所致。故消化不良、营养障碍之病证，若非器质上之变化，针灸较药物治疗为有效。

五、针灸与镇静

运动神经受某种病因之刺激而痉挛，感觉神经受某种病因之刺激或压迫而疼痛，在一般的医疗上，一面针对病因治疗，亦有同时予以镇痉镇痛治疗，或单纯予以镇痉镇痛治疗，在名词上统称为镇静法。

针灸于镇静治疗之价值并不逊于用麻醉剂之镇静法，且较一般治疗价值为高。以其能针对病灶部之主神经，并沿其神经干线直接予以强烈之刺激而抑制之；同时以针运动之激动，得以促进其部之血流，减轻其压迫，或消退其炎症；并配合反射法刺激副神经，抑制其兴奋，俾趋于正常；复于远隔之肢末用诱导法之刺激反射，分散中枢之兴奋，导去中枢之充血，于是患部组织得到宁静，则痛可止，而痉亦因而缓解。

六、针灸与强壮

不论神经，不论细胞，内自脏腑，外至五官，或为全部，或为一部，生理功能发生衰弱现象，如四肢麻痹、肌肉萎缩、视力减退、嗅觉失常、心脏衰弱、消化不良、健忘、失精、体倦、神惫等，不论因病而起，或因衰老所致，除针对病因治疗之外，皆得用强壮疗法治之。

针灸之兴奋作用，即为强壮作用，但与药物有异。药物治疗因体内缺少某种物质而功能衰退者，即以某种物质制剂或含有某种物质之食品与之，如缺乏钙或磷者，以钙或磷之制剂与之，缺乏维生素某者，以某维生素之制剂与之，缺乏某种内分泌者，以某内分泌之制剂与之，有物质之实际补充，亦有激素之作用，此为药物之强壮疗法。针灸则仅具与激素相类之刺激作用，如细胞、血行、神经、内分泌腺之内分泌功能，借针灸之轻微刺激，由大脑起调整作用，从病候上渐见好转，即是证明其趋于活泼而回复正常，衰弱症状因而消失。针科学、灸科学中述针灸之功用有种种健体作用，可见功能衰弱之不用物质补助，仅以针灸刺激而有效者，自是有其理由。但此类治愈病例，有一定限度，或者年龄已至衰老时期，或因脏器硬变而来，或为癌肿而致，则针灸之取效至微，或竟无效。其他如内脏部分衰弱，外体部分麻痹等证候，由于部分之神经发生障碍而致者，一经针灸之激发，皆能迅速向愈。

七、针灸与收敛

治疗上之所谓药物收敛作用，是指腺管口之括约失常，如常流眼泪、唾液不收、自汗盗汗、漏精、脱肛、二便不禁等症状，以及痰液、胃液之分泌太多，瞳孔血管之部分扩大，心悸亢进等。除针对病因治疗外，直接用有止涩收缩作用之药物，可予收敛或抑制之治疗。

针灸对于此类症状之治疗亦属适用，每视其病灶部位之所在，直接刺激该部分有关之神经，反射大脑，由大脑传令其组织而发生兴奋紧张作用，同时其部之血行发生旺盛而畅通，细胞活泼而有力，管口之括约能力因之加强而达到收缩之目的，如上星、迎香穴之于鼻流清涕，睛明、临泣穴之于流泪，会阴穴之于漏精，长强穴之于脱肛等。亦有用反射刺激，传达其刺激于大脑，发生调整或抑制之作用，如大小骨空穴之于流泪，三阴交穴之于漏精，阴孙穴之于自汗、盗汗，内关、通里穴之于心悸，三里、公孙穴之于胃肠泻痢等。皆足以证明针灸对于刺激点之选择与刺激之手术得宜，亦可发挥收敛或抑制之作用，并不逊于药物止涩之价值。

八、针灸与强心

人体维持生命之持续，而一息不容稍停者，只有心脏之排血运动，当身体发生疾病之后，医疗工作者，首先须注意心力之如何。若有衰弱现象，除对因治疗之外，每辅以强壮心力之药物，发现心力不支时，必予以大量维持心力之制剂。

在针灸刺激作用中，因痛之反射，几乎每一刺激点，皆有强心作用，尤以四肢末梢部位之刺激点更强。如忽然昏倒，神志不清，四肢厥冷，脉搏细微或停止，一般认为系脑贫血与心脏衰弱之症状，每因刺激四末而即恢复，都认为针灸有强心作用。其实四末刺激，只可谓为有兴奋神经作用及间接强心作用，盖猝然失神之脑贫血，固为心脏功能之不强，亦由主持心运动与主持血管扩张神经等中枢之功能不强，因一时之某种刺激，致发生一时性之麻痹状态，今借剧痛之反射，神经迅速恢复原状而已，若竟谓为强心，似未尽合理。

然针灸亦自有其强心作用。在大病或久病之后，体力衰弱，心脏功能不健，脉搏缓小或细数，易有出汗、心悸、眩晕、气促等症状，以适当之刺激点，直接对心脏有关之主干神经以适当刺激，并同时与内分泌激素有同等效能之灸法配合，确能有强壮心脏功能之作用，其效用且有持续数周至数月之价值。

九、针灸与利尿、通便、发汗

肾脏功能发生障碍，则尿量减少；肠之蠕动减少或有阻塞，则大便不通；皮肤汗腺紧缩，则不发汗。故肾、肠、汗腺等，为代谢产物之排泄组织，如因大脑皮质管理排泄中枢之功能失调，即发生障碍，排泄不畅，代谢产物蓄积，成为有毒物质，即能产生自身中毒证候，或助使体温增高。医疗界所以在药物中有利尿、通便、发汗等制剂，以为适当之治疗。

科学家根据人体生理现象，知一切组织各有其生理功能，由其主干神经发挥作用。并知内脏神经为大脑皮质管理下之内分泌所营养维持，如排泄组织发生障碍，即属其神经功能作用减低。古昔之针灸家，对于排泄障碍，按其所属，寻取有关之部位，予以适宜之针灸刺激，皆能得其利尿、通便、发汗之作用。即是以其刺激，反射于大脑皮质，由大脑皮质起调整作用，传达其组织之神经，发挥其功能之结果。从临床经验之实地观察，针灸之所以能调整排泄障碍，是因为在刺激其有关之神经传达大脑时，似有间接调整其部之血行，与内分泌同等之激素产生之故，故其发生效用之后，往往较药物效用为持久（如胃病之水肿、肠病之习惯性便秘）。唯其效用，仍属于本身之固有能力，盖大脑本自有其兴奋功能，今借针灸之激发作用恢复其本态而已；如其本身之精力，或因久病消耗殆尽，或因年老泉源将竭，则针灸之效用，不如药物之显著矣。

第四章 中医推拿手法

第一节 临床推拿手法

一、临床常用推拿手法

（一）点法

点法是临床推拿常用手法之一。临床运用时多用拇指端、食指端、中指端点穴法，其次用屈食指或屈中指点穴法，偶用屈肘点穴法。

1.动作要领

（1）拇指、食指、中指点穴法

将力运注于其中之一指端（伸直），其余指握空拳，按压于一定经络穴位或经筋病态结节点或条索状物（多有压痛点）治疗部位上。指端逐渐用力点压到一定深度，力透指端，刚中带柔达到一定的刺激量，能激发经气，疏通气血，疏导瘀滞，除痹止痛。

（2）屈指点穴法

将食指或中指屈曲，以关节骨突部分点压某一经络穴位或经筋治疗部位。

（3）屈肘点穴法

用肘尖部位点压某一经络穴位或经筋治疗部位。

2.临床应用

点穴法是一种比较强刺激的手法，临床上分点压、点按或点揉的施治手法。指力直透经络穴位，激发经气，疏导阻滞经脉，以达活血化瘀，祛风除痹，消肿散结之功效。

（二）按法

按法是临床推拿常用手法之一，临床运用时多用拇指、食指、中指指面按压法。其次用掌根部、鱼际部按压法。

1.指按法

（1）动作要领

用拇指指面或食指、中指、无名指三指指面着力按压一定的经络穴位或经筋病态结节点或条索状物（多有压痛点）治疗部位。按压力方向应垂直，指端不移动位置，用力要由轻到重，沉稳持续，按压力度可有增有减，但是一定注意手法要刚中带柔，柔中有刚，刚柔相济。

（2）临床应用

指按法是较强刺激的手法，接触面小，应掌握好按压的轻重度。临床上除常用点按手法之外，常习惯使用按揉手法，循经络线做螺旋形缓慢地移动手指，疏导经气，疏理经筋，理气活血，通经散瘀。

2.掌按法

（1）动作要领

将掌根部、鱼际部用力按压一定的经筋治疗部位，逐渐用力按压到一定程度。

（2）临床应用

该手法接触面较大，刺激量较柔和。笔者临床上亦多采用按揉手法，可定位小幅度按揉，亦可缓慢移动按揉。适用于背、腰、骶部、腹部等。

（三）揉法

揉法是临床推拿常用手法之一，临床运用时多用指揉法、掌揉法，偶用肘、臂揉法。

1.动作要领

（1）指揉法

将拇指或食指、中指指面附压贴住于施治经络穴位或经筋病态结节点或条索状物（多有压痛点）治疗部位，进行前、后、左、右顺时针、逆时针环形旋转揉动。要求手腕放松，动作柔和连续，按压适度，施力渐增渐减。揉动时带动皮下组织，忌过度摩擦皮肤。

（2）掌揉法

将掌根部或鱼际部附压贴住于治疗经络穴位或经筋治疗部位。手腕放松，运用腕关节带动前臂做小幅度的轻柔缓和的环旋揉动，动作连续，施力渐增渐减。

2.临床应用

临床上除常用按揉手法活血散瘀之外，亦常用指尖切揉手法，以达分肌解筋病结之点。

（四）推法

推法是临床推拿常用手法之一，多用拇指推法、掌推法、拳推法，偶用肘推法。

1.动作要领

（1）拇指推法

将拇指指面或指侧面着力于施治经络线或经筋病态结节点或条索状物（多有压痛点）

治疗部位，沿经络走行或肌纤维平行方向做单向的直线推移。要求用力沉稳，有慢有快，按压有轻有重。注意开始时要用轻柔手法。

（2）掌推法

将掌根部或鱼际部着力于施治经络线或经筋治疗部位，沿经络走行或肌纤维平行方向做单向的直线推移。要求同指推法。本手法接触面大，刺激量较轻，柔和舒适。

（3）拳推法

将手握成实拳，以食指、中指、无名指、小指第一指间关节突起部着力于施治经络线或经筋治疗部位，沿经络走行或肌纤维平行方向做单向的直线推移。要求同指推法。本手法刚劲有力、推面宽，刺激量较强。能深透经筋组织。

2.临床应用

临床上除常用推拿手法理筋松肌、通经活络之外，亦常用推擦手法，以达通经温筋，疏通气血，濡养关节、肌肉，调理脏腑，温脾补肾，除痹止痛之目的。

（五）拿法、捏法

拿法、捏法是临床推拿常用手法。临床上多用五指拿捏法、四指拿捏法、三指拿捏法、掌指拿捏法。

1.动作要领

（1）四指、五指拿捏法

将拇指与其余四指、三指相对用力，循一定经络走行或经筋病态结节点或条索状物（多有压痛点）治疗部位，做持续的拿捏、按揉动作。拿捏时尽量把五指、四指放在不同的经络线上，做手法时，做到一松一拿，并反复之。

（2）三指拿捏法

循一定经络走行或经筋治疗部位，将拇指与食指、中指相对用力，做持续地拿捏、按揉动作。

（3）掌指拿捏法

将掌根部与食指、中指、无名、指小指相对用力，循一定经络走行或经筋治疗部位，做持续的拿捏、按揉动作。

2.临床应用

临床上多把拿法、捏法同推法合用，以达疏理经筋、疏通经气、活血散瘀、祛风散寒之目的。

（六）擦法

擦法是临床常用推拿手法之一，临床上多采用掌擦法，大、小鱼际擦法。

1.动作要领

（1）掌擦法

将掌根部紧贴皮肤，做上下方向或左右方向的直线往返摩擦，使产生的温热感能透达深层组织。要求用力均匀适中，感觉舒适，动作要连续不断，积累热量。

（2）大、小鱼际擦法

将大、小鱼际部位紧贴皮肤，做上下方向或左右方向的直线往返摩擦，使产生的温热感能透达深层组织。要求同掌擦法。

2.临床应用

临床上常合用推擦手法。温筋散结，濡养经络血脉。以达温经通阳、活血散瘀、祛湿散寒、补益肾脾、舒筋活络、消肿止痛之功效。

（七）指切、指拨法

指切、指拨法是临床常用推拿手法，一般多用拇指指尖、食指指尖、中指指尖行切法、拨法。

1.动作要领

将拇指指尖或食指、中指指尖贴压于经筋病态结节点或条索状物（多有压痛点），施行柔和的由浅到深的切压弹拨。切揉手法多采用先纵向拨切滑动，尔后横向分切揉动之施治手法。

2.临床应用

临床上常用指尖切揉、切拨、弹拨手法，以达到分肌解筋、消除病态结点、消肿散瘀止痛之目的。

临床上还常用有揉法、摩法、抹法、搓法、振法、抖法、掐法、拍法等，操作简单。

二、五行易经筋推拿手法

五行易经筋推拿手法又称易经解筋散结法，是通过易经筋灵龟八法修炼术等练习指力、掌力，并以此指力、掌力进行操作的，推拿手法包括以下五种：

（一）指点按手法

指点按手法亦称激发经气手法。在五行中，应把它归属"木"性，取其刚直如锥之特点。指力直透经络穴位或经筋治疗部位，以达激发经气，促进经气运行，消瘀散结、活血止痛之功。

（二）指、掌按揉手法

指、掌按揉手法亦称疏筋通经手法。在五行中，应把它归属"金"性，取其刚中有柔、柔中带刚、刚柔相济之特点。用指、掌按中带揉手法，循经疏导经气、疏理经筋，能使经气行而不散，经筋松而不散，以达行气散瘀、消肿除结之功效。

（三）指切拨、弹拨手法

亦称分筋手法。在五行中，应把它归属"水"性，取其滋润、渗透之特点。用柔和指力，由浅到深，无孔不入，逐渐力透经筋病态结节点或条索状物中，纵向切拨，横向分揉。以达分筋解锁、消肿散结之功效。

（四）指、掌推拿、拿捏手法

指、掌推拿、拿捏手法称松筋养筋手法。在五行中，应把它归属"土"性，取其"土宜松"濡养滋润之特点。指、掌推中带拿捏，作用于循行经络或经筋病态部位，松其经筋，使其瘀结之气血畅通。

（五）指、掌推擦手法

指、掌推擦手法亦称温筋手法。在五行中，应把它归属"火"性，取其温煦、发散之特点。指、掌推中带擦，作用于循行经络或经筋病态部位，使经筋在疏理中得到温养，寒湿易散、瘀滞易通、经气易行、筋结易解，以达祛风除湿、温经散寒、散瘀止痛之目的。温阳固本、活血化瘀、理筋散结、消肿止痛之功效。

在五行易经筋推拿手法应用中，亦要多注意五行中"木、火、土、金、水"的相生相克属性，"木生火，火生土，土生金，金生水，水生木"；"木克土，土克水，水克金，金克木"。另外，还要擅长应用"互生互克"规律。在临床应用时，适当注意五行易经筋推拿手法特点与治疗的经络脏腑的属性相对应，更能事半功倍、相得益彰。

三、肩关节整复及经筋疏理方法

（一）杠杆扳法

患者取坐位。医生首先一手扣住患者患侧腕部，另一手循手三阳及手太阴经筋行按揉、拿捏颈肩臂部经筋手法。反复3～5遍，使其放松。医生站于其患肩侧方，以一手的前臂置于患肩腋下，另一手托住其肘尖部，使肘关节屈曲为70～80°于胸前，并且用力缓缓向内推按，置于腋下之前臂同时向外牵拉，使其关节内松动。要求动作稳定柔和，切忌用蛮力，以患者能忍受为宜。反复3～5遍，最后做肩部推擦、拿捏手法，使其热透为度。

临床上此手法能使关节内松动，缓解痉挛粘连，恢复关节活动功能的作用。

（二）拔伸法

1.患者取坐位

医生站于其侧方，首先行放松手法后，以双手握住其前远端，做向外缓慢牵拉，持续30s后放松，稍做休息，再重复做上述牵拉，反复3～5遍。要求用力缓和，不可用暴力。

2.患者取坐位

医生站于其侧后方，以双手握住其前臂远端，做向上牵拉拔伸。要求同上。

（三）抬臂扳法

患者取坐位。医生首先行肩部放松手法后，站于其侧方，半蹲位，将患肢手放在医生肩部。医生双手抱住患肩前后部，用手指点按、切揉、推拿，同时缓慢起立使患肢逐渐向上抬举，反复3～5次。

（四）后伸屈肘扳法

患者取坐位。医生站于患肢侧，以一手扶患肩，另一手握其腕部向后扳至最大幅度时，再将患肢屈肘置于背后，并做向内拉、向上抬举的扳动。以患者能耐受为度，反复3～5次。

（五）托肘摇肩法

患者取坐位。医生站于患侧，先肩部放松手法后，以一手扶住其肩关节，另一手托住其肘部，做顺时针或逆时针的中幅度的缓慢摆动。一般左右各摆动8～12次。

四、颈椎整复及经筋疏理方法

（一）前屈扳法

患者取仰卧位。医生站于其头前，首先一手稍微把头托起，另一手从下至上按揉、捏拿颈部经筋，反复3～5遍，使其放松。然后双前臂十字交叉，两手抓住患者对侧肩部，交叉部托起患者枕部，前臂缓慢抬起，使颈椎缓慢前屈至极限后放下，再前屈，反复3～5遍。本法，可伸展项后肌筋，改善颈部僵硬、屈伸不利的症状。

（二）侧屈扳法

患者取坐位。医生站于其偏后侧，首先一手固定头部，另一手从上至下按揉、拿捏颈部经筋，反复3～5遍，使其放松。然后用一手抱住患者头部并靠于胸前，另一手按住患者对侧的肩部，然后两手协调用力，缓慢将患者颈椎侧屈至极限后再复原，反复3～5遍。本法可伸展项侧肌筋，改善颈部僵硬、屈伸不利的症状。

（三）垂直牵引旋转侧扳法

患者取坐位。首先进行颈部经筋放松手法后，医生双手托住患者下颌部及枕骨风池穴部，缓慢垂直托起头颅，力度适中，并做轻度左右摇晃。然后在维持牵引下将颈椎向棘突偏凸侧旋转至生理限制位，做一突发有控制的动作，扩大旋转幅度3～5°。出现咯的弹响声，使颈椎复位。然后再向另一侧旋转，做同样复位动作。最后把颈部从上至下纵向按揉、推擦，横向拿捏，反复3～5次。或使颈肌热透为度。

（四）仰卧旋转侧扳法

患者取仰卧位。医生先进行颈部肌筋放松手法后，双手抱住患者下颌及颈枕部，将其头部向后上方牵引并保持颈椎轻度前屈位，然后在维持牵引下将颈椎向棘突偏凸侧旋转至生理限制位，再做一突发有控制的动作，扩大旋转幅度3～5°，突破交锁而使颈椎关节复位。

（五）颈椎仰卧整复理筋手法

1.首先取坐位

循头颈、肩臂、手部手三阳经行按揉、拿捏手法，放松颈肩部经筋。

2.患者取仰卧位

颈椎下不加枕头，医生站其头前，双手重叠，在颈中段下将颈部稍微托起并向后拔伸（注意医生要两臂伸直，靠后仰之力带动上肢进行拔伸，并且双手要在颈下固定一处，不要将颈两侧卡死），以患者感到舒适为度。拔伸时间不少于30s，可反复3～5遍。

3.患者取仰卧位

医生用五指指肚着力，由下而上直线按揉、拿捏。中指循督脉（大椎至风府），食指及无名指循颈椎旁夹脊穴至天柱穴，拇指及小指循颈部足太阳经筋至风池穴。两手协作，交替进行。反复3～5遍，或以局部温热感为度。

4.患者取仰卧位

颈部经筋（从颈椎横突线着力）横向推拿，纵向按揉，从颈椎7横突处至风池（双）穴，反复3～5遍。

5.患者取仰卧位

将颈部微向上托起，在拔伸状态下左右旋转颈椎45°左右，反复3～5遍。然后一手托起项部，另一手扶其头项部，在颈椎前屈10°左右旋转最大限度时，分别做一个有控制的旋转动作。最后，医生继续将患者颈根部微微托起，然后边拔伸边用单手或双手拿捏颈椎至发际，反复3～5遍或以热透为度。

（六）颈部旋转斜扳法

患者取坐位，头稍前俯或稍后仰。首先行颈项部放松手法，医生站于其后侧方，用一手扶住其头枕下，另一手托住其下颌部，两手协同动作，有控制地、轻柔而缓慢地向左右两侧旋转头项数次，当感到患者颈肩部放松后，可向患侧慢慢旋转（右侧病变向右侧旋转，左侧病变向左侧旋转）。当旋转到一定幅度时，觉有阻力稍停顿一下，随即用劲再做一个有控制的快速扳动（约5°左右）。此时常可听到咯的弹响声，即已复位。

此扳法适合于第四颈椎以上关节的整复。

五、胸椎整复及经筋疏理方法

（一）扩胸扳法

患者取俯卧位，医生首先循背部夹脊穴及足太阳经筋行按揉、推擦手法，使之热透；横向拿捏，使其放松；经筋结节点切揉，使其消散。

患者取坐位。令其两手十指交叉扣住并抱住颈项部，医生站于其后，用一侧膝部顶住其背部，用两手掌托住患者两肘部，使其身体缓慢地前后俯仰，并向后做扩胸扳动。

临床应用于背部板滞酸痛，早期强直性脊柱炎，无原因的胸闷痛者，胸椎上段关节错位者。

（二）坐位旋颈椎整复法

患者取坐位。首先放松颈、胸椎旁经筋。医生站其身后，以一手拇指面抵住患者胸椎偏歪棘突外侧方，其他四指顺势扶住对侧颈部，以稳定患者头项。另一手托住患者下颌，医生一边使患者头颈轻微后仰，一边平缓地进行向偏歪侧旋转，摆动头颈。当旋转至一定角度后，可感到拇指下有明显棘突滑动感。此时患者姿势不变，重新旋转，摆动头项，当感觉患者肌肉放松时，突然使头项做快速有限地增大幅度的旋转动作。同时，医生放在偏歪棘突旁拇指轻轻向对侧推动棘突，多有指下弹响声出现。

本法多用于第四胸椎以上关节的整复。

（三）胸椎旋转侧扳法

患者取坐位。医生首先手法放松背部经筋。让患者两手十指交叉扣住颈项部，背部稍向前屈放松，医生站于其前侧方，一手扣住患者对侧肩部，另一手扶住同侧肩部，向医生站位缓慢地小幅度旋转扳动胸椎2～3次，同时叮嘱患者放松腰背部肌肉后，快速地有控制地稍加大幅度旋转扳动胸椎1次。然后，同样动作，向反方向旋转扳动胸椎1次，注意观察胸椎弹响声。

本法多用于第一胸椎以下关节的整复。

第二节　特殊疏理手法

一、十二经脉与十二经筋疏通法

人体的经筋、经脉如有形、无形网络笼罩着全身，调整着周身肌肉运动及气血运行。经筋的疏顺与经脉的畅通保障着人体的健康，如果某处出现经筋瘀结、经脉不畅，人体必然生病。

（一）手太阴经脉与经筋疏通法

用手法循手太阴经疏理经筋、松解筋结、疏导经气。

1.患者手臂抬起（坐位或仰卧位），按缺盆、推中府穴，用大拇指横推锁骨下缘，从内（胸锁关节处）到外（肩锁关节处）；用拇指或中、食指尖切拨、按揉肩前喙突处筋结点 1～3min。然后用鱼际或掌根部推擦肩前筋结部位 1～2min。

2.一手托起患者肘部并固定，另一手循上臂内侧手太阴经行螺旋形按揉至肘窝外侧（尺泽穴），反复 3～5遍；然后横向推拿、弹拨三角肌前缘及肱肌经筋。

3.肘部推拿手法同手阳明经手法，两经筋结点处可同时切拨、按揉之，以求表里经互补。

4.一手托起患者前臂并固定，另一手从尺泽至太渊循前臂外侧手太阴经行螺旋形按揉，反复 3～5遍。然后横向弹拨、纵向推擦前臂外侧经筋结点（重点肱桡肌）1～2min。

5.腕部推拿手法同手阳明经手法。

6.点按列缺穴及按揉鱼际后，推擦约 1min；然后按揉大拇指掌指关节、指间关节及指末端筋头两侧各约 10s。

（二）手阳明经脉与经筋疏通法

用手法循手阳明经疏理经筋、松解筋结、疏导经气。

1.两手同时按揉患者两侧鼻旁（迎香附近）、下颌关节（颊车、下关附近）、太阳、前额角各 5～6s，随后推擦疏理相关经筋，约 1min。然后，点按上星穴。

2.两手先从上至下拿捏胸锁乳突肌及肩井，随后两手交替纵向推双侧颈部桥弓 1～2min。配合左右扳颈手法。

3.首先切按、弹拨、推擦患者肩峰部及肩锁关节处，行肩井疏理法；然后点按、拿捏、推擦肩胛骨后缘及对应胸椎棘突旁 1～3min。

4.用手指从患者肩髃至曲池，循手阳明经行螺旋形按揉，反复 3～5遍；然后横向拿捏上臂外侧经筋（三角肌）1～2min；纵向推擦相应经筋及筋结点 2～5min。

5.一手拇指扣住患者肱骨外上髁、中指扣住肘部鹰嘴上、小指及无名指扣住肱骨内上髁处，重点横向切拨、按揉肱骨外上髁经筋筋结点及肱桡肌肌腹；另一手固定腕部并且来回旋转前臂加以配合。随后，从曲池至阳溪，循前臂桡侧手阳明经行螺旋形按揉，反复3～5遍。然后推擦相应经筋及筋结点1～2min。

6.一手扣住患者腕部阳溪及太渊穴上，另一手把握拇指、食指旋转摇摆腕部，以舒缓经筋。随后按阳溪、推合谷，按揉掌指关节、指间关节、指末端筋头两侧，各约10s。

（三）手少阴经脉与经筋疏通法

用手法循手少阴经疏理经筋、松解筋结、疏导经气。

1.患者取仰卧位，点按脐部、中脘、巨阙各约30s；然后推揉脐部至巨阙之间经筋5～6遍。

2.一手托住患肢肘部并抬起上臂，另一手按揉、拿捏腋前筋结点，并点按极泉穴（以出现酸麻感往下放散为佳）1～2min。随后循上臂内侧（肱肌）手少阴经行螺旋形按揉至肘内侧少海穴，反复3～5遍，然后横向拿捏、弹拨肱肌经筋。

3.肘部推拿手法同手太阳经手法，配合前臂旋转横向切拨、按揉肘内侧筋结点。

4.一手拇指、食指相对扣住患者后溪、少府穴处，另一手从前臂内侧（少海至神门）循手少阴经行螺旋形按揉，反复3～5遍；随后横向推拿、弹拨前臂尺侧经筋。然后对肘内侧筋结点及经筋行纵向推擦手法1～2min。

5.手、腕部手法同手太阳经手法。

（四）手太阳经脉与经筋疏通法

用手法循手太阳经疏理经筋、松解筋结、疏导经气。

1.患者取坐位，两手同时按揉患者两侧耳前、耳上、耳后（乳突附近）经筋及筋结点、太阳穴各5～6s。

2.用一手固定患者头部，另一手从乳突后循颈椎两侧横突从上至下按揉到颈根处，反复3～5遍；注重颈椎关节手法整复，查寻病态筋结点后，使用手法弹拨、按揉、拿捏推擦之。然后行肩井疏理法。

3.用一手扣住患者后溪、合谷处，另一手循手太阳经按揉肩井、肩中俞、秉风、曲垣、天宗，反复3～5遍；然后，重点按揉、拿捏、推擦肩胛骨后缘经筋、冈下肌筋、冈上肌筋及筋结点，各1～2min。患者取坐位或俯卧位，抬起患臂，用手掌根部或鱼际向外上侧旋转拿捏、推擦肩后经筋，并按压2～5min。

4.一手固定患者后溪、合谷处，另一手从肩后至小海穴，循肩三角肌后缘及肱肌行螺旋形按揉，反复3～5遍；随后横向推拿之，注意将三角肌往前反复推紧3～5遍。

5.一手扣住患者阳谷与神门穴处，另一手牵拉小指、无名指，并且旋转摇摆之，以舒缓经筋约30s；然后，按揉小指掌指关节、指间关节、指末端筋头两侧各约10s。

二、督脊疏通法

督脊疏通法亦称督脉、夹脊穴疏理法，包括三指推脊法，大、小鱼际夹棘突推脊法，二指夹脊点按法和横向、纵向拿捏法。

（一）三指推脊法

动作要领：患者取俯卧位，将中指按压于棘突间，食指、无名指按压于棘突旁，从风府穴至大椎至腰骶部八髎穴，逐节或隔节行点按、推揉手法，反复5～8遍；然后，从下到上捏脊或推擦脊柱。颈部可以在点按风府、拿捏风池后，从上到下捏揉项肌。施治过程中，注意查寻脊椎关节紊乱情况后给予整复。

（二）大、小鱼际夹棘突推脊法

动作要领：患者取俯卧位，将掌根部按压于棘突上，大、小鱼际夹住棘突，按压于棘突外侧旁，从风府穴至大椎至腰骶部八髎穴，逐节行推擦手法，反复5～8遍，或以产生温热感为度，约2～5min。

（三）二指夹脊点按法

动作要领：患者取俯卧位，将拇指、食指或食指、中指（直指或屈跪式用指间关节处）按压于棘突外侧旁，从风府穴至大椎至腰骶部八髎穴，逐节或隔节行点按、推擦手法，反复5～8遍。

（四）横向、纵向拿捏法

疏通督脉，提升人体背部阳气，恢复或增强五脏六腑功能。对预防感冒、咳喘、胃肠功能下降、肝郁气滞、脾虚溏泻、消渴尿频、遗精、早泄、腰酸背痛、妇女月经不调、痛经等有明显的治疗作用及保健功能。

三、宽胸理气疏理法

（一）动作要领

患者取仰卧位或坐位。

1.医生首先用双手拇指、食指钳式逐一相对点按内外劳宫穴，然后双手拇指、食指相对点按大陵对阳池、内关对外关、间使对支沟、曲泽对天井，各约1min。

2. 从大陵—内关—曲泽穴（双上肢），循线先行螺旋形按揉，然后行推擦手法，反复操作 2～5min，以产生温热感为度。

（二）临床作用

能宽胸理气、解郁降逆、活血化瘀、温心阳、祛胸痹，调理脾肾运化功能，对冠心病、肺心病导致的胸闷、胸痛、气短及脾胃不和导致的胃脘胀痛、腹胀满痛，疗效极佳。可配合五脏俞及五脏募穴调理法一起应用。

四、足三阴经疏理法

足三阴经指足太阴经、足少阴经、足厥阴经。

（一）动作要领

患者取仰卧位。首先医生用双手拇指、食指逐一相对点按太冲对涌泉、公孙、然谷、照海、三阴交、地机、阴陵泉、曲泉（均双侧），各约 1min。然后，双手拇指相对横推足弓部经筋（从内下方往外上方推或用肘部）并弹拨之，反复 3～5 遍。最后，一手固定足部，另一手按揉、推擦涌泉—公孙—然谷—照海—三阴交—地机—阴陵泉—曲泉穴，反复5～8 遍，以产生温热感为度。

（二）临床作用

增强三脏功能，疏肝理气，补肾益脾，利化水湿，固本益肠。对降血脂、降血糖、提高机体免疫力有重要意义。

五、阴阳跷脉疏理法

（一）动作要领

患者仰卧位。首先医生双手拇指、食指逐一相对点按申脉对照海、昆仑对太溪、绝骨对三阴交、阳陵泉对阴陵泉，各约 1min。然后双手相对按揉、推擦双下肢内外踝后下方（外侧申脉、昆仑，内侧照海、太溪），并且适当弹拨之；然后向上循经按揉、推擦绝骨—阳陵泉，兰阴交—阴陵泉，反复 5～8 遍，以产生温热感为度。

（二）临床作用

补益肝、脾、胃，理筋通经、轻健肢体，对下肢酸沉、乏力、行走不灵活有明显疗效。

可配合循双下肢足太阳经行点按、推拿手法，疗效更佳。

六、五脏俞穴加膈俞穴疏理法

（一）动作要领

患者取俯卧位。在肺俞、心俞、膈俞、肝俞、脾俞、肾俞六穴位行点按、揉捏手法，各约1min。从肾俞—脾俞—膈俞—心俞—肺俞，打推擦手法2~5min，以产生温热感为度。若为热证，仅行拿捏手法也可以（起痧最好）。

虚证、寒证以按揉、推擦手法为主，拿捏手法为辅；实证、热证以按揉、拿捏手法为主，推擦手法为辅；瘀证则以按揉、拿捏、推擦手法搭配应用为妙；筋结病灶则以按揉、切拨或弹拨、拿捏、推擦手法搭配应用为佳。

（二）临床作用

激发经气，加强五脏功能，调理周身气血，疏理背腰部经筋，解表散寒、祛风除湿、松筋散结、消瘀止痛。能宣降肺气、消心宁神、疏肝理气、健脾利湿、补肾助阳、活血通瘀。对提高机体免疫力有重要意义。

第三节　疾病在经筋上的反应点

一、各种疾病在经脉和经筋上的病态筋结穴

这里所指经筋推拿用穴，多指经筋上用手指点、按、揉时，指下可触摸到结节状或条索状病态筋结物，并且，大多伴随有较强的压痛敏感反应。有些在经脉俞穴上，有些只在循行经筋上出现一处或多处病状结节点或条索状筋结物，把它们简称为"筋结穴"。下面，对一些常见疾病在临床上常见的筋结穴做个简单介绍（注：颈、胸、腰、骶椎旁经筋线上的筋结穴多见于椎旁0.5~1.5寸之间）。

表4-1　临床上常见的筋结穴

疾病	筋结穴
慢性支气管炎	中府、膻中、膏肓胸椎2~4旁经筋线上的筋结穴（多见于肺俞处）
哮喘	中府、膻中、大椎胸椎2~4旁经筋线上的筋结穴（多见于肺俞处）
高血压	肝俞、厥阴俞、涌泉通顶经筋线上的筋结穴（多见于百会处），颈椎旁经筋线上的筋结穴（颈椎6、7旁1寸有降压穴）

慢性冠状动脉粥样硬化性心脏病	巨阙、郗门胸椎 5～6 旁经筋线上的筋结穴（多见于心俞处），足弓经筋线上的筋结穴
胃脘痛	梁丘、内关三脘（上、中、下）经筋线上的筋结穴，胸椎 11～12 旁经筋线上的筋结穴（多见于脾俞、胃俞处）
胃溃疡	上脘胸椎 11～12 旁经筋线上的筋结穴，足三里至上巨墟经筋线上的筋结穴
十二指肠球部溃疡	右梁门三脘（上、中、下）经筋线上的筋结穴，胸椎 8～11 旁经筋线上的筋结穴
慢性腹泻	天枢、脾俞、足三里肚脐上下 3 寸经筋线上的筋结穴，腰骶椎旁经筋线上的筋结穴（多见于小肠俞、大肠俞处）
便秘	支沟、大肠俞天枢上下 2 寸经筋线上的筋结穴，肱桡经筋线上的筋结穴（温溜至曲池之间）
脂肪肝	中都、期门胸椎 4～9 旁经筋线上的筋结穴，足背第 1、2 掌趾间经筋线上的筋结穴
胆道疾病	日月、胆囊穴胸椎 9～10 旁经筋线上的筋结穴
胁肋痛	期门胸椎 7～10 旁经筋线上的经筋穴，阳陵泉下经筋线上的筋结穴
糖尿病	内关、肾俞胸椎 7～9 旁经筋线上的筋结穴、中脘与左侧 4 寸处经筋、肚脐上下 3 寸经筋线上的筋结穴，足弓经筋线上的筋结穴，胫骨内侧经筋线上的筋结穴
老年尿失禁	百会、肾俞、八髎穴下焦经筋线上的筋结穴（气海与曲骨之间），足内踝后经筋线上的筋结穴（太溪与复溜之间经筋线）
癃闭	中极、阴陵泉、会阴骶旁经筋线上的筋结穴，膝股内侧经筋线上的筋结穴（曲泉与足五里之间经筋线）
前列腺炎	肾俞、中极及会阴、三阴交足内踝后经筋线上的筋结穴（太溪与复溜之间经筋线）
慢性肾炎	肾俞、水分、三阴交脐周筋结穴，足内踝后经筋线上的筋结穴
遗精、阳痿、早泄	关元、肾俞、八髎足内踝后经筋线上的筋结穴，通顶经筋线上的筋结穴（多见于百会处）
小儿遗尿	肾俞、中极、膀胱俞足内踝后经筋线上的筋结穴
小儿疝气	胳下筋结穴、小肠俞、关元俞足背第 1、2 掌趾间经筋线上的筋结穴，膝内侧筋结穴（曲泉）
阑尾炎	阑尾穴、水分天枢上下 2 寸经筋线上的筋结穴，腰椎 4、5 旁筋结穴

痔疮	大肠俞、承山、孔最骶旁经筋线上的筋结穴、龈交上结节
脱肛	大肠俞、百会、天枢骶旁经筋线上的筋结穴，足弓经筋线上的筋结穴
月经不调	三阴交、中都、地机足内踝后经筋线上的筋结穴，足弓经筋线上的筋结穴
痛经	关元、八髎、三阴交足内踝后经筋线上的筋结穴，足弓经筋线上的筋结穴
乳腺炎	乳根，天宗，肩井足背第1、2掌趾间经筋线上的筋结穴
乳腺增生	乳癖穴、肩井、中府、至阳胸椎7～9旁经筋线上的筋结穴、足背第1、2掌趾间经筋线上的筋结穴
妇科盆腔炎	八髎、三阴交下焦经筋线上的筋结穴（气海与曲骨之间），足内踝后经筋线上的筋结穴（太溪与复溜之间经筋线）
咽喉、扁桃体炎	鱼际、列缺、肺俞颈椎旁经筋线上的筋结穴（C_5、C_6旁），足内踝后经筋线上的筋结穴（太溪与复溜之间）
甲状腺囊肿、结节	病灶穴、大杼颈椎旁经筋线上的筋结穴（C_4、C_5旁）、三脘经筋线上的筋结穴，足背第1、2掌趾间经筋线上的筋结穴，胫骨外侧（足三里至上巨墟之间）经筋线上的筋结穴
荨麻疹、皮肤瘙痒、湿疹	血海、曲池、脾俞胸椎1～3旁经筋线上的筋结穴（多见于风门、肺俞附近），胸椎6～8旁经筋线上的筋结穴（多见于膈俞附近），肚脐上下3寸经筋线上的筋结穴
血栓性脉管炎	病灶筋结穴、心俞、膈俞、脾俞肚脐上下3寸经筋线上的筋结穴，足背第1、2掌趾间经筋线上的筋结穴，足弓经筋线上的筋结穴
贫血	膈俞、心俞、足三里足弓经筋线上的筋结穴，胸椎9～11经筋线上的筋结穴
神经血管性头痛	病灶筋结穴、风池颈椎旁经筋线上的筋结穴（C_2、C_3处多见），胸椎9～10旁经筋线上的筋结穴，足背第1、2及第4、5掌趾间经筋线上的筋结穴
神经性呕吐	上脘、胃俞、膈俞、内关足弓经筋线上的筋结穴
耳鸣、耳聋	听宫、翳风、厥阴俞、百会上肢前臂外侧经筋线上的筋结穴（阳池至三阳络之间经筋线），足背第1、2和第4、5掌趾间经筋线上的筋结穴
癫痫	厥阴俞、肝俞、膻中三脘经筋线上的筋结穴，足背第1、2掌趾间经筋线上的筋结穴，后溪经筋线上的筋结穴
癔病	心俞、膻中、百会三脘经筋线上的筋结穴，足背第1、2掌趾间经筋线上的筋结穴，前臂内侧正中（大陵至郄门）经筋线上的筋结穴

失眠	心俞、膻中颈椎旁经筋线上的筋结穴，通顶经筋线上的筋结穴，催眠经筋线（神门至灵道之间）上的筋结穴
肌肉抽筋	胃俞、阳陵泉三脘经筋线上的筋结穴，足弓经筋线上的筋结穴
面瘫	牵正穴、肝俞枕下经筋线（风池至翳风处）上的筋结穴
中风偏瘫	健侧顺部病灶筋结穴、脾俞、肾俞、大抒上肢前臂肱饶肌经筋线上的筋结穴、下肢胫骨外侧（足三里至上巨墟）经筋线上的筋结穴、通顶经筋线上的筋结穴、手足五（指）趾间经筋线上的筋结穴、足内外踝下后经筋线上的筋结穴
胸腔痛	膻中、肺俞前臂内侧正中经筋线上的筋结穴，足弓经筋线上的筋结穴
胸胁痛	病灶筋结穴，郄门胸椎 3～7 旁经筋线上的筋结穴
上肢痹症	病灶筋结穴，外关、秉风肩井及肩髎处筋结穴，天宗、肩贞和膏肓处筋结穴
下肢痹症	病灶筋结穴，阳陵泉、腰眼秩边及环跳处筋结穴
腰椎间盘突出症	胆俞、病灶筋结穴、秩边、环跳风市和阳陵泉处筋结穴（足少阳经），膝腘窝和承山处筋结穴（足太阳经），足外踝后经筋线上的筋结穴，足五趾间经筋线上的筋结穴
肩背痛	天宗、肩井秉风处筋结穴，胸椎旁经筋线上的筋结穴
鼻炎、副鼻窦炎	迎香、肺俞颈椎旁经筋线上的筋结穴（多见于 C_5、C_6 旁），通顶经筋线上的筋结穴（多见于神庭、上星处）
落枕	病灶筋结穴，落枕穴颈椎旁经筋线上的筋结穴（多见于 C5、C6 旁）
口腔溃疡	牵正穴、劳宫足内踝后经筋线上的筋结穴
中耳炎	耳周病灶筋结穴，风池颈椎旁经筋线上的筋结穴（多见于 C_2、C_3 旁），手足背第 1、2（指）趾间筋结穴
视神经萎缩	风池、肾俞、肝俞阳陵泉至绝骨经筋线上的筋结穴、颈椎旁经筋线上的筋结穴、足背第 1、2 掌趾间挛筋线上的筋结穴
踝关节扭伤	病灶筋结穴，阳池（外踝扭伤）、大陵（内踝扭伤）阳陵泉至绝骨经筋线上的筋结穴（外踝扭伤），阴陵泉至三阴交经筋线上的筋结穴（内踝扭伤）
足跟痛	病灶筋结穴，风池、大陵腓肠经筋线上的筋结穴，足内外踝后经筋线上的筋结穴
眼疾	风池、肝俞颈椎旁经筋线上的筋结穴（多见于 C_3、C_4 旁），眉弓经筋穴，足背第 1、2 掌趾间经筋线上的筋结穴

（续表）

颈椎病	病灶筋结穴，肩井、列缺足外踝后经筋线上的筋结穴
弹响指	病灶筋结穴、手三里、中府胸椎3～7旁经筋线上的筋结穴、足弓经筋线上的筋结穴
肋软骨炎	病灶筋结穴，郄门、阳陵泉胸椎3～7旁经筋线上的筋结穴，足背第1、2掌趾间经筋线上的筋结穴
骶髂关节炎	病灶筋结穴、大杼、阳陵泉膝腘窝和承山附近筋结穴、足外踝后经筋线上的筋结穴
肱骨内、外上髁炎	病灶筋结穴，中府、天宗循病灶上、下经筋线上的筋结，
腰肌劳损	膈俞、肾俞、大肠俞膝腘窝和承山附近筋结穴，足外踝后经筋线上的筋结穴
肩周炎	病灶筋结穴（肩前、肩峰下、肩后），手三里颈椎旁经筋线上的筋结穴，下肢胫骨外侧阳陵泉至悬钟之间经筋线上的经筋穴

二、颈椎、胸椎、腰骶椎错位及附近经筋病变对应疾病表

表4-2　经筋病变对应疾病表

| 颈椎 C_1 棘突偏移及突旁经筋病变、颈椎 C_2 棘突偏移及突旁经筋病变、颈椎 C_3 棘突偏移及突旁经筋病变、颈椎 C_4 棘突偏移及突旁经筋病变、颈椎 C_5 棘突偏移及突旁经筋病变、颈椎 C_6 棘突偏移及突旁经筋病变、颈椎 C_7 棘突偏移及突旁经筋病变 | 失眠、脱发、癫痫、头痛、口腔溃疡、耳疾、远视、近视、散光、结膜炎、甲亢咽喉痛、失音鼻炎、高低血压咳喘病、上肢疼痛及麻痹 |
| 胸椎 T_1 棘突偏移及突旁经筋病变、胸椎 T_2 棘突偏移及突旁经筋病变、胸椎 T_3 棘突偏移及突旁经筋病变、胸椎 T_4 棘突偏移及突旁经筋病变、胸椎 T_5 棘突偏移及突旁经筋病变、胸椎 T_6 棘突偏移及突旁经筋病变、胸椎 T_7 棘突偏移及突旁经筋病变、胸椎 T_8 棘突偏移及突旁经筋病变、胸椎 T_9 棘突偏移及突旁经筋病变、胸椎 T_{10} 棘突偏移及突旁经筋病变、胸椎 T_{11} 棘突偏移及突旁经筋病变、胸椎 T_{12} 棘突偏移及突旁经筋病变 | 全身关节痛、肢体麻木、肩脊痛、发热、感冒、全身酸痛、咳喘病（对应手太阴经）咳喘病、失眠、胸闷痛（对应手厥阴经）、心脏病、失眠、精神病（对应手少阴经）、皮肤病、脱发、呃逆皮肤病、血液病、呃逆皮肤病、胰腺病、糖尿病、食管病肝胆病、胸胁痛、眼病（对应足厥阴经）、肝胆病、失眠（对应足少阳经）、脾胃病、消化不良（对应足太阴经）、脾胃病、消化不良（对应足阳明经） |

腰椎 L_1 棘突偏移及突旁经筋病变、腰椎 L_2 棘突偏移及突旁经筋病变、腰椎 L_3 棘突偏移及突旁经筋病变、腰椎 L_4 棘突偏移及突旁经筋病变、腰椎 L_5 棘突偏移及突旁经筋病变	浮肿、二便不利（对应手少阳经）、肾病、前阴病（对应足少阴经）、妇科病大肠病、阑尾炎、下肢瘫痪或疼痛（手阳明经）、肛门病、下肢痛（坐骨神经痛）
骶椎 S 偏移及旁突经筋病变	妇人贫血（S_1 棘突旁对应手太阳小肠经）、男科病、妇科病、坐骨神经痛（S_2 棘突旁对应足太阳膀胱经）

注：经筋病变即经筋上出现病态结节状或条索状筋结物（多有敏感压痛反应，大都在脊椎旁0.5～1.5寸经筋线上）。在临床诊治时，如果发现脊椎关节有错位现象，一定要在疏解经筋的同时，整复错位关节。

第四节　推拿应用基础

一、伤外科病症四诊法

"望、闻、问、切"四诊是中医诊法的核心，对指导中医诊断具有重要意义。推拿根据学科自身的特点和专科病症诊疗需要，在中医四诊的基础上，形成适合伤外科病症"望、问、摸、量"四诊的特色诊断方法。掌握伤外科四诊基本技能，结合中医四诊内容，对提高诊断准确率具有关键性的作用。

（一）望诊

1.望肤色

主要是观察皮肤的色泽与外形的变化，如鲜红、紫红、瘀紫、紫黄、苍白等，有利于对损伤的时间和程度做出判断。

2.望畸形

主要是望脊柱和肢体标志线或标志点的改变，如脊柱、四肢是否对称、畸形；肢体有无缩短与增长，旋转与成角；关节部位有无凹陷与突出，有无畸形等，有利于明确损伤或患病的部位。

3.望肿胀

主要是望损伤局部和肢体远端的肿胀程度，是单纯肿胀还是瘀肿，一般情况下新近损伤局部肿胀明显，而陈旧损伤肿胀较轻。结合肤色变化，有利于判断损伤的程度和患肢的血循环情况。

4.望肢体功能

主要是望伤后肢体保持的体位，体位的自然与强迫，有无活动障碍等。如有活动障碍，则进一步通过"量、比、摸"来明确功能障碍的情况。

（二）问诊

伤外科病症问诊内容：一问主诉；二问伤势；三问受伤时间；四问受伤时的原因和体位；五问伤处（活动和受气候影响情况）；六问疼痛；七问受伤后肢体的功能；八问医治经过；九问过去史；十问家族及个人生活史。

其中问疼痛是伤外科问诊的重要内容：一要问清疼痛的具体部位；二要问清疼痛性质，如刺痛、胀痛、酸痛、麻痛、冷痛、热痛等；三要问清疼痛的程度，如剧痛、一般痛、轻痛、隐痛，疼痛时有无汗出等；四要问清疼痛的时间，如整天痛、白天痛、晚上痛、站着痛、坐着痛、躺着痛、活动时痛等；五要问清疼痛与发病的关系，如先疼痛后发病，先发病后疼痛，疼痛与发病同时等。

此外，关节与四肢活动幅度的大小，受限程度，何种姿势受限，受限状态下的情况，以及以往治疗经过，治疗的效果等也是问诊的主要内容。

通过问诊，有助于了解发病的整个过程，有助于去伪存真，找出客观依据，分析病因与症状的因果关系，为诊断提供重要的线索。

（三）摸诊

摸诊能为诊断提供客观的依据，是伤外科诊断的基本技能，包括按、摸、叩、压等操作检查。通过摸诊可以明确病变的部位、性质、程度，了解内脏病变在体表的反映。摸诊的主要内容包括以下几方面：

1.摸痛点

根据患者疼痛的主诉，触摸压痛的部位、压痛的范围、压痛的程度，是否有关节摩擦音存在等，来鉴别损伤的性质和类型。

2.摸肿胀

主要用于区别肿胀的大小、解剖层次、形态、软硬程度、边界是否清楚、推挤是否可移动等。

3.摸畸形

触摸体表的骨性标志是否发生变化，用于判断肢体、关节畸形的情况。

4.摸肤温

用手背测试局部皮肤温度的变化，用于辨别属于寒证还是热证，并能了解患肢血循环情况。

5.摸异常活动

通过触摸可发现非关节部位出现类似关节的活动，或关节出现超过正常生理活动范围的异常活动，用于判识骨折、脱位及韧带损伤、断裂的程度。

（四）量诊

量诊即测量法。一般用软尺测量，用厘米表示。通过测量可发现肢体的长度、周径、弯曲度、活动度的改变。

1.量肢体长度

测量患肢的长度，并与健侧比较，是否有延长或缩短，主要用于辨识四肢骨折、脱位、畸形、先天性骨病等导致的肢体长度变化及程度。

2.量周径

根据肢体肿胀或萎缩最明显部位，采取两侧肢体同一部位进行周径测量，比较其肿胀或萎缩的程度。主要用于判断肢体肿胀、肌肉萎缩和血肿的程度。

3.量弯曲度

主要对弯曲的脊柱、关节及肢体按正常解剖生理做比较测量其弯曲的度数，以明确弯曲的程度。

4.量活动度

主要对关节功能障碍进行活动范围的测量，与生理活动范围比较，以明确活动功能障碍的程度，并可做主动活动与被动活动差异比较。

此外，掌握各种临床检查技能和影像学资料阅读能力，对提高伤外科病症的诊断能力有重要意义。临床检查技能是推拿医生的基本功：一要掌握临床常用特殊检查的操作和意义；二要掌握常用运动系统检查方法和意义；三要掌握反射系统检查，包括浅反射、深反射、病理反射的检查操作及临床应用；四要熟悉感觉系统的检查和应用，以提高临床诊断与鉴别诊断的能力。伤外科病症绝大多数要借助影像学检查来明确诊断，目前常用的影像学技术主要有X线片、CT、MKI、MRA（磁共振血管造影）、DSA（数字减影血管造影）等。熟悉和掌握影像学资料的阅读能力，对伤外科病症的确诊有重要作用。

二、脊柱病症推拿基础

（一）脊柱病症基础

1.脊柱的平衡作用

脊柱为三点承重结构，即椎体和位于椎体后缘两侧的上下关节突关节。上下椎体以椎间盘连接，主要起承重作用，而关节突关节主要起左右旋转或前后运动的导向作用。当脊柱超负荷承重或剪切承重，则引起椎间盘退变，或导致椎间盘膨出、突出、脱出，引起硬脊膜受压、硬脊膜囊受压、脊髓受压等病理改变，相应脊神经根受刺激或压迫，出现该神经支配区域放射性疼痛、麻木症状。当关节突关节在运动时出现紊乱、位移、错缝等病理改变，引起相应关节的滑膜受刺激、嵌顿、水肿，出现相应部位剧痛、牵掣、活动功能障碍症状。一般情况下，椎间盘病变以放射性疼痛、麻木为主；关节突关节病变以局部剧痛、牵掣、功能障碍为主。

附着于脊柱两侧的肌肉支撑脊柱应有的生理弧度，有维持脊柱平衡和运动脊柱的功能。当肌肉出现急、慢性损伤，炎症、痉挛、萎缩等因素影响，这种平衡关系即遭到破坏，出现脊柱生理弧度消失、反弓或增大，脊柱侧弯等病理性改变，导致相应部位出现相应病症，进而可引起关节突关节紊乱、位移、错缝病理改变，甚至加速椎间盘的退变。同样，脊柱三点承重关系改变，也会引起肌肉平衡作用失调。

2.脊柱上承头颅，下连骨盆，在病理条件下除局部症状外，其临床表现具有相对的规律性。

（1）颈椎

上颈段（$C_1 \sim C_3$）病变时以头面部症状为主，如偏头痛、后枕痛、眩晕、耳鸣重听、视力减退或视物模糊，肩胛骨内上角部痛等。中颈段（$C_3 \sim C_5$）病变时以颈、肩、背及上臂症状为主，如咽喉部异物感、面神经痛、颈项痛、肩及上臂痛、背部牵掣疼痛但不超过 T_7 水平线。下颈段（$C_5 \sim T_1$）病变时以胸锁乳突肌痉挛、上肢放射性痛麻症状为主，其中 $C_5 \sim C_6$ 病变时放射至拇指根部，$C_6 \sim C_7$ 病时变放射至拇指、食指、中指及环指桡侧半，$C_7 \sim T_1$ 病变时放射至小指及环指尺侧半。

（2）胸椎

上胸段病变时以心、肺、气管、支气管症状为主，如胸闷、胸前区隐痛、胸背痛、气喘、膈肌痉挛、肋间神经痛、乳房胀痛等。中胸段（$T_6 \sim T_9$）病变时以背、胃脘部、肝胆区等消化系症状为主，如胃痉挛、胃脘胀痛、泛酸嗳气、胃纳减退、胃蠕动减慢、消化不良、胁肋痛、背痛等。下胸段（$T_{10} \sim T_{12}$）病变时以下胸背、肾、输尿管、肠道症状为主，如腹胀腹痛、下腹痛、肠蠕动减慢或增快、腹泻、便秘、肾及输尿管疾患等。

（3）腰椎

上腰段（$L_1 \sim T_2$）病变时以胸腰段痛、少腹痛、腹胀、便秘、腹泻、泌尿系疾病、大腿前侧痛、下肢前侧麻木等症状为主。中腰段（$L_3 \sim L_4$）病变时以两侧腰痛、坐骨神经痛、下肢外侧麻木、性功能减退等症状为主。下腰段（$L_5 \sim S_1$）病变时以腰骶痛、遗精、月经不调、性功能障碍、下肢后侧痛等症状为主。

（4）骶椎

以骶髂关节病变，骶椎隐性裂，膀胱、前列腺、女性盆腔、附件病症，以及不孕等病症为主。

（二）脊柱病症推拿原则

由脊柱所引起的常见相关病症主要有根性神经痛麻、脊柱后关节紊乱、脊柱-脏腑相关病症和脊髓受压等。推拿应根据中医"源候"理论和"有症必有因"原理，正确分析症因相关性，正确制定推拿治疗原则，正确使用推拿手法。

1.根性神经痛麻

根性神经症状临床较为多见，椎间盘病变、骨质增生、椎管狭窄、椎管内肿瘤、黄韧带肥厚、脊柱骨折后遗症等为常见病因，疼痛、麻木、痛麻并存是症状表现的三种形式。一般认为，疼痛是由于神经根受压、刺激引起反应性炎症、水肿所致，治疗原则应活血、消炎、退肿为先，可适当配合活血祛瘀、消肿的药物治疗，推拿以轻柔、缓和、深透为宜，当炎症、水肿消退其疼痛也随之减轻或消失。麻木常由神经根受实质性压迫所致，治疗原则当以解除压迫为主，推拿应通过脊柱整复、调整椎骨与椎间盘的关系、改变突出物与神经根的关系、恢复脊柱生物力学机能。如整复成功则麻木消失，否则宜选用手术或改用其他方法治疗。痛麻并存有两种情况：一种是真性压迫；另一种是假性压迫。当采用活血、消炎、退肿方法治疗后，疼痛减轻、麻木也随之减轻者为假性压迫；当疼痛减轻，而麻木无减轻或减轻不明显者为真性压迫。治疗原则以活血、消炎、退肿为先。推拿以缓解脊柱周围痉挛肌群，阻断"疼痛—肌紧张—疼痛"恶性循环链，促进软组织损伤性炎症消除；调整椎体异常位移或成角，降低椎间盘负荷，减少或消除对神经、血管的机械性压迫和刺激，恢复脊椎力学平衡。

2.脊柱后关节紊乱

脊柱后关节紊乱，又称脊柱关节突关节错缝症，是目前临床最为多见的病症，以学生、长时间使用电脑操作及文职人员尤为好发，有明显的"时代病"特征。该病以颈椎最为好发，其次为胸椎和腰椎。脊椎排序紊乱，椎体滑移，生理曲度变直、消失、反弓（单反弓、双反弓）或生理曲度过大，脊柱侧弯（单侧弯、双侧弯）等导致后关节紊乱为常见病因。其症状较为复杂，有病理性症状，也有心理性症状。常见的表现形式有紊乱部位或相关部位的疼痛、麻木、牵掣、活动障碍，相应节段脏腑功能失调症状，甚至神经根症状。

当后关节紊乱累及交感神经时则出现交感神经相应症状，这可能是引起心理性症状的主要原因。"有错必纠"，对因治疗，纠正后关节紊乱是推拿治疗总原则，以脊柱整复类手法为关键，对症处理为辅的治疗方法，消除对滑膜、关节囊、周围韧带、神经、血管的卡压、牵拉、激惹等影响，达到推拿治疗的目的。

3.脊柱-脏腑相关病症

由脊柱引起相关脏腑病症，临床上往往重视不够。有诸内者，必形诸外。脏腑病变可通过经络或神经支配规律反映到体表的特定部位、相关腧穴或脊柱的特定节段，而脊柱病变时也可引起相关脏腑或组织出现相应症状。

脊柱病变可以引起上至头痛、眩晕、失眠、血压异常，下至便秘、腹泻、泌尿生殖系统等功能性疾病。推拿治疗原则是根据病症的基本规律，捕捉这些特定部位敏感点，分析脊柱-脏腑神经支配规律的相关性，通过对特定部位敏感点或相关腧穴、脊柱相关节段进行合理的手法治疗，可以收到明显的治疗效果。

4.脊髓受压

脊髓受压是脊柱症状的常见病理表现，其危害性很大，由于推拿是外力作用性物理疗法，手法应用要十分慎重。脊髓受压有软性受压和硬性受压之分，软性受压常见的有椎间盘突出、黄韧带肥厚、椎管内肿瘤、脊髓空洞症等，硬性受压主要有骨质增生、骨折、椎体肿瘤、脊柱畸形等。影像学依据脊髓受压程度分为硬脊膜受压、硬脊膜囊受压和脊髓受压三种。临床应依据影像学检查，结合其症状、体征和体格检查结果，对其危害程度做出安全性评估，明确是否适合推拿，是否适用脊柱整复类手法，手法作用力的大小及整复旋转的幅度等，千万不能盲目使用手法治疗，以免发生意外。

（三）脊柱整复类手法的应用原则

脊柱整复类手法临床应用时，要在诊断明确，风险程度低，安全可靠情况下才能使用。操作时掌握"稳、准、巧、快"原则。

1.稳

是整复类手法操作的前提。一是对整复类手法操作的把握程度做到心中有底，操作时不犹豫；二是充分考虑手法的安全性，排除整复类手法的禁忌证，充分分析手法慎用证，选择安全系数高的手法操作；三是用力要稳，两手动作配合要协调，做到因势利导，避免生硬粗暴，整复幅度一般不能超过各关节的生理活动范围；四是不强求整复时的咔嚓声响。

2.准

是保证整复类手法成功的关键。一是诊断要明确，确属整复手法应用指征，做到"有症才整"；二是定位要准确，找准必须整复或先要整复的关节或节段；三是作用力点要精确，包括手指固定的支点，整复作用的应力点都要集中于被整复的关节或节段；四是发力时机要恰当，通过调整脊柱屈伸或旋转角度使支点刚好落在作用点上即行整复，以保证整复的有效性。

3.巧

是对整复类手法力的使用要求。强调整复手法运用时要做到三点：一是用巧劲，有"四两拨千斤"之势，不可用蛮劲、盲劲；二是强调巧用力学原理，以柔克刚，不可用暴力，不可强拉硬扳；三是顺应脊柱自身生理功能，根据其结构特征、活动范围、活动方向及其特点来实施操作。

4.快

是对整复类手法发力的要求。一是强调手指固定的支点，整复作用的应力点及脊柱屈伸或旋转角度支点三点集中在整复的关节或节段时，用"寸劲"快速发力；二是强调手法"疾发疾收"，见效即收，要求发力的距离不宜过长，完成整复即要放松，防止关节交锁。

此外，对诊断不明确，或有脊柱外伤、脊柱结核、肿瘤、椎管内肿瘤、脊髓损害症状者，禁用整复类手法。对骨质增生有"搭桥"征象、强直性脊柱炎、类风湿性脊柱炎、老年人骨质疏松明显、腰椎间盘突出症伴有严重侧隐窝狭窄者，慎用整复类手法。

三、关节筋伤病症推拿基础

（一）关节筋伤病症基础

关节由骨、关节软骨、关节囊、关节腔构成的骨关节和肌肉、韧带、肌腱组成，在神经、肌肉的作用下产生关节运动。上述组织在病理条件作用下可导致功能障碍。

1.骨关节

典型的骨关节由骨、关节软骨、关节囊、关节腔构成，其周围有韧带加固，某些关节的关节腔内还有韧带（交叉韧带）、关节内软骨（半月板）及关节软骨盘加以连接，形成运动灵活，能满足人体各种生理活动范围的关节。关节软骨覆盖构成关节的骨端，有缓冲运动震荡的作用。当软骨发生龟裂时，会出现关节内刺痛或突然"闪痛"；软骨龟裂剥脱时，则形成关节鼠而导致关节交锁症；软骨软化时则出现关节内摩擦痛。关节腔内韧带、软骨损伤时，则会出现关节松动、疼痛、交锁、活动功能受限，严重时则导致肌肉萎缩。

关节囊紧密包裹着关节的周围，使关节形成一个封闭的关节腔。关节腔由关节囊构成，关节囊有内外两层，外层为致密的纤维层，内层为滑膜层。正常情况下，滑膜分泌少量滑液，起到润滑关节和减少关节运动摩擦的作用，其分泌与吸收保持平衡。在病理情况下，滑膜分泌滑液过多，则关节肿胀、疼痛、活动功能障碍；而分泌过少关节腔缺乏润滑，则出现关节摩擦痛、活动功能障碍。若反复渗出久则导致关节腔及周围组织粘连，影响关节功能。

2.肌肉、肌腱、韧带

肌肉是关节的运动器，肌肉的收缩使关节产生活动，每一个关节都有一定的生理活动范围。当肌肉、肌腱或韧带损伤时，均可使关节的活动功能产生障碍。一般情况下，肌肉总是以肌腱或韧带的形式分别起、止于关节周围，关节的运动依赖肌肉的运动，肌肉的运动也必须依赖肌腱的附着。当肌肉损伤时会影响肌腱、韧带和关节运动，而关节和肌腱、韧带的损伤也势必会限制肌肉的运动。因此，要辨别清楚功能障碍是关节因素，还是软组织因素。在对关节损伤推拿治疗时，除在损伤（肌腱、韧带）局部取穴外，要考虑到与其相应的肌肉；而在肌肉损伤的情况下，除局部取穴外，也要考虑与该肌肉相关的关节、肌腱和韧带；对关节病症，除在关节部位治疗外，也要兼顾与整个关节相关的肌肉。总之，这四者之间在生理条件下是统一的，在病理条件下又是相互影响的。

（二）关节筋伤病症推拿原则

松解劳损、紧张甚至痉挛的脊柱周围肌群，改善其力学特性，阻断疼痛—肌紧张—疼痛恶性循环链，促进软组织损伤性炎症消除；调整椎体异常位移或成角，降低椎间盘负荷，减缓椎体退变过程，减少或消除神经、血管机械性压迫和刺激，恢复脊椎力学平衡。

1.手法作用力原则

（1）急性损伤

选用平面用力手法，如按法、揉法、摩法等。手法宜轻不宜重。掌握轻—重—轻原则。

（2）慢性损伤

选用垂直用力手法、斜向用力或对称用力手法，如推法、按法、揉法、㨰法、扳法、弹拨法等。手法宜沉不宜浮，或宜重不宜轻。

（3）静力性损伤、疲劳酸痛

选用平面用力手法，如揉法、摩法、擦法等。手法宜缓不宜急，宜轻不宜重，以舒筋活血，增加局部血循环、促进代谢为主。

2.手法使用原则

（1）宜小不宜大

对局部软组织损伤，由于损伤部位局限，以局部取穴为主，常用按法、揉法、点法、压法等手法。

（2）宜大不宜小

对慢性劳损、疼痛牵涉面较广，手法施术范围宜广，抓住重点，兼顾全面。常用按法、揉法、摩法、擦法等手法。

（3）宜深不宜浅

对损伤疼痛部位较深，或时间较长，手法施术宜深宜沉，力达病所。常用按法、点法、弹拨法、扳法等手法。

（4）宜浅不宜深

对疼痛部位浅表，或关节部位，软组织较少部位，手法宜浅不宜深，宜柔不宜刚，以免手法过重导致反应明显或新的损伤。

第五章　心系病证

第一节　惊悸、怔忡

一、定义

惊悸、怔忡是指患者自觉心中急剧跳动，惊慌不安，不能自主，或脉见参伍不调的一种病证。主要由阳气不足，阴津亏损，心失所养；或痰饮内停，瘀血阻滞，心脉不畅所致。惊悸、怔忡虽属同类，但两者亦有区别：惊悸常因情绪激动、惊恐、劳累而诱发，时作时辍，不发时一如常人，其证较轻；怔忡则终日觉心中悸动不安，稍劳尤甚，全身情况较差，病情较重。惊悸日久不愈，可发展为怔忡。

二、范围

据本病的临床证候表现，西医学之各种原因引起的心律失常，如心动过速、心动过缓、过早搏动、心房颤动与扑动、房室传导阻滞、束支传导阻滞、病态窦房结综合征、预激综合征、心力衰竭、心肌炎、心包炎以及一部分神经症等。

三、病因病机

惊悸怔忡的病因较为复杂，既有体质因素、饮食劳倦或情志所伤，亦有因感受外邪或药物中毒所致，其中体质素虚是发病的根本。病机包括虚实两方面，虚为气血阴阳亏虚，引起心神失养；实则痰浊、瘀血、水饮，而致心神不宁。

（一）心虚胆怯

心主神志，为精神意识活动之中枢，胆性刚直，有决断的功能。心气不虚，胆气不怯，则决断思虑，得其所矣。凡各种原因导致心虚胆怯之人，一旦遇事有所大惊，如忽闻巨响，突见异物，或登高陟险即心惊神摇，不能自主，惊悸不已，渐次加剧，稍遇惊恐，即致心悸，而成本病。

（二）心血不足

心主血，血赖心气的推动才能运行周身，荣养脏腑四肢百骸。而心脏亦因有血液的奉养方能维持正常的生理活动。若禀赋不足，脏腑虚损；或病后失于调养；或思虑过度，伤及心脾；或触事不意，真血亏耗；或脾胃虚衰，气血生化乏源；或失血过多等，均可导致心血亏虚，使心失所养而发为惊悸、怔忡。

（三）肝肾阴虚

肝藏血，主疏泄。肝阴亏虚导致心悸主要有两种情况：一是肝阴不足，肝血亏耗，使心血亦虚，心失所养而发为心悸：二是肝阴不足，则肝阳上亢，肝火内炽，上扰心神而致心悸。肝肾同源，肝阴不足亦可导致肾阴不足，肾水亏损亦可影响肝阴的亏耗。

（四）心阳不振

心主阳气，心脏赖此阳气维持其生理功能，鼓动血液的运行，以资助脾胃的运化及肾脏的温煦等。若心阳不振，心气不足则无以保持血脉的正常活动，亦致心失所养而致悸。心之阳气不足，一则致心失所养，心神失摄而为心悸，即心本身功能低下；再则是心阳不足，气化失利，水液不得下行，停于心下，上逆亦可为悸。另外，心气不足，血行不畅，心脉受阻，亦可致惊悸怔忡。因此，心气不足而致的惊悸怔忡，常虚实夹杂为患。

四、诊断与鉴别诊断

（一）诊断

1.发病特点

本病病位在心，病机性质主要有虚实两方面。发作常由情志刺激、惊恐、紧张、劳倦过度、饮酒饱食等因素而诱发。多见于中老年患者。

2.临床表现

自觉心慌不安，心跳剧烈，神情紧张，不能自主，心搏或快速，或缓慢，或心跳过重，或忽跳忽止，呈阵发性或持续不止。伴有胸闷不适，易激动，心烦，少寐多汗，颤抖，乏力，头晕等。中老年发作频繁者，可伴有心胸疼痛，甚至喘促，肢冷汗出，或见晕厥。脉象可见数、疾、促、结、代、沉、迟等变化。心电图、监测血压及X线胸部摄片等检查有助于明确诊断。

（二）鉴别诊断

1.胸痹心痛

除见心慌不安，脉结或代外，必以心痛为主症，多呈心前区或胸骨后刺痛、闷痛，常因劳累、感寒、饱餐或情绪波动而诱发，多呈短暂发作。但甚者心痛剧烈不止，唇甲紫绀或手足青冷至节，呼吸急促，大汗淋漓，直至晕厥，病情危笃。胸痹心痛常可与心悸合并出现。

2.奔豚

奔豚发作之时，亦觉心胸躁动不安，称为肾积。其鉴别要点在于：惊悸怔忡系心中剧烈跳动，发于心；奔豚乃上下冲逆，发自小腹。

3.卑惵

卑惵与怔忡相类，其病因在于"心血不足"。怔忡亦胸中不适，心中常有所怯。惊悸、怔忡与卑惵鉴别要点在于：卑惵之胸中不适由于痞塞，而惊悸、怔忡缘于心跳，有时坐卧不安，并不避人。卑惵一般无促、结、代、疾、迟等脉象出现。

五、辨证论治

（一）辨证

1.辨证要点

（1）分清虚实

惊悸、怔忡证候特点多为虚实相兼，虚者系指脏腑气血阴阳亏虚，实者多指痰饮、瘀血、火邪之类。痰饮、瘀血等虽为病理产物或病理现象，但在一定情况下，可形成惊悸、怔忡的直接病因，如水停心下、痰火扰心、瘀阻心脉等。因此辨证时，不仅要注意正虚一面，亦应重视邪实一面，并分清虚实之程度。正虚程度与脏腑虚损情况有关，即一脏虚损者轻，多脏虚损者重。在邪实方面，一般来说，单见一种夹杂者轻，多种合并夹杂者重。

（2）辨明惊悸、怔忡

大凡惊悸发病，多与情志因素有关，可由骤遇惊恐，忧思恼怒，悲哀过极或过度紧张而诱发，多为阵发性，实证居多，但也存在正虚因素。病来虽速，病情较轻，可自行缓解，不发时如常人。怔忡多由久病体虚、心脏受损所致，无精神因素亦可发生，常持续心悸，心中惕惕，不能自控，活动后加重。病来虽渐，病情较重，每属虚证，或虚中夹实，不发时亦可见脏腑虚损症状。惊悸日久不愈，亦可形成怔忡。

（3）结合辨病辨证

对惊悸、怔忡的临床辨证应结合引起惊悸、怔忡原发疾病的诊断，以提高辨证准确性，如功能性心律失常所引起的心悸，常表现为心率快速型心悸，多属心虚胆怯，心神动摇；冠心病心悸，多为阳虚血瘀，或由痰瘀交阻而致；病毒性心肌炎引起的心悸，初起多为风温干犯肺卫，继之热毒逆犯于心，随后呈气阴两虚，瘀阻络脉证；风心病引起的心悸，多由风湿热邪杂至，合而为痹，痹阻心脉所致；病态窦房结综合征多由心阳不振，心搏无力所致；慢性肺源性心脏病所引起的心悸，则虚实兼夹为患，多心肾阳虚为本，水饮内停为标。

（4）详辨脉象变化

脉搏的节律异常为本病的特征性征象，故尚须辨脉象，如脉率快速型心悸，可有一息六至之数脉，一息七至之疾脉，一息八至之极脉，一息九至之脱脉，一息十至以上之浮合脉。脉率过缓型心悸，可见一息四至之缓脉，一息三至之迟脉，一息二至之损脉，一息一至之败脉，两息一至之夺精脉。脉律不整型心悸，脉象可见有数时一止，止无定数之促脉；缓时一止，止无定数之结脉；脉来更代，几至一止之代脉，或见脉象乍疏乍数，忽强忽弱。临床应结合病史、症状，推断脉症从舍。一般认为，阳盛则促，数为阳热，若脉虽数、促而沉细、微细，伴有面浮肢肿，动则气短，形寒肢冷，舌质淡者，为虚寒之象。阴盛则结，迟而无力为虚寒，脉象退、结、代者，一般多属虚寒，其中结脉表示气血凝滞，代脉常表示元气虚衰、脏气衰微。凡久病体虚而脉象弦滑搏指者为逆，病情重笃而脉象散乱模糊者为病危之象。

2.证候

（1）心虚胆怯

症状：心悸，善惊易恐，坐卧不安，多梦易醒，食少纳呆，恶闻声响。舌象多正常，脉细略数或弦细。

病机分析：心虚则神摇不安，胆怯则善惊易恐，故心悸多梦而易醒；心虚胆怯，脾胃失于健运，故食少纳呆；胆虚则易惊而气乱，故恶闻声响；惊则脉细小数，心肝血虚则脉细略数或弦细。

（2）心脾两虚

症状：心悸气短，头晕目眩，面色不华，神疲乏力，纳呆腹胀。舌质淡，脉细弱。

病机分析：心主血脉，脾为气血生化之源，心脾两虚则气血生化不足，血虚不能养心，则致心悸气短；血虚不能上荣于头面，故头晕目眩，面色不华；心脾两虚，气血俱亏，故神疲乏力；脾虚失于健运，故纳呆腹胀；舌为心苗，心主血脉，心血不足，故舌质淡，脉细弱。

（3）心阴亏虚

症状：心悸易惊，心烦失眠，口干，五心烦热，盗汗。舌红少津，脉细数。

病机分析：心阴亏虚，心失所养，故心悸易惊；心阴亏虚，心火内生，故致心烦，不寐，五心烦热；虚火逼迫津液外泄则致盗汗；虚火耗津以致口干；舌红少津，脉细数，为阴虚有热之象。

（4）肝肾阴虚

症状：心悸失眠，五心烦热，眩晕耳鸣，急躁易怒，腰痛遗精。舌红少津，脉细数。

病机分析：肾阴不足，肝阴亏损，故心悸、五心烦热；肝阳上亢故眩晕；肾水不足则耳鸣；肝火内炽，故易怒，引动心火则烦躁；阴虚火旺则舌红少津，细数之脉亦为肝肾阴虚之征。

（5）心阳不振

症状：心悸不安，动则尤甚，形寒肢冷，胸闷气短，面色㿠白，自汗，畏寒喜温，或伴心痛。舌质淡，苔白，脉虚弱，或沉细无力。

病机分析：久病体虚，损伤心阳，心失温养，则心悸不安；不能温煦肢体，故面色㿠白，肢冷畏寒；胸中阳气虚衰，宗气运转无力，故胸闷气短；阳气不足，卫外不固，故自汗出；阳虚则寒盛，寒凝心脉，心脉痹阻，故心痛时作；阳气虚衰，无力推动血行，故脉象虚弱无力。

（二）治疗

1.治疗原则

（1）补虚为基本治则

由于本证的病变部位主要在心，证候特点是虚实相兼，以虚为主，故补虚是治疗本病的基本治则。

（2）兼以祛邪

当视脏腑亏虚情况的不同，或者补益气血之不足，或者调理阴阳之盛衰，以求阴平阳秘，脏腑功能恢复正常，气血运行调畅。本病的邪实，以痰饮内停及瘀血阻络最为常见，故化痰涤饮、活血化瘀也为治疗本病的常用治则。又因惊悸、怔忡以心中悸动不安为主要临床症状，故常在补虚及祛邪的基础上，酌情配伍养心安神或镇心安神的方药。

总之，益气养血、滋阴温阳、化痰涤饮、活血化瘀及养心安神为治疗惊悸怔忡的主要治则。

2.治法方药

（1）心虚胆怯

治法：益气养心，镇惊安神。

方药：平补镇心丹加减。方用人参、五味子、山药、茯苓益气健脾；天门冬、生地、熟地滋养心阴；肉桂配合前述药物，有鼓舞气血生长之效；远志、茯苓、酸枣仁养心安神；龙齿、朱砂镇惊安神；车前子可去。

心虚胆怯而挟痰者，当用十味温胆汤为治。因为此类患者易受惊恐，故除药物治疗之外，亦当慎于起居，保持环境安静，方能使药物效用巩固。

（2）心脾两虚

治法：健脾养心，补益气血。

方药：归脾汤加减。方中用人参、黄芪、白术、炙甘草益气健脾，以资气血生化之源；当归、龙眼肉补养心血；酸枣仁、茯神、远志养心安神；木香理气醒脾，使补而不滞。

心血亏虚，心气不足，而见心动悸、脉结代者，可用炙甘草汤益气养血，滋阴复脉。方中用人参、炙甘草、大枣益气健脾；地黄、阿胶、麦门冬、麻仁滋阴养血；桂枝、生姜行阳气；加酒煎药，取其通利经脉，以增强养血复脉的作用。

心脾两虚，气血不足所致的心悸怔忡，亦可以选用十四友汤、益寿汤或七福饮等具有益气养血、养心安神功效的方剂进行治疗。

（3）心阴亏虚

治法：滋养阴血，宁心安神。

方药：天王补心丹或朱砂安神丸。前方用天门冬、麦门冬、玄参、生地滋养心阴；当归、丹参补养心血；人参、茯苓补心气；酸枣仁、柏子仁、五味子、远志养心安神；朱砂镇心安神。后方用生地、当归滋阴养血；黄连清心泻热；朱砂镇心安神；甘草调和诸药。二方同为滋阴养血，宁心安神之剂，但前方偏于补益，清心作用较弱，以心气不足、阴虚有热者为宜；后者则重在清热，滋阴作用不强，对阴虚不甚而心火内动者较为适合。

除以上二方外，对心阴亏虚的患者，尚可采用安神补心丹或四物安神汤治疗。

（三）预防与护理

治疗引起心律失常的基础疾病，如积极治疗冠心病、肺心病；对于高血压患者应控制好血压；有风湿热者则宜抗风湿；有高脂血症者应注意饮食清淡，并予以降脂药；积极预防感冒，防治心肌炎；严禁吸烟。

患者应保持精神乐观，情绪稳定，坚定信心，坚持治疗。对心虚胆怯及痰火扰心、阴虚火旺等引起的心悸，应避免惊恐及忧思恼怒等精神刺激。

轻症可从事适当体力活动，以不觉劳累，不加重症状为度，避免剧烈活动。对水饮凌心、心血瘀阻等重症心悸，应嘱其卧床休息，保持生活规律。

应饮食有节，进食营养丰富而易消化吸收的食物，忌过饥、过饱、烟酒、浓茶，宜低脂、低盐饮食。心气阳虚者忌过食生冷，心气阴虚者忌辛辣炙煿，痰浊、瘀血者忌过食肥甘，水饮凌心者宜少食盐。

药物治疗十分重要，治疗过程中应坚持服药，症状缓解后，亦当遵医嘱服药巩固一段时间。

第二节　胸痹心痛

一、证候治疗

（一）外感风寒内舍于心

1.四诊摘要

胸痛胸闷，虚里处隐隐作痛，咳嗽痰多，形寒畏冷，头痛身疼，骨节烦痛，舌淡，肺浮紧。

2.辨证分析

素体阳虚或心阳不振，摄生不慎外感六淫、风寒束表、内舍胸膺、阴占阳位、寒邪犯上、寒凝胸中、胸阳不振、心脉痹阻或收缩或痉挛，故胸痛、胸闷、虚里处隐隐作痛；风寒束表，内合其肺，肺失肃降，故咳嗽痰多；肺主皮毛，故形寒畏冷；寒主收引，寒为阴邪，故头身关节烦疼，舌淡、脉浮紧乃外感风寒之征象。

3.论治法则

助阳解表，宣痹通络。

4.首选方剂

麻黄附子细辛汤《伤寒论》方解：体质素来心气不足或阳虚之体，或有胸痹心痛宿疾。一旦外感风寒，寒邪遏闭心阳，阳气不展，心脉痹阻，胸痹心痛辄发。方用附子温经助阳，离空高照，阴霾自散；麻黄辛温发汗解表，开无形肺气，细辛发汗化痰，祛风止痛。三药合用，内助阳宣痹，外解表通络，宿疾邪病同治。古方组合之妙，异病同治之法，实开后学另一法门。

5.备用方剂

当归四逆汤《伤寒论》方解：本方仲景用来治疗手足厥寒，脉细欲绝之厥阴病，以养血祛寒为主，故冠以当归，病机乃血虚寒滞，营血内虚，阳气被阻，不能温于四末，不能温行脉中。此与外感风寒、内舍于心的胸痛心痛有异病同治之理。方用桂枝、细辛温散寒邪，宣痹通络止痛；当归、白芍养血活血；白芍、甘草同用，可缓急止痛；通草可上通乳络，下达膀胱，入经通络，气机畅达，大枣养营和胃。诸药组成，共成助阳解表、宣痹通络之功。

6.随症加减

咳嗽痰多者加葶苈子、紫苏子、头痛甚者加蔓荆子、白芷、川芎；关节烦疼，舌苔白腻者加威灵仙、苍术、薏苡仁；胸痛剧且四肢不温，冷汗出者，可含化苏合香丸，温开通窍止痛。

（二）阳虚气滞，痰涎壅塞

1. 四诊摘要

胸憋时痛，心痛彻背，胸脘痞满，胁下逆抢心，喘息短气不得卧，咳嗽，痰多而盛，神疲乏力，形寒肢冷，舌苔白或厚腻，舌质淡，脉弦滑或沉迟或紧数。

2. 辨证分析

本证由于风寒外束而致上焦阳气不足，阴邪上乘，寒饮停滞所引起。阴寒之邪入侵则凝滞，凝滞则气逆，气逆则胸痹心痛。总之，其病机：一为痰涎壅塞，气滞不通；一为中焦虚寒，大气不运。前者为实证，后者为虚证。实证者，除见胸痛之主证外，尚有胸满，胁下逆抢心之症，因气滞于胸，故胸满较甚，同时又影响于肝胃，肝胃气逆，所以胁下之气又上逆抢心；虚证者，神疲乏力，形寒畏冷，发语音低，脉沉迟，乃气虚之故也。

胸背为阳，寸口亦为阳。今上焦阳气不足，故寸口脉沉而迟，胃脘以上寒邪停滞，故关上脉小紧数，紧数相加出现弦滑之象。上焦阳虚气滞，故出现呼吸短促而喘息，咳嗽、唾痰以及胸背疼痛等症。舌苔白或白腻或厚，舌质淡，均因痰湿之故。

3. 论治法则

通阳散结，豁痰下气。

4. 首选方剂

瓜蒌薤白半夏汤。方解：瓜蒌开胸中之痰结；薤白辛温通阳；白酒之轻扬，能引药上行；半夏逐饮降逆，行阳破阴。

5. 备用方剂

导痰汤。方解：半夏辛温性燥，功能燥湿化痰，消痞散结，橘红理气化痰，使气顺则痰降，气化则痰化，茯苓健脾利湿，甘草、生姜和中补脾，使脾健则湿化痰消，更加天南星、枳实、瓜蒌，使积聚之痰化，胸中正气得伸。

6. 随症加减

有热化之象者，如苔黄腻，舌质淡红时，瓜蒌薤白半夏汤去白酒加贝母、前胡、葶苈子；寒甚者去瓜蒌加附子、陈皮、杏仁、干姜；胸闷重者，酌加郁金、石菖蒲、檀香；胸痛剧者，酌选红花、延胡索、丹参，或加宽胸丸、冠心苏合丸等以辛温通阳，芳香化浊；痰阻络脉，咳痰不爽者，加远志、炙枇杷叶等。

胸痹、心痛其症除胸痛、心痛、喘息、咳唾、短气之外，尚有胸满，胁下逆抢心为实证，方用瓜蒌薤白白酒汤去白酒加厚朴、枳实、桂枝即枳实薤白桂枝汤，以通阳散结，降逆平冲，除主证之外尚有神疲乏力，形寒畏冷，发语低微，脉沉迟为虚证者，可用人参汤（理中汤）补中助阳，阳气振奋，则阴寒自散。

（三）阳气不足脉行不畅

1.四诊摘要

心悸不安，胸闷气短，动则尤甚，伴见面色㿠白，形寒肢冷，胸冷背凉，舌胖质淡、苔白，脉结代或虚弱无力。

2.辨证分析

久病体虚，慢性疾患迁延日久，宗气不足；或急病暴病耗气伤阳，阳气脱泄，心气衰竭、虚脱；或老年体衰、脏气不足、心气衰退；或素体先天不足、心气心阳虚衰。心阳心气皆有热能含义，能推动血液在脉管内运引，生生息息，循环无端。运血者，即是气，心气心阳有推动温煦血脉的作用。而今心气心阳虚衰、阳热温煦功能不足，阳虚者，阴必凑之，阴寒之邪阻滞血脉，导致血脉运行不畅，或见痉挛，或见阻塞，由于心居胸中膈上两肺之间，故见心悸不安胸闷；血脉营养全身，心气不足，故见短气、胸闷，动则尤甚；心气心阳不足、血脉空虚，故见面色㿠白。

3.论治法则

益气复脉。

4.首选方剂

炙甘草汤。方解：方中炙甘草甘温益气，补心气，助心阳通经脉，利血气，治心悸不安，脉结代，是为君药；人参、大枣益气安胃，培补中州，"血化中焦"，资脉血之本源；生地黄、阿胶、麦冬、火麻仁补血滋阴，充养心阴，妙用桂枝、生姜辛温之品，振阳气，调营卫。合而用之，使气血充足，阴阳调和，心阳得补，心阴得充，心之动悸，脉之结代者，自能恢复正常。本方在使用时，酒、水同煎是其特色。盖酒性辛热，可助行药势，温煦经脉，同时方中生地黄与酒同煎，临床证明养血复脉之力卓著。

5.备用方剂

方用龟甲、鳖甲血肉有情之品，滋补肾阴；生地黄、熟地黄、天冬、麦冬、玉竹补血养阴；磁石、酸枣仁安神镇惊除烦；茯苓、山药健脾和胃，以资化源；龙眼肉养心治怔忡；更用牛膝、地骨皮，活血通络，制其温补之品燥热之弊。诸药同用，共奏养阴补血、宁心安神之功。

6.随症加减

脉迟无力者，加熟附子片；形寒肢冷者加桂枝、干姜；心烦失眠者加黄连、肉桂（交泰丸）；易感冒者加黄芪、防风；脘腹饱胀，连及胸膺者加百合、乌药；肝郁气滞、胃脘疼痛者加良姜、广木香（女子用香附）；头晕耳鸣者加天麻、夏枯草。

（四）胸中气塞饮邪挟痰

1.四诊摘要

胸闷短气，头晕目眩，胸胁支满，咳逆吐涎，小便不利，舌苔薄白，舌质淡，脉沉细。

2.辨证分析

本证因寒邪犯肺，胸中气塞，饮邪挟痰所致。本证为胸痹之轻症，所以只出现胸中气塞短气，尚未发展到胸痛。短气是由于水气阻滞所致，因肺主通调水道，水道不通，则阻碍其呼吸之路，故发生短气。

饮邪者，乃脾阳不运，以致水饮停聚。阳明经脉走胸，少阳经脉走胁，因经气既虚，水饮凝聚，影响经气输注，所以胸胁支满；头晕目眩，为饮邪上冒所致，咳逆吐涎为水饮上逆之故；小便不利，乃肾阳不能气化之故；舌苔脉象均为胸中气塞与饮邪之象。

3.论治法则

宣肺利水，疏利胃气。

4.首选方剂

茯苓杏仁甘草汤、橘枳姜汤合方。方解：茯苓化水逐饮，杏仁利肺气，甘草和胃气，使中宫有权，肺气畅利，则水饮多消。

5.备用方剂

苓桂术甘汤。方解：方中茯苓健脾，渗湿利水为主药；桂枝通阳化气，温化水饮为辅药；白术健脾燥湿为佐药；甘草补脾益气，调和诸药为使药。四味合用，温运脾阳，可为治本之剂。

6.随症加减

呃逆者，酌加枳壳、竹茹、半夏；大便不实者，枳实易枳壳；有浮肿者，酌加薏苡仁、冬瓜皮、大腹皮、防己以健脾利湿。

（五）郁怒伤肝气结胸膺

1.四诊摘要

急躁易怒，心胸满闷，虚里隐隐作痛，头目、少腹胀痛，口苦咽干，呕恶不食，舌边红，苔薄黄，脉弦数。

2.辨证分析

肝主疏泄，性喜条达，由于精神刺激，郁怒伤肝，而使肝脏疏泄功能过亢，肝气横逆上冲气结胸中，故见心胸满闷；气郁不畅，虚里隐隐作痛；气机不升不降，头目、少腹皆胀痛；肝气横逆，犯胃克脾，胃不纳，脾不运，故呕恶不食，肝气化火，故见口苦咽干，舌边红，苔薄黄，脉弦数。

3.论治法则

平肝理气，清热泻火。

4.首选方剂

龙胆泻肝汤：郁怒伤肝，肝气横逆上冲，气结胸中不得疏泄，从而化火，疾患生焉。方用苦寒之龙胆草泻肝胆之火，柴胡疏肝开郁，和解退热，二者同用泻肝疏肝，平肝皆寓意其中；黄芩、栀子泻热除烦；木通、车前子、泽泻清利湿热；阳邪伤阴劫液，肝体阴而用阳，故用生地黄、当归柔肝养肝，刚脏济之以柔，甘草和中解毒，"益用甘味之药"，肝气得疏得平，肝火得清得泻，肝脏得柔得养，方证合拍，收平肝理气、清热泻火之功效。

5.备用方剂

柴胡、炙甘草、枳壳、白芍乃仲景名方四逆散，能疏肝理气，调解心胸气机郁滞，胀闷不舒；柴胡配枳壳，一升一降，调畅气机；白芍伍甘草，疏缓心胸挛痛；香附理血中之气而循常道而行；川芎气中血药，活血兼理气，不失为备用方剂。

6.随症加减

胸闷心痛甚者，加炒蒲黄、五灵脂、降香；热盛者加牡丹皮、栀子；胃痛泛酸者加黄连、吴茱萸；舌苔白厚腻者，加苍术、草豆蔻；便秘者加生大黄。

（六）怒火伤肝气瘀停胸

1.四诊摘要

急躁易怒，气逆胸闷，心胸憋闷刺痛，痛引肩背内侧，口唇指甲青紫，舌紫或有瘀点、瘀斑，脉细涩或见结代。

2.辨证分析

喜怒不节，情志内伤，怒火伤肝，气逆于上，郁积胸中，气滞而致血瘀，胸阳不能宣通，怒气、痰浊、瘀血阻塞心络，故心胸憋闷刺痛；心肺同居上焦，肺失肃降，故见气逆胸闷；手少阴心经循肩背而行，故痛引肩背内侧；舌紫或有瘀斑，脉细涩，为气滞血瘀所致；脉或见结代，乃心阳不足且有气滞之征。

3.论治法则

平肝降气，活血化瘀。

4.首选方剂

本证病机乃气滞血瘀，心阳痹阻，不能舒展，宜选用降气通络、活血化瘀、辛香化浊之药予之，通窍活血汤乃首选。方用川芎活血行气止痛，其辛香走散之力最强，张元素谓其"上行头目，下达血海"，通达气血；赤芍活血，长于治疗血滞；桃仁破血行瘀；红花活血散瘀；红枣建中和胃，固其生化之源；老葱、鲜姜用其辛香之性味，行气化浊；尤妙用麝香走窜通闭，开窍镇痉，通络止痛，胸痹、心痛发作者，投之即止。用黄酒做煎，其辛温走窜之力，要有助于降气、活血。全方九味药有降气、止痛、活血、化瘀之功效。

5.备用方剂

冠心苏合丸：苏合香理气宽胸；乳香活血祛瘀，疗血滞之痛；檀香降气，又可清阳明之热，还可化太阴之湿；冰片通窍，散火止痛；青木香理气滞，"塞者通之"最为所长。诸药合用，有理气宽胸、活血通络、宣痹止痛之功效，常法炼蜜为丸，有缓图之意也。

6.随症加减

胸闷不舒者，加瓜蒌、莲白、桂枝；畏寒肢冷者，加附子、肉桂；短气乏力者，加人参、炙甘草；胸膺刺痛明显，舌有瘀斑者加丹参、三七；舌苔白腐者加石菖蒲、郁金。

（七）阴寒厥冷遏阻心阳

1.四诊摘要

胸痛胸闷，心痛彻背，背痛彻心，四肢厥冷，喜暖喜温，面色苍白，或紫暗灰滞，爪甲青紫，脉沉紧，或结代，舌质淡或青紫。

2.辨证分析

本证因先天禀赋不足，或后天折丧太过，阳气大虚，阴寒之气上冲，又因寒气厥逆，病位偏下，病程较长，以痛为主，故四肢厥冷，爪甲青紫，脉象沉紧等，其他如面色苍白、喜暖喜温等均为阴寒之象。

3.论治法则

扶阳通痹，峻逐阴邪。

4.首选方剂

赤石脂丸。方解：乌头、附子、川花椒、干姜均为大辛大热之品，用之驱寒止痛，并用赤石脂温涩调中，收敛阳气，使寒去而正不伤。

5.备用方剂

回阳饮。方解：方中人参大补元气，补气固脱；附子大辛大热，为祛寒之要药；配以炮姜辛苦大热，守而不走，散寒力大；佐以甘草和中益气，诸味合之，以达回阳复阴。

6.随症加减

寒邪冷气入乘心络，或脏腑暴感风寒上乘于心，令人猝然心痛或引背膂，胸痛并有瘀血征象者，酌加活血定痛之味，如川芎、赤芍、降香、乳香、延胡索、荜茇；肤冷自汗甚者，加黄芪、龙骨、牡蛎等。

若胸痛时缓时急，时觉胸中痞闷，并兼有其他湿象者，乃属寒湿留着，宜用薏苡附子散，以温化寒湿。若胸痹心痛，寒中三阴无脉者，回阳救急汤加猪胆汁，以其苦人心而通脉；泄泻者加升麻、黄芪；呕吐加姜汁，吐涎沫加盐炒吴茱萸。

（八）气滞血瘀脉络闭阻

1.四诊摘要

胸闷心痛，短气，喘息，心烦善恐，口唇、爪甲青紫，皮肤暗滞，苔白或干，舌质青紫，舌尖边有瘀点，脉细涩结代。

2.辨证分析

本证为胸痹日久所致气滞血瘀之象。胸阳闭阻，气血逆乱，血脉不通，血行不畅，心失所养，则心气不足，气衰血涩，故血脉运行不利，进而导致瘀血塞络。血凝在于脉，则血凝而不流，气滞血瘀则不通，"不通则痛"，于是症见胸闷心痛，喘息，咳嗽，咯血，爪甲青紫，血瘀日久化热，烘热晡热，烦躁闷乱；当心气不匀，则出现结代脉；舌青紫、尖边瘀点为血瘀脉络之征。

3.论治法则

行气活血，化瘀通络。

4.首选方剂

血府逐瘀汤。方解：方中当归、川芎甘温辛散，养血通经活络；配生地黄之甘寒，和血养阴；合赤芍、红花、桃仁、牛膝活血祛瘀，通利血脉；柴胡以疏肝解郁；桔梗宣肺和气，以通百脉；枳壳理气，即"气为血帅，气行则血行"。总之，此方具有桃红四物汤与四逆散二方之综合作用，不仅能行血分之瘀滞，又善于解气分之郁结，活血而不耗血，祛瘀又能生新。此方适用于胸痹心痛之气滞血瘀重者。

5.备用方剂

加味丹参饮。方解：丹参化瘀，檀香、砂仁调气，青皮行气；百合清心安神；乌药顺气止痛，川楝子理气止痛，郁金行气解郁、破瘀血。本方适用于气郁日久，瘀血停着胸痹心痛，气滞血瘀之轻者。

6.随症加减

气郁化火，烦躁眩晕，口苦咽干者，酌加牡丹皮、桑叶、炒栀子、生石决明以清肝潜阳，若瘀血严重，疼痛剧者，但正气未衰，可酌加三棱、莪术、穿山甲（代）、土鳖虫破血消坚之味，或用蒲黄、五灵脂等份研细末冲服。若有呕者，酌加三七、花蕊石等化瘀止血药；舌苔黄腻，口苦者，先用温胆汤加藿香、佩兰、杏仁、薏苡仁，清热利湿，苔化再用活血化瘀方。

二、参考方

（一）细辛散

治胸痹达背痛。细辛3g，枳实9g，瓜蒌15～20g，生地黄9g，白术9g，桂心3g，茯苓9g，甘草3g，酒服。（方解：细辛辛温入心，散寒止痛，枳实行气消痞；瓜蒌宽胸散结；生地黄甘寒入心，滋阴凉血；白术、茯苓健脾益心气，桂心温中补阳，散寒止痛；甘草调和诸药，补中益气。诸味合之，温散胸中阴寒，使胸痹达背之痛缓解。）本方用于胸痹心痛彻背，背痛彻心者适合。

（二）前胡散

治胸中逆气，心痛彻背，少气不食。前胡、茯苓、白术、白芍、桂心、当归、半夏、吴茱萸、麦冬、大枣、羊脂。（方解：前胡降气化痰，解胸中痞气；茯苓、白术健脾渗湿；白芍补血，益肝脾真阴，而收摄脾气之散乱；桂心温中补阳，散寒止痛；当归养血和血补阴；半夏降逆止呕，宽中消痞，下气散结；吴茱萸温中止痛，理气止呕；麦冬主心腹结气，伤中伤饱，胃络脉细；大枣补脾和胃，益气生津；羊脂补虚润燥。诸味合之温降胸中逆气，以止痛。）本方用于胸痹逆气，心痛彻背者适合。

（三）治中汤

治胸中满，噎塞。人参5～10g，白术9g，甘草3g，干姜3g，青陈皮各6g。（方解：人参补气益脾，白术健脾燥湿，甘草和中补土，干姜温中散寒，青陈皮理气散结化滞。）本方用于胸痹心痛中满气结者适合。

（四）下气汤

治胸腹闭满，上气喘息。杏仁9g，槟榔5～9g。（方解：杏仁润肺降气，槟榔利气，疗胸腹胀。）本方应用于胸痹腹满，上气喘息者适合。

（五）三甲养心汤

治胸痹心痛心阴不足者。（方解：牡蛎养阴收敛，固涩潜阳；龟甲、鳖甲滋阴潜阳，散结通脉；丹参活血祛瘀，养血凉血；麦冬养阴生津；寄生养血通络，益血脉，制首乌益精血；女贞子、百合、墨旱莲、玄参养阴生精，补气升阳；竹茹甘微寒，疗惊悸怔忡，心烦躁乱。）本方对胸痹心痛，阴虚内热灼营者适合。

（六）附陈杏姜汤

治胸痹心痛之痰浊阻络。（方解：附子辛热，散寒止痛，陈皮理气健脾，燥湿化痰；杏仁降气行痰；生姜温中散寒。）本方用于胸痹心痛痰湿阻络之证。

（七）冠心二号

治胸痹心痛之气滞血瘀者。（方解：川芎活血行气止痛，丹参活血祛瘀，赤芍活血行滞，红花活血祛瘀，降香行瘀止痛。本方为活血而不破血，行气而不破气。）适用于胸痹心痛气滞血瘀者。

（八）救脱汤

治胸痹心痛之心阳欲脱之证。（方解：附片大辛大热，温阳散寒，人参补元气，黄芪补气固表；熟地黄主补血气，补益真阴，五味子生津敛汗，麦冬养阴生津。方由参附汤、生脉散，加熟地黄、黄芪而成，回阳、益气、救脱。）适用于胸痹，心痛，心阳欲脱者。

（十）膈下逐瘀汤

治胸痹心痛气血瘀阻者。（方解：方中当归、川芎、赤芍养血活血，牡丹皮清热凉血，活血化瘀；桃仁、红花、五灵脂破血逐瘀，配香附、乌药、枳壳、延胡索行气止痛，且增强逐瘀之力，甘草调和诸药。）本方适用于胸痹心痛气滞血瘀者。

第三节　不寐

一、定义

不寐即失眠，指经常不易入寐，或寐而易醒，时寐时醒，或醒而不能再寐，甚至彻夜不寐，醒后常见神疲乏力，头晕头痛，心悸健忘，心神不宁，多梦等症。由于外感或内伤等病因，致使心、肝、胆、脾、胃、肾等脏腑功能失调，心神不安而成本病。不寐在古代书籍中称为"不得眠""目不瞑"，亦有称为"不得卧"者。

二、范围

不寐，是以失眠为主要表现的一种病证。西医学的神经症、高血压、脑动脉硬化、贫血、肝炎、更年期综合征以及某些精神病中凡是有失眠表现者，均可参考本篇的论述进行辨证治疗。

三、病因病机

人的正常睡眠是由心神所主，阳气由动转静时，人即进入睡眠状态；反之，阳气由静转动时，人即进入清醒状态。可见，人的正常睡眠是阴阳之气自然而有规律地转化的结果。如果这种规律遭到破坏，就可能导致不寐发生。由外感引起者，主要见于热病过程中；由内伤引起者，则多由于情志不舒、心脾两虚、阴虚火旺、心肾不交、心虚胆怯、痰热内扰、胃气不和所引起。一般来说，因外感所致的不寐，实证较多；因内伤所致的不寐，虚证为主。现将其病因病机分析如下：

（一）情志所伤

情志活动以五脏的精气为物质基础。情志之伤，影响五脏，都有可能使人发生不寐，尤以过喜、过怒、过思和过悲更为常见。因为这些情志的活动往往耗损五脏的精气，使脏腑功能失调。其中与心、肝、脾三脏关系最为密切。心藏神，劳心过度，易耗血伤阴，心火独炽，扰动神明；或喜笑无度，心神涣散，神魂不安，均易发生不寐。肝藏血，血舍魂。由于数谋而不决，或暴怒伤肝，或气郁化火，皆可使魂不能藏，从而发生不寐。脾藏意，主思，思虑过度则气结，气机不畅，必然影响脾的健运功能，以致气血化源不足，不能养心安神，以致不寐。

（二）心脾两虚

劳心过度，伤心耗血；或妇女崩漏日久，产后失血；病后体虚，或行大手术后，以及老年人气虚血少等，均能导致气血不足，无以奉养心神而致不寐。

大吐、大泻、饮食、劳倦等伤及脾胃，致使胃气不和，脾阳不运，食少纳呆，气血化生的来源不足，无以上奉于心，亦能影响心神而致不寐。

（三）心肾不交

心主火，肾主水，肾水上升，心火下降，水火既济，心肾交通，睡眠才能正常。若禀赋不足，或房劳过度，或久病之人，肾精耗伤，水火不济，则心阳独亢，心阴渐耗，虚火扰神，心神不安，阳不入阴，因而不寐。

（四）血虚肝旺

肝病而不寐者，肝藏魂，人寐则魂游于目，寐则魂返于肝。若阳浮于外，魂不入肝，则不寐，其证并不烦躁，清醒而不得寐，宜敛其阳魂，使入于肝。说明肝病不寐是由于血虚肝旺，魂不守舍。暴怒伤肝，或肝受邪后，而致不寐者均属同一病机。

（五）心虚胆怯

平时心气素虚者，遇事易惊，善恐，心神不安，终日惕惕，酿成不寐。若胆气素虚，决断失司，不能果断处事，忧虑重重，影响心神不宁，亦可导致不寐。又因胆属少阳，具升发之气，胆气升，十一脏之气皆升，各脏腑的功能即能正常活动。

（六）胃气不和

饮食不节，宿食停滞，或肠中有燥屎，影响胃气和降，以致睡卧不安，而成不寐。

不寐主要和心、肝、脾、肾关系密切。因血之来源，由水谷精微所化生，上奉于心，则心得所养；受藏于肝，则肝体柔和；统摄于脾，则生化不息。调节有度，化而为精，内藏于肾，肾精上承于心，心气下交于肾，阴精守于内，卫阳护于外，阴阳协调，则神志安宁。若思虑劳倦伤及诸脏，精血内耗，心神失养，神不内守，阳不入阴，则每致顽固不寐。

四、诊断与鉴别诊断

（一）诊断

1.发病特点

本病多为慢性病程，缠绵难愈。亦有因急性因素而起病者。

2.临床表现

本证患者以夜晚不易入眠或寐而易醒，醒后不能再寐，重者彻夜难眠为主要表现，常伴有心悸、头晕、健忘、多梦、心烦等症状及隔日精神萎靡。经各系统和实验室检查未发现有影响睡眠的其他器质性病变。

（二）鉴别诊断

1.健忘

指记忆力差，遇事易忘的一种病证，可伴有不寐，但以健忘为主症，不寐仅是因难以入眠而记忆力差。

2.百合病

百合病临床也可表现为"欲卧不能卧"，但与不寐易区别，它以精神恍惚不定、口苦、尿黄、脉象微数为主要临床特征，多由热病之后余热未尽所致，其与不寐的伴随症状也有差别。

五、辨证论治

（一）辨证

1.辨证要点

（1）辨病机

若患者虽能入睡，但夜间易醒，醒后不能再寐者，多系心脾两虚；心烦失眠，不易入睡，又有心悸，口舌糜烂，夜间口干者，多系阴虚火旺；入睡后易于惊醒，平时善惊，易怒，常叹气者，多为心虚胆怯或血虚肝旺等。

（2）辨脏腑

由于所受脏腑不同，表现的兼证也有差异，必须抓住脏腑病变的特点。例如，除不寐主诉之外，尚有不思饮食，或食欲减退，口淡无味，饭后即胃脘胀闷、腹胀、便溏、面色萎黄、四肢困乏，或嗳腐吞酸等一系列症状者，多属脾胃病变；若兼多梦、头晕、头痛、健忘等症状者，则其病在心。

（3）辨虚实

虚证多属阴血不足，责在心、脾、肝、肾。实证多为肝郁化火，食滞痰浊，胃腑不和。

（4）辨轻重

患者少寐或失眠，数日即安者属轻症；若彻夜不眠，数日不解，甚至终年不眠者则病情较重。

2.证候

（1）心脾两虚

症状：患者不易入睡，或睡中多梦易醒，醒后再难入寐，或兼见心悸、心慌、神疲、乏力、口淡无味，或食后腹胀，不思饮食，面色萎黄。舌质淡，舌苔薄白，脉缓弱。

病机分析：由于心脾两虚，营血不足，不能奉养心神，致使心神不安，故失眠、多梦、醒后不易入睡；血虚不能上荣于面，所以面色少华而萎黄；心悸、心慌、神疲、乏力均为气血不足之象；脾气虚则饮食无味，脾不健运则食后腹胀，胃气虚弱则不思饮食，或饮食减少；舌淡，脉缓弱，均为气虚、血少之象。

（2）阴虚火旺

症状：心烦，失眠，入睡困难，同时兼有手足心发热，盗汗，口渴，咽干，或口舌糜烂。舌质红，或仅舌尖红，少苔，脉细数。

病机分析：心阴不足，阴虚生内热，心神为热所扰，所以心烦、失眠、手足心发热；阴虚津液不能内守，所以盗汗；心阴不足，则虚火上炎，所以口渴、咽干、口舌糜烂；舌质红、脉细数为阴虚火旺之征，舌尖红为心火炽。

（3）心肾不交

症状：心烦不寐，头晕耳鸣，烦热盗汗，咽干，精神萎靡，健忘，腰膝酸软；男子滑精阳痿，女子月经不调。舌尖红，苔少，脉细数。

病机分析：心主火在上，肾主水在下，在正常情况下，心火下降，肾水上升，水火既济，得以维持人体水火、阴阳之平衡。水亏于下，火炎于上，水不得上济，火不得下降，心肾无以交通，故心烦不寐；盗汗、咽干、舌红、脉数，头晕耳鸣，腰膝酸软，均为肾精亏损之象。

（4）肝郁血虚

症状：难以入寐，即使入寐，也多梦易惊，或胸胁胀满，善太息，平时性情急躁易怒。舌红，苔白或黄，脉弦数。

病机分析：郁怒伤肝，肝气郁结，郁而化热，郁热内扰，魂不守舍，所以不能入寐，或通宵不眠，即使入睡也多梦惊悸；肝失疏泄，则胸胁胀满，急躁易怒，善太息。舌红苔黄、脉弦数为肝郁化火之象。

（5）心虚胆怯

症状：虚烦不得眠，入睡后又易惊醒，终日惕惕，心神不安，胆怯恐惧，遇事易惊，并有心悸、气短、自汗等症状。舌质正常或淡，脉弦细。

病机分析：心气虚则心神不安，终日惕惕，虚烦不眠，眠后易惊醒，心悸、气短、自汗；胆气虚则遇事易惊，胆怯恐惧；舌质淡，脉弦细，为心胆气虚、血虚的表现。

（6）痰火内扰

症状：失眠、心烦、口苦、目眩、头重、胸闷、恶心、嗳气、痰多。舌质偏红，舌苔黄腻，脉滑数。

病机分析：肝胆之经有热、有痰，则口苦、目眩；痰火内盛，扰乱心神，所以心烦、失眠；痰瘀郁阻气机，所以头重、胸闷、恶心、嗳气；舌质红，舌苔黄腻，脉滑数，为痰热之象。

（7）胃气不和

症状：失眠兼食滞不化的症状，如脘腹胀满或胀痛，时有恶心或呕吐，嗳腐吞酸，大便异臭，或便秘，腹痛。舌苔黄腻或黄燥，脉弦滑或滑数。

病机分析：饮食不节，胃有食滞未化，胃气不和，升降失常，故脘腹胀痛、恶心、呕吐、嗳腐、吞酸以致不能安睡，即所谓"胃不和则卧不安"；热结大肠，大便秘结，腑气不通，所以腹胀、腹痛；舌苔黄腻或黄燥，脉弦滑或滑数，均系胃肠积热的表现。

（二）治疗

1.治疗原则

（1）注意调整脏腑气血阴阳

不寐主要是由脏腑阴阳失调，气血失和，所以治疗的原则应着重在调治所病脏腑及其气血阴阳，如补益心脾、滋阴降火、交通心肾、疏肝养血、益气镇惊、化痰清热、和胃化滞等，"补其不足，泻其有余，调其虚实"，使气血调和，阴阳平衡，脏腑的功能得以恢复正常。

（2）强调在辨证治疗的基础上施以安神镇静

不寐的关键在于心神不安，故安神镇静为治疗不寐的基本法则。但必须在平衡脏腑阴阳气血，也就是辨证论治的基础上进行，离此原则，则影响疗效。安神的方法，有养血安神、清心安神、育阴安神、益气安神、镇肝安神，以及安神定志等不同，可以随证选用。

（3）注重精神治疗的作用

消除顾虑及紧张情绪，保持精神舒畅，在治疗中有重要作用。特别是因情志不舒或紧张而造成的不寐，精神治疗更有特殊作用，应引起重视。

2.治法方药

（1）心脾两虚

治法：补益心脾，养心安神。

方药：归脾汤。方中人参、黄芪补心脾之气；当归、龙眼肉养心脾之血；白术、木香、陈皮健脾畅中；茯神、酸枣仁、远志养心安神。脾虚便溏者，宜温脾安神，选用景岳寿脾煎。方中以人参、白术、山药、干姜温脾；炒酸枣仁、远志、莲子肉、炙甘草安神。偏于气虚者，可选用六君子汤加炒酸枣仁、黄芪。偏于血虚者，养血安神，可选用茯神散。

（2）阴虚火旺

治法：滋阴降火，清心安神。

方药：常用黄连阿胶汤。方中以黄连、黄芩降火；生地、白芍、阿胶、鸡子黄滋阴，而收清心安神之功。此外，朱砂安神丸、天王补心丹亦可酌情选用。

（3）心肾不交

治法：交通心肾。

方药：交泰丸。方中黄连清心降火，少佐肉桂，以引火归元，适用于心火偏旺者。若以心阴虚为主者，可用天王补心丹；如以肾阴虚为主者可用六味地黄丸加夜交藤、酸枣仁、合欢皮、茯神之类。

（4）肝郁血虚

治法：疏肝养血安神。

方药：酸枣仁汤加柴胡。方中酸枣仁养肝血、安心神；川芎调畅气血、疏达肝气；茯苓、甘草宁心；知母清热除烦；酌加柴胡加强疏肝的作用。肝郁化火者，可用丹栀逍遥散加忍冬藤、夜交藤、珍珠母、柏子仁之类。

（5）心虚胆怯

治法：益气镇惊，安神定志。

方药：可选安神定志丸加炒酸枣仁、夜交藤、牡蛎。亦可选用温胆汤加党参、远志、五味子、炒酸枣仁。心虚胆怯，昼夜不寐，证情重者，可选用高枕无忧散。

（6）痰火内扰

治法：化痰清热，养心安神。

方药：可用清火涤痰汤。方中用胆南星、贝母、竹沥、姜汁化痰泄浊；柏子仁、茯神、麦门冬、丹参养心安神；僵蚕、菊花息风定惊；杏仁、橘红豁痰利气。得效后可改为丸剂，服用一段时间，以巩固疗效。一般轻症可用温胆汤。

（7）胃气不和

治法：和胃化滞。

方药：轻症可用保和丸或越鞠丸加山楂、麦芽、莱菔子。重症者宜用调胃承气汤，胃气和，腑气通即止，不可久服。如积滞已消，而胃气未和，仍不能入睡者，可用半夏秫米汤，以和胃气。

3.其他治法

（1）单方验方

①炒酸枣仁10～15g，捣碎，水煎后，晚上临睡前顿服。

②炒酸枣仁10g，麦门冬6g，远志3g，水煎后晚上临睡前服。

③酸枣树根（连皮）30g，丹参12g，水煎1～2h，分2次在午休及晚上临睡前各服1次，每日1剂。

（2）食疗

酸枣仁粥：炒酸枣仁20g，牡蛎30g，龙骨30g，粳米100g。先以3碗水煎煮酸枣仁、牡蛎、龙骨，过滤取汁备用，粳米加水煮粥，待半熟时加入药汁再煮至粥稠，代早餐食。适用于心脾两虚之不寐。

（3）中成药

①归脾丸：6g，每日2次。适用于心脾两虚之不寐。

②知柏地黄丸：6g，每日2次。适用于阴虚火旺之不寐。

③逍遥丸：8g，每日2次。适用于肝郁气滞或化火之不寐。

④保和丸：6g，每日2次。适用于胃气不和之不寐。

（4）针灸

①体针：主穴选四神聪、神门、三阴交；配穴选心脾两虚配心俞、脾俞，心肾不交配心俞、肾俞、太溪，心胆气虚配心俞、胆俞，肝阳上亢配太冲，脾胃不和配足三里。留针30min，每日1次，10次为一个疗程。

②耳穴：主穴选神门、心、皮质下、垂前；配穴：心脾两虚配脾、小肠，心肾不交配肾，心胆气虚配胆，肝阳上亢配肝、三焦，脾胃不和配胃、肝，痰热内扰配耳背、心、脾。

六、转归及预后

不寐一证，虽可分为心脾两虚、阴虚火旺、心肾不交、肝郁血虚、心虚胆怯、痰火内忧、胃气不和等若干证型，但由于人体脏腑是一个整体，在疾病状态下常可以互相影响，加之本病病程一般较长，故其转归变化亦多种多样。要之，不外虚实之间的转化和由某一脏腑病变而转致多脏腑的病变两方面。如肝郁气滞，疏泄不行，既可能因郁久化火而耗伤肝血，并进一步上灼心阴，下汲肾水；又可能因木横克土，影响脾胃运化功能，导致化源不足，而为心脾气血衰少；或因肝郁气滞、脾运不健而生痰留瘀；等等。

本病的预后，当视具体病情而定。病程不长，病因比较单纯，在治疗上又能突出辨证求本、迅速消除病因者，则疗效较好；病程长，证见虚实夹杂，特别是正难骤复而邪实又不易速去者，则病情往往易于反复，治疗效果欠理想，且病因不除或治疗失当，又易产生变证和坏证，如痰热扰心证者，如病情加重有成狂或癫之势。

七、预防与护理

首先应注意精神调摄，保持心情愉快，不要贪欲妄想，消除恐惧和顾虑，顺其自然，避免情绪波动，g服过度的紧张、兴奋、焦虑、抑郁、惊恐等不良情绪。同时睡眠环境宜安静，空气宜清新；忌烟酒，不喝浓茶。适当参加体力劳动，加强体育锻炼，增强体质；作息有序，养成良好的生活习惯。患病以后应尽早治疗，按时服药，掌握好服药时间，尤其重视睡前服药；可配合气功和心理治疗。

不寐患者的护理，服药方法很重要，为了使中药达到血内一定的浓度，起到安神镇静入睡的目的，一般以早晨和上午不服药，只在午后或午休及晚上临睡前各服1次。这种服药方法，古人已有经验，临床常可收到较好的疗效。对于严重不寐或同时具有精神失常的不寐患者，要注意安全，以防意外发生。

第四节　多寐

一、定义

多寐指不分昼夜，时时欲睡，呼之能醒，醒后复睡，精神困顿萎靡，不能自主，甚至不分地点、场合，卧倒便睡的病证。亦指一般所谓嗜睡。其发病原因主要由于阳气不足或脾虚湿盛所致。

二、范围

西医学的发作性睡病、神经症、原发性睡眠增多症、Kleine-Levin综合征、睡眠呼吸暂停综合征、精神病的某些患者，其临床症状与多寐类似者，可参考本篇内容辨证论治。

三、病因病机

多寐的主要病位在心，与脾、肾关系密切。主要由于饮食失调，情志不遂，年老体衰，头部外伤等原因，导致痰湿困阻，脾气不足，阳气虚衰，瘀血阻窍，心气不足，精气亏损，而致气血阴阳失调，无以奉养心神，心神失养而致多寐。本病主要以虚证为本，实证为标，临床多见虚实夹杂之证。

（一）痰湿困扰

久居卑湿之地，或长时间涉水冒雨而感受湿邪，以致湿邪束表，阳气不宣；或过食生冷、肥甘，饮酒无度，以致脾胃受损，湿从内生。湿为阴邪，其性重着黏腻，弥散于肌肤分肉之间，阳气痹阻，久留于阴，即成多寐。

脾胃虚弱，运化无权，则使谷不化精而成痰湿。痰湿壅滞，阳气不振，亦成多寐。

（二）脾气不足

思虑劳倦，饮食不节，损伤脾胃，运化无权，化源不充，而致气血亏虚，亦成多寐。

（三）阳气虚衰

年老体虚，肾气衰惫，脾肾不足，阴寒内生。亦有亡血失精，肾阴先亏，阴病及阳，而致阴阳俱虚，故委顿困倦，而成多寐。

（四）瘀血阻窍

头部外伤，血脉瘀阻；惊恐气郁，气机逆乱，气血失调；痰浊入络，阻塞血络。凡此种种，均可使气血运行不畅，阳气痹阻而成多寐。

（五）心气不足

多由禀赋不足，或病后失调，或思虑劳心过度，心血暗耗，或劳役不节，伤及心气，以致心气不振而成多寐。

（六）精气亏损

年高体衰，或大病久病后，肾气亏虚，阴阳俱损，不能化生精气充养脑髓，或房劳过度，阴精耗损，而脑为髓之海，肾阴亏虚，髓海不足，脑失其用，神明不爽，以致多寐。

综上所述，多寐的主要病位在心，与脾、肾关系密切。其病机有虚实不同，实证由于痰湿困扰，瘀血阻窍，或痰瘀互结，以致清阳不升，浊阴不降，阳气痹阻不能上奉于脑而致多寐。虚证则由脾气虚弱，或心肾阳气亏虚，或精气不足，心神失养，髓海空虚而致多寐。实证与虚证又可相互转化，或由实致虚，或虚中夹实，以至于虚实互现。

四、诊断与鉴别诊断

（一）诊断

1.发病特点

本病患者多有反复发作史。

2.临床表现

患者不论白天黑夜，不分场合地点，精神委顿，随时可以入睡，若呼之亦能觉醒，但未几又入睡，严重影响正常生活、工作、学习，因此不得不以此为主诉求医就诊。

至于一般慢性患者，年老体衰，精神困倦，睡眠较多，虽可按多寐病机辨证，但不能称为多寐。发热患者，或热病后期，昏昏欲睡，这是热病邪正相争的表现，应根据热病的病情辨证，亦不应以多寐论治。各系统及实验室检查应排除能导致意识障碍的严重器质性病变和感染性疾病。

（二）鉴别诊断

1.昏迷

多寐者整日嗜睡，有时会和昏迷混淆，但多寐虽然也可终日昏睡，但呼之能醒，对周围的事物有反应，能够分辨环境和认识亲人，神志清楚。昏迷的特点是不省人事，神志不清，意识丧失，是临床上一个严重的证候。有少数浅昏迷患者，虽然偶有呼之能醒者，但最多不过稍能睁目示意而已，与多寐完全不同。

2.厥证

厥证是由阴阳失调，气机逆乱所引起的。以突然昏倒，不省人事，伴有四肢逆冷为其特征。多寐者则病史较长，虽整日昏昏欲睡，但呼之能醒。厥证一般多有夙因，或正值大病之际，呼之不应，而且伴有四肢逆冷，脉微欲绝等阴阳离决之象，两者当不难鉴别。

五、辨证论治

（一）辨证

1.辨证要点

（1）区分虚实

多寐的辨证要点，主要是区分虚实。如前所述，多寐的主要病机为阳气衰微，但导致阳气衰微的则有阳气不足和阳气痹阻。阳气不足为虚证，阳气痹阻则多为实证，两者病因不同，治法亦异。须详加辨证，才能进行正确的治疗。

（2）明辨标本

多寐虽分虚实，但由于病程较久，症状都较为复杂，往往都是虚中夹实，实中有虚。因此在辨证当中，应详加审察，根据患者病史、体质、神态、临床见证、舌脉表现等，判断何者为本、何者为标，在治疗上才能有的放矢。

2.证候

（1）湿邪困脾

症状：头蒙如裹，日夜昏昏嗜睡，肢体沉重，或见浮肿，胸脘痞闷，纳少泛恶。苔腻，脉濡。

病机分析：湿邪外束，内困脾土，运化失司，湿浊停留，清阳不升，故头蒙如裹，昏昏欲睡；脾主四肢，湿浊困脾，则四肢沉重，甚至浮肿；湿阻中州，则胸疑痞闷，纳少泛恶，苔腻、脉濡为湿邪内困之征。

（2）痰浊痹阻

症状：精神委顿，昼夜嗜睡，胸闷脘胀，形体肥胖。苔厚，脉滑。

病机分析：脾运不健，水谷不化精微而成痰浊，痰浊痹阻，阳气不振，故见精神委顿，昼夜嗜睡；痰浊壅滞，气机不畅，故胸闷多痰；形体肥胖为痰湿之躯；苔厚、脉滑均为痰湿之征。

（3）脾气不足

症状：精神倦怠，嗜睡，饭后尤甚，肢怠乏力，面色萎黄，纳少便溏。苔薄白，脉微弱。

病机分析：脾虚气弱，运化无权，脾气不足，清阳不升，则神倦嗜睡，饭后尤甚；脾运不健，故纳少便溏，肢怠乏力；面色萎黄，脉虚弱，均属脾虚气弱之象。

（4）阳气虚衰

症状：精神疲惫，整日嗜睡懒言，畏寒肢冷，健忘。舌淡苔薄，脉沉细无力。

病机分析：年高久病，肾气亏虚，命门火衰，阳气虚衰，故见精神疲惫，嗜睡懒言；阳气不足，不能温煦肌表四肢，故畏寒肢冷；髓海不足故健忘；舌淡苔薄，脉细无力。均为阳气虚衰的表现。

（5）瘀血阻滞

症状：头昏头痛，神倦嗜睡，病程较久，或有头部外伤史。舌质紫暗或有瘀斑，脉涩。

病机分析：瘀血阻络，故见头昏头痛；瘀血阻滞，阳气痹阻，故见神倦嗜睡；脉涩，舌质紫暗或有瘀斑，均为瘀血之征。

（6）肾精亏虚

症状：倦怠嗜卧，神情呆滞，思维迟钝，任事精力不支，记忆力减退，懒言少语，耳鸣耳聋，腰膝酸软。舌质淡，脉细弱。

病机分析：年高久病或房劳过度损耗肾中精气，导致肾精亏虚不能充养脑髓，则倦怠嗜卧，神情呆滞，思维迟钝，记忆力减退；肾精不足则不能充养耳窍则耳鸣耳聋，腰膝酸软；舌质淡，脉细弱则是肾精亏虚的舌脉表现。

（7）心气不足

症状：精神萎靡，嗜睡难醒，健忘易惊，心悸气短，自汗，动则汗出，面色少华。舌质淡红，苔薄白，脉沉细无力。

病机分析：多由禀赋不足，或病后失调，或思虑劳心过度而使心气受损，心气不足，运血无力，心失所养，故见精神萎靡，嗜睡难醒，健忘，心悸气短；汗为心之液，心气虚无力固摄则自汗，动则尤甚；心其华在面，心气虚则面色少华；舌质淡红，苔薄白，脉沉细无力则为心气不足的征象。

（二）治疗

1.治疗原则

治疗多寐，气虚者当从健脾入手，阳虚者当以温肾为主，湿困者当以化湿，痰痹者当以化痰，瘀阻者当以活血，心气不足者则补益心气，精气亏损者则补益肾精。若病程延久，病情复杂者又当灵活变通之。

2.治法方药

（1）湿邪困脾

治法：燥湿，健脾，醒神。

方药：太无神术散。此方为平胃散之变方，方中苍术燥湿健脾；藿香芳香化浊；陈皮理气和中；厚朴、生姜宽中理脾除湿；草、枣调和诸药，理脾胃；菖蒲醒脾、提神、开窍。湿浊得化，脾胃健运，则神爽身清矣。

若湿邪久蕴，每易化热，证见苔腻而黄，脉濡略数，口黏而苦，溲黄，心中懊恼，治当清热化湿，香燥之品宜减量，或加黄芩、栀子、通草、薏苡仁等。

（2）痰浊痹阻

治法：化痰醒神。

方药：温胆汤加减。方中二陈化痰和中；竹茹清痰热除烦止呕；枳实下气宽胸；茯苓健脾化湿；加生酸枣仁以醒神。若痰郁化热加黄芩、黄连、黛蛤散、胆南星、石菖蒲、远志等。

（3）脾气不足

治法：健脾益气。

方药：香砂六君子汤加减。方中四君子汤健脾益气；二陈汤化痰和中；木香、砂仁醒脾开胃。若脾虚下陷见气短、脱肛，可用补中益气汤益气升阳。若气血俱虚，兼见气短心悸，面白无华，可用人参养荣汤化裁。

（4）阳气虚衰

治法：益气温阳。

方药：附子理中丸加减。方中附子、干姜辛热温阳，附子重在温肾，干姜重在温脾；人参健脾益气，大补元气；甘草和中益气，共奏温禾脾肾之功。脾肾阳旺，嗜睡自退。水谷得运，则精神自振。若属阴精久亏，阴病及阳而阴阳俱衰。证见疲惫嗜卧，腰膝冷痛，溲频不禁，法当以右归饮阴阳双补，甚至可加鹿角胶、紫河车等血肉有情之品，以峻补精血。

（5）瘀血阻滞

治法：活血通络。

方药：通窍活血汤加减。方中赤芍、川芎、桃仁、红花活血化瘀；麝香、葱白通阳开窍；姜、枣调和营卫。若兼有气滞者加青皮、陈皮、枳壳、香附理气以和血；兼有热象者加黄芩、栀子；兼有阳虚者加桂枝、附子；兼有痰浊者加半夏、陈皮、白芥子等。

（6）肾精亏虚

治法：益精填髓。

方药：河车大造丸加减。方中熟地、紫河车、龟板补益精血；人参大补元气；麦门冬、枸杞子、山茱萸养阴生津；杜仲、益智仁温补肾阳；牛膝则引药下行，共奏补肾填精，补髓益脑之功。兼阳虚可加附子、肉桂、鹿茸；头晕目眩者加天麻、菊花、钩藤、石决明，以平肝息风。

（7）心气不足

治法：补益心气。

方药：养心汤加减。方中黄芪、人参以补养心气，气行则血行；当归、川芎补血、活血，行气则心有所养；茯苓、半夏曲健脾和胃，则气有所生；肉桂引火归元以助阳气；茯神、五味子、柏子仁以养心安神；远志以开窍醒神；甘草调和诸药，共奏养心安神、醒神开窍之效。若恶风，怕冷，肢厥，加附子、桂枝、防风；多梦加生龙骨、生牡蛎。

3.其他治法

（1）单方验方

①商陆花阴干，捣末，水送服1g。治入心昏塞，多忘喜卧。

②大麦蘗一升，川椒30g并炒，干姜60g捣末，每服两克，开水送，每日3次。治脾虚多寐，食毕尤甚。

③马头骨烧灰，水送服2g，每日3次，做枕亦良。主治喜眠。

④生酸枣仁30g，全梃腊茶60g（或以绿茶代），以生姜汁涂，炙微焦为散，每服6g，水煎温服。治肝热多寐。

（2）针刺

针刺的治则：以理气化痰，调神醒脑为主。湿浊困脾、气血亏虚、肾精不足者针灸并用补法或平补平泻。以督脉为主，可以针刺百会、四神聪、印堂、丰隆、足三里。湿浊困脾加脾俞、三阴交；气血亏虚加气海、心俞、脾俞；肾精不足加关元、肾俞。

耳针：取脑点、枕、内分泌、脾、肝、神门。每次选用3～5穴，毫针浅刺，留针30min，也可用王不留行贴压。

梅花针法：选百会、风池、太阳等穴，常规消毒后，以梅花针轻轻叩打之，力度掌握在皮肤微微出血为佳。每日1次，10～15次为一个疗程。

足浴疗法：以黄连15g，肉桂10g，置盆内，加入开水后闷泡15～30min，待药液温度降至50℃左右后，浴足，并反复揉搓，每日早晚各1次。

六、转归及预后

多寐的转归与致病因素有较密切的关系。湿邪困脾或痰浊所致的多寐，只要治疗得当，效果比较满意。但由于湿性重浊黏腻，不易速化，治疗进展缓慢，不可急于求成。若治疗不当，脾胃之气愈伤，痰湿不化，进一步可致虚实夹杂之证。脾虚日久，后天化源不足，可引起阴阳气血亏损，导致全身其他病变。

多寐的预后一般良好，实证疗效较佳。虚证患者，特别是老年体衰、阳气不足者，则疗效较差。

七、预防与护理

多寐一证，与阳气不足和阳气痹阻关系最为密切，阳气痹阻又与痰湿及瘀血等有关。因此，在饮食起居上应多加注意，勿久居潮湿之地，饮食要节制肥甘厚味，选取清淡而营养丰富的食物。适当进行气功、太极拳等锻炼，以增强体质，振奋精神。

八、现代研究

多寐与西医学的嗜睡症、发作性睡病及睡眠呼吸暂停综合征相关的嗜睡症类似。

嗜睡症多表现为白天过度嗜睡和睡眠发作（非睡眠不足引起）或觉醒时达到完全觉醒状态的过渡时间延长，可从轻度嗜睡至严重嗜睡和睡眠发作不等。患者并无夜间睡眠的减少，表现为白天过度嗜睡或睡眠发作，有的表现为觉醒时间延长。西医学认为，除了器质性病变伴发的嗜睡，如脑炎、脑膜炎、脑外伤、脑肿瘤、变性疾病、代谢性疾病、中毒及内分泌的异常引起的嗜睡症状之外，嗜睡症的发生通常与心理因素或精神障碍有关，临床上可伴有一些精神症状。防治方面，嗜睡症目前尚无有效疗法，低剂量的精神振奋药可能有一定的效果。一般性的心理治疗对患者及其家属有一定的指导及安慰作用。患者应尽量避免一些具有潜在危险性的活动，必要时须有专人予以陪护。

第六章 脑系病证

第一节 癫狂

一、文献论证

癫病以精神抑郁，表情淡漠，沉默痴呆，语无伦次，静而少动为特征；狂病以精神亢奋，狂躁刚暴，喧扰不宁，毁物打骂，动而多怒为特征。癫病与狂病都是精神失常的疾病，两者在临床上可以互相转化，故常并称。

癫之病名最早见于马王堆汉墓出土的《足臂十一脉灸经》"数瘭疾"。癫狂病名出自《内经》。该书对于本病的症状、病因病机及治疗均有较详细的记载。在症状描述方面，如《灵枢·癫狂》篇说："癫疾始生，先不乐，头重痛，视举，目赤，甚作极，已而烦心。""狂始发，少卧，不饥，自高贤也，自辨智也，自尊贵也，善骂詈，日夜不休。"在病因病机方面，《素问·至真要大论篇》说："诸躁狂越，皆属于火。"《素问·脉要精微论篇》说："衣被不敛，言语善恶，不避亲疏者，此神明之乱也。"《素问·脉解篇》又说："阳尽在上，而阴气从下，下虚上实，故狂癫疾也。"指出了火邪扰心和阴阳失调可以发病。《灵枢·癫狂》篇又有"得之忧饥""得之大恐""得之有所大喜"等记载。明确指出情志因素亦可以导致癫狂的发生。《素问·奇病论篇》说："人生而有病癫疾者，此得之在母腹中时。"指出本病具有遗传性。在治疗方面，《素问·病能论篇》说："帝曰：有病怒狂者，其病安生？岐伯曰：生于阳也。帝曰：治之奈何？岐伯曰：夺其实即已，夫食入于阴，长气于阳，故夺其食则已，使之服以生铁落为饮，夫生铁落者，下气疾也。"至《难经》则明确提出癫与狂的鉴别要点，如《二十难》记有"重阳者狂，重阴者癫"，而《五十九难》对癫狂二证则从症状表现上加以区别，其曰："狂癫之病何以别之？然：狂疾之始发，少卧而不饥，自高贤也，自辨智也，自倨贵也，妄笑好歌乐，妄行不休是也。癫疾始发，意不乐，僵仆直视，其脉三部阴阳俱盛是也。"对两者的鉴别可谓要言不烦。

汉代张仲景《金匮要略·五脏风寒积聚病脉证治》说："邪哭（作'入'解）使魂魄不安者，血气少也，血气少者属于心，心气虚者，其人则畏；合目欲眠，梦远行而精神离散，魂魄妄行。阴气衰者为癫，阳气衰者为狂。"对本病的病因做进一步的探讨，提出因心虚而血气少，邪乘于阴则为癫，邪乘于阳则为狂。

唐宋以后，对癫狂的证候描述更加确切，唐代孙思邈《备急千金要方·风癫》曰："示表癫邪之端，而见其病，或有默默而不声，或复多言而漫说，或歌或哭，或吟或笑，或眠坐沟渠，瞰于粪秽，或裸形露体，或昼夜游走，或嗔骂无度，或是蜚蛊精灵，手乱目急。"对癫狂采用针药并用的治疗方式。

金元时期对癫狂的病因学说有了较大的发展。如金代刘完素《素问玄机原病式·五运主病》说："经注曰多喜为癫，多怒为狂，然喜为心志，故心热甚则多喜而为狂，况五志所发，皆为热，故狂者五志间发。"元代朱丹溪《丹溪心法·癫狂篇》云："癫属阴，狂属阳……大率多因痰结于心胸间。"提出了癫狂的发病与"痰"有关的理论，并提出"痰迷心窍"之说，对于指导临床实践具有重要意义，也为后世许多医家所遵循。此时不仅对病因病机的认识更臻完善，而且从实践中也积累了一些治疗本病的经验。如治癫用养心血、镇心神、开痰结，治狂用大吐下之法。此外，《丹溪心法》还记有精神治疗的方法。

及至明清两代，不少医家对本病证治理法的研究多有心得体会。如明代楼英《医学纲目》卷二十五记有："狂之为病少卧，少卧则卫独行，阳不行阴，故阳盛阴虚，令昏其神。得睡则卫得入于阴，而阴得卫镇，不虚，阳无卫助，不盛，故阴阳均平而愈矣。"对《内经》狂病，由阴阳失调而成的理论有所发挥。明代李梴《医学入门·癫狂》说："癫者异常也，平日能言，癫则沉默；平日不言，癫则呻吟，甚则僵卧直视，心常不乐。""狂者凶狂也，轻则自高自是，好歌好舞，甚则弃衣而走，逾垣上屋，又甚则披头大叫，不避水火，且好杀人。"明代张介宾《景岳全书·癫狂痴呆》说："狂病常醒，多怒而暴；癫病常昏，多倦而静。由此观之，则其阴阳寒热，自有冰炭之异。"明代王肯堂《证治准绳》中云："癫者，俗谓之失心风。多因抑郁不遂……精神恍惚，言语错乱，喜怒不常。"这一时期的医家肯定了癫狂痰迷心窍的病机，治疗多主张治癫宜解郁化痰、宁心安神；治狂则先夺其食，或降其火，或下其痰，药用重剂，不可畏首畏尾。明代戴思恭《证治要诀·癫狂》提出："癫狂由七情所郁，遂生痰涎，迷塞心窍。"明代虞抟《医学正传》以牛黄清心丸治癫狂，取其豁痰清心之意。至王清任又提出了血瘀可病癫狂的论点，并认识到本病与脑有着密切的关系。如王清任《医林改错》癫狂梦醒汤谓："癫狂一证……乃气血凝滞脑气，与脏腑气不接，如同做梦一样。"清代何梦瑶《医碥·狂癫痫》剖析狂病病机为火气乘心，劫伤心血，神不守舍，痰涎入踞。清代张璐《张氏医通·神志门》集狂病治法之大成："上焦实者，从高抑之，生铁落饮；阳明实则脉伏，大承气汤去厚朴加当归、铁落饮，以大利为度；在上者，因而越之，来苏膏，或戴人三圣散涌吐，其病立安，后用洗心散、凉膈散调之；形证脉气俱实，当涌吐兼利，胜金丹一服神效……《经》云：喜乐无极则伤魂，魄伤则狂，狂者意不存，当以恐胜之，以凉药补魄之阴，清神汤。"

综上所述，历代医家则对癫狂的病因、病机、临床症状及治疗进行了较多的论述，对后世有较大的影响。

癫病与狂病都是精神失常的疾患，其表现类似于西医学的某些精神病。精神分裂症的精神抑郁型，心境障碍中躁狂抑郁症的抑郁型、抑郁发作大致相当于癫病。精神分裂症的紧张性兴奋型及青春型，心境障碍中躁狂抑郁症的躁狂型、躁狂发作、急性反应性精神病的反应兴奋状态大致相当于狂病。凡此诸病出现症状、舌苔、脉象等临床表现与本篇所述相同者，均可参考本篇进行辨证论治。

二、病因病机

癫狂发生的原因，总与七情内伤密切相关，或以思虑不遂，或以悲喜交加，或以恼怒惊恐，皆能损伤心、脾、肝、胆，导致脏腑功能失调和阴阳失于平秘，进而产生气滞、痰结、火郁、血瘀等，蒙蔽心窍而引起神志失常。狂病属阳，癫病属阴，病因病机有所不同。如清代叶天士《临证指南医案》龚商年按："狂由大惊大恐，病在肝胆胃经，三阳并而上升，故火炽则痰涌，心窍为之闭塞。癫由积忧积郁，病在心脾包络，三阴蔽而不宣，故气郁则痰迷，神志为之混淆。"

癫狂的发生存在原发病因、继发病因和诱发因素。原发病因有禀赋不足，情志内伤和饮食不节；继发病因有气滞、痰结、火郁、血瘀等；诱发因素有情志失节，人事拂意，突遭变乱及剧烈的情志刺激。癫病起病多缓慢，渐进发展，癫病病位在肝、脾、心、脑，病之初起多表现为实证，后转换为虚实夹杂，病程日久，损伤心、脾、脑、肾，转为虚证。狂病急性发病，狂病病位在肝、胆、胃、心、脑，病之初起为阳证、热证、实证，渐向虚实夹杂转化，终至邪去正伤，渐向癫病过渡。

兹从气、痰、火、瘀四方面对本病的病因病机列述如下：

（一）气机阻滞

《素问·举痛论篇》有"百病皆生于气"之说，平素易怒者，由于郁怒伤肝，肝失疏泄，则气机失调，气郁日久，则进一步形成气滞血瘀，或痰气互结，或气郁化火，阻闭心窍而发为癫狂。正如《证治要诀·癫狂》所说，"癫狂由七情所郁，遂生痰涎，迷塞心窍"。

（二）痰浊蕴结

自从金元时期朱丹溪提出癫狂与"痰"有关的论点以后，不少医家均宗其说。如明代张景岳《景岳全书·癫狂痴呆》说："癫病多由痰气，凡气有所逆，痰有所滞，皆能壅闭经络，格塞心窍。"近代张锡纯《医学衷中参西录·医方》明确指出："癫狂之证，乃痰火上泛，瘀塞其心与脑相连窍络，以致心脑不通，神明皆乱。"由于长期的忧思郁怒造成气机不畅，肝郁犯脾，脾失健运，痰涎内生，以致气血痰结。或因脾气虚弱，升降失常，清浊不分，浊阴蕴结成痰，则为气虚痰结。无论气郁痰结或气虚痰结，总由"痰迷心窍"而病癫症。若因五志之火不得宣泄，炼液成痰，或肝火乘胃，津液被熬，结为痰火；或痰结日久，郁而化火，以致痰火上扰，心窍被蒙，神志遂乱，也可发为狂病。

（三）火郁扰神

《内经》早就指出狂病与火有关。如《素问·至真要大论篇》指出："诸躁狂越，皆属于火。"《素问·阳明脉解篇》又说："帝曰：病甚则弃衣而走，登高而歌，或至不食数日，逾垣上屋，所上之处，皆非其素所能也，病反能者何也？岐伯曰：四肢者，诸阳之本也，阳盛则四肢实，实则能登高也。""帝曰：其妄言骂詈不避亲疏而歌者何也？岐伯曰：阳盛则使人妄言骂詈，不避亲疏而不欲食，不欲食故妄走也。"因阳明热盛，上扰心窍，以致心神昏乱而发为狂病。《景岳全书·癫狂痴呆》亦说："凡狂病多因于火，此或以谋为失志，或以思虑郁结，屈无所伸，怒无所泄，以致肝胆气逆，木火合邪，是诚东方实证也，此其邪盛于心，则为神魂不守，邪乘于胃，则为暴横刚强。"综上所述，胃、肝、胆三经实火上升扰动心神，皆可发为狂病。

（四）瘀血内阻

由于血瘀使脑气与脏腑之气不相连接而发狂。如清代王清任《医林改错》说："癫狂一证，哭笑不休，詈骂歌唱，不避亲疏，许多恶态，乃气血凝滞，脑气与脏腑气不接，如同做梦一样。"并自创癫狂梦醒汤治疗本病。另外，王清任还创立脑髓说，其曰："灵机记性在脑者，因饮食生气血，长肌肉，精汁之清者，化而为髓。""小儿无记性者，脑髓未满，高年无记性者，脑髓渐空。"联系本病的发生，如头脑发生血瘀气滞，使脏腑化生的气血不能正常地充养元神之府，或因血瘀阻滞脉络，气血不能上荣脑髓，则可造成灵机混乱，神志失常发为癫狂。

综上所述，气、痰、火、瘀均可造成阴阳的偏盛偏衰，而历代医家多以阴阳失调作为本病的主要病机。如《素问·生气通天论篇》说："阴不胜其阳，则脉流薄疾，并乃狂。"又《素问·宣明五气论篇》说："邪入于阳则狂，邪入于阴则痹，搏阳则为癫疾。"《难经·二十难》说："重阳者狂，重阴者癫。"所谓重阴重阳者，医家论述颇不一致。有说阳邪并于阳者为重阳，阴邪并于阴者为重阴；有说三部阴阳脉皆洪盛而牢为重阳，三部阴阳脉皆沉伏而细为重阴；还有认为气并于阳而阳盛气实者为重阳，血并于阴而阴盛血实者为重阴。概言之，两种属阳的因素重叠相加称为重阳，如平素好动、性情暴躁，又受痰火阳邪，此为重阳而病狂；两种属阴的因素重叠相加，称为重阴，如平素好静，情志抑郁，又受痰郁阴邪，此为重阴而病癫。此后在《诸病源候论》《普济方》以及明清许多医家的著述中，也都说明机体阴阳失调，不能互相维系，以致阴虚于下，阳亢于上，心神被扰，神明逆乱而发癫狂。

此外，张仲景《伤寒论》尚有蓄血发狂的记载，应属血瘀一类；由于思虑太过，劳伤心脾，气血两虚，心失所养亦可致病。《医学正传·癫狂痫证》说："癫为心血不足。"癫狂病的发生还与先天禀赋有关，若禀赋充足，体质强壮，阴平阳秘，虽受七情刺激也只是短暂的情志失畅；反之禀赋素虚，肾气不足，复因惊骇悲恐，意志不遂等七情内伤，则每可引起阴阳失调而发病。禀赋不足而发病者往往具有家族遗传性，其家族可有类似的病史。

三、诊断

（一）发病特点

本病发生与内伤七情密切相关，性格暴躁、抑郁、孤僻、易于发怒、胆怯疑虑等，是发病的常见因素；头颅外伤、中毒病史对确定诊断也有帮助。但其主要诊断依据是灵机、情志、行为三方面的失常。所谓灵机即记性、思考、谋虑、决断等方面的功能表现。

（二）临床表现

本病的临床症状大致可分为四类，兹分述于后：

1. 躁狂症状

如弃衣而走，登高而歌，数日不食而能逾垣上屋，所上之处，皆非其力所能，妄言骂詈，不避亲疏，妄想丛生，毁物伤人，甚至自杀等，其证属实热，为阳气有余的症状。

2. 抑郁症状

如精神恍惚，表情淡漠，沉默痴呆，喃喃自语或语无伦次，秽洁不知，颠倒错乱，或歌或笑，悲喜无常，其证多偏于虚。为阴气有余的症状，或为痰气交阻。

3. 幻觉症状

幻觉是患者对客观上不存在的事物，却感到和真实的一样，可有幻视、幻听、幻嗅、幻触等症。如早在《灵枢·癫狂》就对幻觉症状有明确的记载："目妄见，耳妄闻……善见鬼神。"再如明代李梴《医学入门·癫狂》记有："视听言动俱妄者，谓之邪祟，甚则能言平生未见闻事及五色神鬼。"此处所谓邪祟，即为幻觉症状。

4. 妄想症状

妄想是与客观实际不符合的病态信念，其判断推理缺乏令人信服的根据，但患者坚信其正确而不能被说服。正如《灵枢·癫狂》所说："自高贤也，自辨智也，自尊贵也。"《中藏经·癫狂》也说："有自委曲者，有自高贤者。"此外，还可有疑病、自罪、被害、嫉妒等妄想症状。

这些临床症状不是中毒、热病所致，头颅CT及其他辅助检查没有阳性发现。

总之，癫病多见抑郁症状，呆滞好静，其脉多沉伏细弦；狂病多见躁狂症状，多怒好动，其脉多洪盛滑数，这是两者的区别。至于幻觉症状和妄想症状则既可见于癫病，也可见于狂病。

四、鉴别诊断

（一）痫病

痫病是以突然仆倒，昏不知人，四肢抽搐为特征的发作性疾患，与本病不难区分。但自秦汉至金元时期，往往癫、狂、痫同时并称，常常混而不清，尤其是癫病与痫病始终未能明确分清，及至明代王肯堂才明确提出癫狂与痫病的不同。如《证治准绳·癫狂痫总论》说："癫者或狂或愚，或歌或笑，或悲或泣，如醉如痴，言语有头无尾，秽洁不知，积年累月不愈"；"狂者病之发时猖狂刚暴，如伤寒阳明大实发狂，骂詈不避亲疏，甚则登高而歌，弃衣而走，逾垣上屋，非力所能，或与人语所未尝见之事"；"痫病发则昏不知人，眩仆倒地，不省高下，甚而瘛疭抽掣，目上视，或口眼歪斜，或口作六畜之声"。至此已将癫狂与痫病截然分开，为后世辨证治疗指出了正确方向。

（二）谵语、郑声

谵语是因阳明实热或温邪入于营血，热邪扰乱神明，而出现神志不清、胡言乱语的重症。郑声是指疾病晚期心气内损，精神散乱而出现神志不清，不能自主，语言重复，语声低怯，断续重复而语不成句的垂危征象。狂病与谵语、郑声在症状表现上是不同的，如《东垣十书·此事难知集·狂言谵语郑声辨》记有"狂言者，大开自与人语所未尝见事，即为狂言也。谵语者，合目自言所日用常行之事，即为谵语也。郑声者，声战无力，不相接续，造字出于喉中，即郑声也"。

（三）脏躁

脏躁好发于妇人，其症为悲伤欲哭，数欠伸，像如神灵所作。但可自制，一般不会自伤及伤害他人，与癫狂完全丧失自知力的神志失常不同。

五、辨证

（一）辨证要点

1.癫病审查轻重

精神抑郁，表情淡漠，寡言呆滞是癫病的一般症状，初发病时常兼喜怒无常，喃喃自语，语无伦次，舌苔白腻，此为痰结不深，证情尚轻。若病程迁延日久，则见呆若木鸡，目瞪如愚，灵机混乱，舌苔渐变为白厚而腻，乃痰结日深，病情转重。久则正气日耗，脉由弦滑变为滑缓，终至沉细无力。倘使病情演变为气血两虚，而症见神思恍惚，思维贫乏，意志减退者，则病深难复。

2.狂病明辨虚实

狂病应区分痰火、阴虚的主次先后，狂病初起是以狂暴无知，情感高涨为主要表现，概由痰火实邪扰乱神明而成。病久则火灼阴液，渐变为阴虚火旺之证，可见情绪焦躁，多言不眠，形瘦面赤舌红等症状。这一时期，分辨其主次先后，对于确定治法处方是很重要的。一般说，亢奋症状突出，舌苔黄腻，脉弦滑数者，是以痰火为主，而焦虑、烦躁、失眠、精神疲惫，舌质红少苔或无苔，脉细数者，是以阴虚为主。至于痰火、阴虚证候出现的先后，则须对上述证候，舌苔、脉象的变化做动态的观察。

（二）证候

1.癫病

（1）痰气郁结

精神抑郁，表情淡漠，寡言呆滞，或多疑虑，语无伦次，或喃喃自语，喜怒无常，甚则愤不欲生，不思饮食。舌苔白腻，脉弦滑。

病机分析：因思虑太过，所愿不遂，使肝气被郁，脾失健运而生痰浊。痰浊阻蔽神明，故出现抑郁、呆滞、语无伦次等症；痰扰心神，故见喜怒无常，愤不欲生，又因痰浊中阻，故不思饮食。苔腻、脉滑皆为气郁痰结之征。

（2）气虚痰结

情感淡漠，不动不语，甚则呆若木鸡，目瞪如愚，傻笑自语，生活被动，灵机混乱，甚至目妄见，耳妄闻，自责自罪，面色萎黄，便溏溲清。舌质淡，舌体胖，苔白腻，脉滑或脉弱。

病机分析：癫久正气亏虚，脾运力薄而痰浊益甚。痰结日深，心窍被蒙，故情感淡漠而呆若木鸡，甚至灵机混乱，出现幻觉症状；脾气日衰故见面色萎黄，便溏、溲清诸症。舌淡胖，苔白腻，脉滑或弱皆为气虚痰结之象。

（3）气血两虚

病程漫长，病势较缓，面色苍白，多有疲惫不堪之象，神思恍惚，心悸易惊，善悲欲哭，思维贫乏，意志减退，言语无序，魂梦颠倒。舌质淡，舌体胖大有齿痕，舌苔薄白，脉细弱无力。

病机分析：癫病日久，中气渐衰，气血生化乏源，故面色苍白，肢体困乏，疲惫不堪；因心血内亏，心失所养，可见神思恍惚，心悸易惊，意志减退诸症。舌胖，脉细是气血俱衰之征。

2.狂病

（1）痰火扰心

起病急，常先有性情急躁，头痛失眠，两目怒视，面红目赤，突然狂暴无知，情感高涨，言语杂乱，逾垣上屋，气力逾常，骂詈叫号，不避亲疏，或毁物伤人，或哭笑无常，登高而歌，弃衣而走，渴喜冷饮，便秘溲赤，不食不眠。舌质红绛，苔多黄腻，脉弦滑数。

病机分析：五志化火，鼓动阳明痰热，上扰清窍，故见性情急躁，头痛失眠；阳气独盛，扰乱心神，神明昏乱，症见狂暴无知，言语杂乱，骂詈不避亲疏；四肢为诸阳之本，阳盛则四肢实，实则登高、逾垣、上屋，而气力超乎寻常。舌绛苔黄腻，脉弦而滑数，皆属痰火壅盛，且有伤阴之势。以火属阳，阳主动，故起病急骤而狂暴不休。

（2）阴虚火旺

狂病日久，病势较缓，精神疲惫，时而躁狂，情绪焦虑、紧张，多言善惊，恐惧而不稳，烦躁不眠，形瘦面红，五心烦热。舌质红，少苔或无苔，脉细数。

病机分析：狂乱躁动日久，必致气阴两伤，如气不足则精神疲惫，仅有时躁狂而不能持久。由于阴伤而虚火旺盛，扰乱心神，故症见情绪焦虑，多言善惊，烦躁不眠，形瘦面红等。舌质红，脉细数，也为阴虚内热之象。

（3）气血凝滞

情绪躁扰不安，恼怒多言，甚则登高而歌，弃衣而走，或目妄见，耳妄闻，或呆滞少语，妄思离奇多端，常兼面色暗滞，胸胁满闷，头痛心悸，或妇人经期腹痛，经血紫暗有块。舌质紫暗有瘀斑，舌苔或薄白或薄黄，脉细弦，或弦数，或沉弦而迟。

病机分析：本证由血气凝滞使脑气与脏腑气不相接续而成，若瘀兼实热，苔黄，脉弦致，多表现为狂病；若瘀兼虚寒，苔白，脉沉弦而迟，多表现为癫病。但是无论属狂属癫，均以血瘀气滞为主因。

六、治疗

（一）治疗原则

1.解郁化痰，宁心安神

癫病多虚，为重阴之病，主于气与痰，治疗宜以解郁化痰、宁心安神、补养气血为主要治则。

2.泻火逐痰，活血滋阴

狂病多实，为重阳之病，主于痰火、瘀血，治疗宜降其火，或下其痰，或化其瘀血，后期应予滋养心肝阴液，兼清虚火。

概言之，癫病与狂病总因七情内伤，使阴阳失调，或气并于阳，或血并于阴而发病，故治疗总则以调整阴阳，以平为期，如《素问·生气通天论篇》所说："阴平阳秘，精神乃治。"

（二）治法方药

1.癫病

（1）痰气郁结

疏肝解郁，化痰开窍。

方药：逍遥散合涤痰汤加减。药用柴胡配白芍疏肝柔肝，可加香附、郁金以增理气解郁之力，其中茯苓、白术可以健脾化浊。涤痰汤为二陈汤增入胆南星、枳实、人参、石菖蒲、竹茹而成，胆南星、竹茹辅助二陈汤化痰，石菖蒲合郁金可以开窍，枳实配香附可以理气，人参可暂去之。单用上方恐其效力不达，须配用十香返生丹，每服一丸，口服两次，是借芳香开窍之力，以奏涤痰散结之功；若癫病因痰结气郁而化热者，症见失眠易惊，烦躁不安而神志昏乱，舌苔转为黄腻，舌质渐红，治当清化痰热，清心开窍，可用温胆汤送服至宝丹。

（2）气虚痰结

益气健脾，涤痰宣窍。

方药：四君子汤合涤痰汤加减。药用人参、茯苓、白术、甘草四君益气健脾以扶正培本。再予半夏、胆南星、橘红、枳实、石菖蒲、竹茹涤除痰涎，可加远志、郁金，既可理气化痰，又能辅助石菖蒲宣开心窍。若神思迷惘，表情呆钝，症情较重，是痰迷心窍较深，治宜温开，可用苏合香丸，每服一丸，日服两次，以豁痰宣窍。

（3）气血两虚

益气健脾，养血安神。

方药：养心汤加减。方中人参、黄芪、甘草补脾益气；当归、川芎养心血；茯苓、远志、柏子仁、酸枣仁、五味子宁心神；更有肉桂引药入心，以奏养心安神之功。若兼见畏寒蜷缩，卧姿如弓，小便清长，下利清谷者，属肾阳不足，应加入温补肾阳之品，如补骨脂、巴戟天、肉苁蓉等。

2.狂病

（1）痰火扰心

泻火逐痰，镇心安神。

方药：泻心汤合礞石滚痰丸加减。方中大黄、黄连、黄芩苦寒直折心肝胃三经之火，知母滋阴降火而能维护阴液，佐以生铁落镇心安神。礞石滚痰丸方用青礞石、沉香、大黄、黄芩、朴硝，逐痰降火，待痰火渐退，礞石滚痰丸可改为包煎。胸膈痰浊壅盛，而形体壮实，脉滑大有力者，可采用涌吐痰涎法，三圣散治之，方中瓜蒂、防风、藜芦三味，劫夺痰浊，吐后如形神俱乏，当以饮食调养。阳明热结，躁狂谵语，神志昏乱，面赤腹满，大便燥结，舌苔焦黄起刺或焦黑燥裂，舌质红绛，脉滑实而大者，宜先服大承气汤急下存阴，再投凉膈散加减清以泻实火；病情好转而痰火未尽，心烦失眠，哭笑无常者，可用温胆汤送服朱砂安神丸。

（2）阴虚火旺

滋阴降火，安神定志。

方药：选用二阴煎加减，送服定志丸。方中生地、麦门冬、玄参养阴清热；黄连、木通、竹叶、灯芯草泻热清心安神；可加用白薇、地骨皮清虚热；茯神、炒酸枣仁、甘草养心安神。定志丸方用人参、茯神、石菖蒲、甘草，其方健脾养心，安神定志，可用汤药送服，也可布包入煎。若阴虚火旺兼有痰热未清者，仍可用二阴煎适当加入全瓜蒌、胆南星、天竺黄等。

（3）气血凝滞

活血化瘀，理气解郁。

方药：选用癫狂梦醒汤加减，送服大黄䗪虫丸。方中重用桃仁合赤芍活血化瘀，还可加用丹参、红花、水蛭以助活血之力；柴胡、香附理气解郁；青陈皮、大腹皮、桑白皮、苏子行气降气；半夏和胃，甘草调中。如蕴热者可用木通加黄芩以清之；兼寒者加干姜、附子助阳温经。大黄䗪虫丸方用大黄、黄芩、甘草、桃仁、杏仁、芍药、干生地、干漆、虻虫、水蛭、蛴螬、䗪虫。可祛瘀生新，攻逐蓄血，但需要服用较长时间。

（三）其他治法

1.单方验方

（1）黄芫花

取花蕾及叶，晒干研粉，成人每日服1.5～6g，饭前一次服下，10～20日为一个疗程，主治狂病属痰火扰心者。一般服后有恶心、呕吐、腹泻等反应，故孕妇、体弱、素有胃肠病者忌用。

（2）巴豆霜

1～3g，分2次间隔半小时服完，10次为一个疗程，一般服用2个疗程，第1个疗程隔日1次，第2个疗程隔两日1次。主治狂病，以痰火扰心为主者。

2.针灸

取穴以任督二脉、心及心包经为主，其配穴总以清心醒脑，豁痰宣窍为原则，其手法多采用三人或五人同时进针法，狂病多用泻法，大幅度捻转，进行强刺激，癫病可用平补平泻的手法。

（1）癫病主方

①中脘、神门、三阴交。②心俞、肝俞、脾俞、丰隆。两组可以交替使用。

（2）狂病主方

①人中、少商、隐白、大陵、丰隆。②风府、大椎、身柱。③鸠尾、上脘、中脘、丰隆。④人中、风府、劳宫、大陵。每次取穴一组，四组穴位可以轮换使用。狂病发作时，可独取两侧环跳穴，用四寸粗针，行强刺激，可起安神定志作用。

3.灌肠疗法

痰浊蒙窍的癫病：以生铁落、牡蛎、石菖蒲、郁金、胆南星、法半夏、礞石、黄连、竹叶、灯芯草、赤芍、桃仁、红花组方，先煎生铁落、礞石30min，去渣加其他药物煎30min，取汁灌肠。

4.饮食疗法

心脾不足者：黄芪莲子粥，取黄芪，文火煎10min，去渣，入莲子、粳米，煮粥。心肾不交者：百合地黄粥。生地切丝，煮1～2min，去渣，入百合，粳米煮成粥，加蜂蜜适量。

七、转归及预后

癫病属痰气郁结而病程较短者，及时祛除壅塞胸膈之痰浊，复以理气解郁之法，较易治愈；若病久失治，则痰浊日盛而正气日虚，乃成气虚痰结之证；或痰郁化热，痰火渐盛，转变为狂病。气虚痰结证如积极调治，使痰浊渐化，正气渐复，则可以向愈，但较痰气郁结证易于复发。若迁延失治或调养不当，正气愈虚而痰愈盛，痰愈盛则症愈重，终因灵机混乱，日久不复成废人。气血两虚治以扶正固本，补养心脾之法，使气血渐复，尚可向愈，但即使病情好转，也多情感淡漠，灵机迟滞，工作效率不高，且复发机会较多。

狂病骤起先见痰火扰心之证，急投泻火逐痰之法，病情多可迅速缓解；若经治以后，火势渐衰而痰浊留恋，深思迷惘，其状如癫，乃已转变为癫病。如治不得法或不及时，致使真阴耗伤，则心神昏乱日重，其证转化为阴虚火旺，若此时给予正确的治疗，使内热渐清而阴液渐复，则病情可向愈发展。如治疗失当，则火愈旺而阴愈伤，阴愈亏则火愈亢，以致躁狂之症时隐时发，时轻时重。另外，火邪耗气伤阴，导致气阴两衰，则迁延难愈。狂病日久出现气血凝滞，治疗得法，血瘀征象不断改善，则癫狂症状也可逐渐好转。若病久迁延不愈，可形成气血阴阳俱衰，灵机混乱，预后多不良。

八、预防与护理

癫狂之病多由内伤七情而引起，故应注意精神调摄。在护理方面，首先应正确对待患者的各种病态表现，不应讽笑、讽刺，要关心患者。对于尚有一些适应环境能力的轻证患者，应注意调节情志活动，如以喜胜忧，以忧胜怒等。对其不合理的要求应耐心解释，对其合理的要求应尽量满足。对重证患者的打人、骂人、自伤、毁物等症状，要采取防护措施，注意安全，防止意外。对于拒食患者应找出原因，根据其特点进行劝导、督促、喂食或鼻饲，以保证营养。对有自杀、杀人企图或行为的患者，必须严密注意，专人照顾，并将危险品如刀、剪、绳、药品等严加收藏，注意投河、跳楼、触电等意外行为。

九、现代研究

癫病与狂病都是精神失常的疾患，其表现类似于西医学的某些精神病，癫狂病中以精神分裂症、抑郁症最为常见。精神分裂症以基本个性改变，思维、情感、行为的分裂，精神活动与环境不相协调为主要临床特征。抑郁症以情绪低落、思维迟缓并伴有兴趣减低、主动性下降等精神运动性迟滞症状为主要表现。

目前尚无大样本的单项躁狂发作的统计，小样本显示其患病率和发病率远低于精神分裂症。

（一）病因学的研究

20世纪50年代后，对癫狂的病因学研究，多主张癫狂为内伤疾病，其发病主要与遗传因素、心理性格、精神刺激和出生季节相关。

癫狂的发生与人的心理和性格相关，以《内经》中阴阳为纲，按人的心理和体格特征划分为火、金、土、水、木五种素质分型，性格内向是精神分裂症发病的心理诱因之一，人际关系差是显著的诱发因素。癫狂的发生与精神刺激相关，癫狂发作前多存在睡眠障碍、抑郁、孤僻、焦虑、生活懒散、敏感多疑和头痛等症状，突出地表现为性格改变。

癫狂发生受遗传影响，先天禀赋对痰有易感性、易生性者，具有癫狂病易发性；具有心、肝之气易虚易实的先天禀赋，自降生起，无论外感或内伤，均能使脏腑功能失调，积湿瘀浊而生痰；痰浊内阻，瘀血内生，痰瘀相搏，凝结垢敛，心脑窍隧，滞扰与惑乱神明，发为癫狂。青春型患者多具先天禀赋阳强性体质，发病多属痰热内扰；偏执型患者多属先天禀赋阴性体质及柔性气质，发病多属痰瘀内阻；单纯型、紧张型患者多属先天禀赋阴弱性体质，气多偏虚，发病多属痰浊阻滞。

季节对癫狂的发病有影响，在春夏季，癫狂的发作较其他季节多，出生于寒季的患者发病率高于出生于暖季的，有家族史的发生率高于无家族史的，癫狂的发病与遗传相关。

（二）病机学的研究

近年来对癫狂的病机也有了深入的认识。在病位上，强调了脑与癫狂发生的关系，同时对脑、肝、肾、心、脾与癫狂的发生发展进行了全面的论述，概括出癫狂不同时期的病机，对癫狂各期的病机转化有了进一步的认识，对痰、火、瘀、郁、虚在癫狂的发生发展所起到的作用有了更深刻的认识。

近代名医张锡纯《医学衷中参西录·治癫狂方》指出："癫狂之证，亦西人所谓脑气筋病也，而其脑气筋之所以病者，因心与脑相通之道路为痰火所充塞也。"近代医家对癫狂的发生与脑相关多有论述。癫病病机均与脑相关：初期病位在脑、心、肝、脾，久病病位在脑、心、脾、肾，认为癫狂的主要病位都与脑、心相关，实为邪扰脑心之神，虚为脑心之神失养。将癫病病机转化归纳为：始发于肝，并发于心，失调于脏，上扰于脑，癫病乃作。即在癫病的初期病机为肝气郁结，气机不畅；发展期见肝郁日久，气滞血瘀，心脑受扰；郁久化火，肝火爆发；病势进一步发展，肝火引动心火，风火相煽，扰动脑神；火热灼津，炼液成痰，肝气横逆，g伐脾土，脾运失司，痰浊内阻，阻滞气机，瘀血内生，痰瘀互阻；后期脾虚日渐，精血乏源，阴精亏虚，心肾不足。而狂病的病机转化规律是"始于肝郁，并发心火，阻滞脾胃，痰火内炽，久伤肾水，狂势易见"。狂病早期有肝经郁热，扰动心脑；发展期肝经郁火，内生炽热，扰动心脑，火邪入阳明经；后期狂病日久，火邪伤阴，阴虚火旺，虚火上扰。

在癫狂的初期和发展期以邪实为主，存有气滞、血瘀、痰浊、火邪；久病则转化为气虚、阴虚、阳虚。癫狂的证型随病程长短发生变化，癫狂者新病多实，久病多虚：病程较短的患者多见于痰湿内阻型、痰火内扰型、气滞血瘀型；病程较长的患者多见气滞血瘀，肝郁脾虚，心脾两虚型、阴虚火旺型、阳虚亏损型，而痰湿内阻型在疾病各期均多见到。

对痰、火、瘀、郁、虚在癫狂的发生发展所起到的作用中，癫狂的发生因之于气，痰必内生；因之于痰，气必受阻；痰气交结，火热自生；而癫狂的急性发作均具有火的特征，但火之来源及脏腑归属各不相同，有心经痰火、肝经之火、阳明燥火、阴虚燥火。痰火扰心是狂病发生的根本，多由痰内蕴日久，痰浊壅甚而骤阻气道，致气不往来，阻郁之气迅速化火，灼扰于心，心神涽乱而成。

癫狂的病机可以总结为起病初期以邪实为主，扰动心脑；发展期，急性起病多有心肝的郁热实邪，扰动脑神；慢性期、康复期多痰气、瘀血，兼见心脾、肝肾、脾肾虚损。病位多责之脑、心、脾、肝。

（三）有关辨证论治规律的探讨

近年来对癫狂的症状进行了细致的观察，结合病因病机、精神症状、躯体症状、舌象及脉象，对癫狂各期的证型、虚实有了深刻的认识。中医病症诊断疗效标准将癫病分为痰气郁结、气虚痰结、心脾两虚、阴虚火旺四型；将狂病分为痰火扰神、火盛伤阴、气血瘀滞3型。中西医结合学会精神疾病专业委员会于20世纪80年代将癫病分为痰火内扰、痰湿内阻、气滞血瘀、阴虚火旺、阳虚亏损和其他型六个证型，分别治以清热涤痰（礞石滚痰汤）、化痰开窍（温胆汤）、活血化瘀（癫狂梦醒汤）、滋阴降火（玉女煎、清营汤）、温补脾肾（八味肾气丸、龟鹿二仙汤）为主方加减。王氏将癫病分为痰火内结、上扰脑神；肝火内炽、灼及脑神；肝郁痰结、上及脑神；肝郁脾虚、上不及脑；肝肾两虚、上不益脑；脾肾两虚、上不育脑；心脾两虚、上不荣脑；气虚血瘀、脑神失调等八个证型；狂病分为肝郁痰火、上扰脑神；心肝炽盛、上及脑神；阳明热盛、上攻脑神；阴虚阳亢、心肾不交四个证型。对癫病分别治疗以豁痰泻火、清脑安神；镇肝泻火、清脑宁神；解郁化痰、育脑安神；疏肝健脾、养脑安神；补益肝肾、荣脑安神；培土固肾、养脑安神；益心健脾、育养脑神；益气活血、化瘀醒神；对狂病治疗以清热豁痰、醒脑安神；清心镇肝、醒神安神；荡涤阳明、清脑安神；滋阴潜阳、交通心肾法治疗。

近年来从整体观念出发，对癫狂的症状治疗、分期治疗进行了归纳和总结。

1. 阳性精神症状者

对表现为阳性精神症状者，以祛邪治疗为主，主要治法有包括：①清热化痰法，温胆汤加减；②活血化瘀法，血府逐瘀汤加减；③疏肝解郁法，逍遥散加减。

2. 阴性精神症状者

对表现为阴性精神症状者，以扶正祛邪治疗为主：①健脾化痰法，参苓白术散和二陈汤加减；②养阴清热法，青蒿鳖甲汤加减；③益气活血法，补阳还五汤加减。针对癫狂的特定症状，有学者观察到健脾补肾法可以改善精神分裂症认知损害。

癫狂的治法方药主要有九种。①疏肝解郁法，见表情淡漠，食少神疲，情志抑郁，苔白脉弦者，方用逍遥散加减。②化痰法：又分为理气化痰、清热化痰、化痰开窍，方用顺气导痰汤、温胆汤、苏合香丸以开窍。③清热泻火法，适应于内火亢旺，躁扰不眠，舌红苔少，脉数，方用泻心汤加减。④泻下法，临床症状具有阳明热盛，燥屎内结，舌苔黄粗而干，脉实有力者，里实壅盛最为合适。可用承气汤加减。⑤活血化瘀法，适用于久治不愈或反复发作者，气滞痰结，久而必致瘀血阻络，引起虚实夹杂证，方用癫狂梦醒汤加减。⑥补益法，脾肾两虚者，予补脾益肾法，真武汤加减。心脾两虚者予补益心脾，归脾汤加减。阴虚内热者，予养阴清热法，青蒿鳖甲汤加减；气血亏虚者，予补益气血法，八珍汤加减。⑦重镇法，对狂病，宜重镇安神，方用生铁落饮加减。⑧涌吐法，用于癫狂患者吐痰涎，苔腻，脉弦而滑之象，方用瓜蒂散加减。⑨夺食法，用于癫狂初起，口臭、食多、便结、坐卧不安等足阳明胃热证。对于虚实夹杂的证型采用补泄结合的方法。

（四）单方、验方的临床应用

国内近年来对癫狂的临床报道较多，均报道有较好的疗效，丰富了治疗癫狂的内容。

化痰类方药有半夏厚朴汤治疗精神分裂辨证为痰湿偏盛，气机郁滞；有柴胡加龙骨牡蛎汤治疗躁狂抑郁症，证系情志郁久化热生痰，上扰神明，治以疏肝泻热，化痰开窍，重镇安神，方用柴胡加龙骨牡蛎汤加减，共服药50余剂后精神正常；有用顺气导痰治疗精神分裂症属癫病初为气郁痰结、痰迷心窍，可有效改善焦虑抑郁、精神运动迟滞、控制敌对猜疑、消除幻觉、妄想、改善思维；有以温胆汤为主治疗辨证为肝郁气滞、痰热扰心的精神分裂症；还有用礞石涤痰汤治疗精神分裂症有联想障碍、情感淡漠、情感不协调、意志活动减退、幻觉妄想等症取得一定疗效；尚有用清开灵注射液治疗精神分裂症，清心抗狂汤、涌痰汤、甘遂散治疗癫狂取得一定疗效。

活血化瘀类中药方剂有大黄三棱胶囊合并抗精神药物治疗精神分裂症残留型有一定疗效，治疗八星期后对情感平淡、迟钝退缩、社交缺乏、兴趣减少及注意障碍都有一定改善。桃仁承气汤、血府逐瘀汤治疗癫狂都取得一定的疗效。

通腑药的运用如大承气汤可有效缓解证属肝火炽盛、热盛肠燥的狂病发作；亦有用防风通圣散、龙胆泻肝汤、附子泻心汤治疗癫狂取得一定疗效。

在癫狂的治疗中安神剂亦有较好的疗效，报道朱砂安神汤可有效缓解精神分裂症幻听症状，逍遥散可改善精神分裂症妄想症状。运用补益剂参芪五味子汤、二仙益智胶囊对精神分裂阴性症状有较好的疗效；甘麦大枣汤合百合和地黄汤可治疗心肝阴虚、虚火上扰的癫病，症见自言自语、自笑、失眠、心烦、坐立不安、舌淡红有裂纹、苔薄白、脉弦软无力。四逆汤可改善病癫狂患者的精神呆滞，表情淡漠，目瞪不瞬，语言极少，喜闷睡，孤独被动，情感反应迟钝，饮食少思，面色苍白，四肢不温，舌体胖大有齿痕，舌质淡嫩，苔白，脉沉迟微细症状。防己地黄汤通过补肺健脾温肾亦可治疗以癫病为主要特征，兼见狂病表现的患者。

十、小结

癫狂的病因以内伤七情为主。其病位主要在心、脾、肝、胆、脑，而气、火、痰、瘀引起脏腑功能失调，阴阳失于平衡，则是本病的主要病机。癫病属阴，多见抑郁症状，狂病属阳，多见躁狂症状。临床上癫病一般分为痰气郁结、气虚痰结、气血两虚三证，治疗以顺气化痰，宁心安神为主，久病致虚者兼以补气养血。狂病一般分为痰火扰心、阴虚火旺、血气凝滞三证。治疗方面，痰火壅盛，神明逆乱者，急予泻火涤痰之法；后期阴伤者则当以滋阴养血，兼清虚火。至于血瘀气滞者，当以活血化瘀为主。癫狂患者除药物治疗外，预防和护理也很重要，不可忽视。

第二节　中风

一、文献论证

中风又名"卒中"，是在气血内虚的基础上，因劳倦内伤、忧思恼怒、嗜食厚味及烟酒等诱因，引起脏腑阴阳失调，气血逆乱，直冲犯脑，导致脑脉痹阻或血溢脑脉之外，临床以猝然昏仆、半身不遂、口舌歪斜、言语謇涩或不语、偏身麻木为主症，并具有起病急、变化快的特点，好发于中老年人的一种常见病。因本病起病急剧，变化迅速，与自然界善行而数变之风邪特性相似，故古人以此类比，名为中风。但与《伤寒论》所称"中风"名同实异。临床还可见以突发眩晕，或视一为二，或不识事物及亲人，或步履维艰，或偏身疼痛，或肢体抖动不止等为主要表现，而不以半身不遂等症状为主者，仍属中风病范畴。

有关中风的记述，始见于《内经》。该书有关篇章对中风发病的不同表现和阶段早有记载。对于卒中神昏有"仆击""大厥""薄厥"之称；对于半身不遂有"偏枯""偏风""身偏不用"等称。《灵枢·九宫八风》篇谓："其有三虚而偏于邪风，则为击仆偏枯矣。"所指"击仆偏枯"即属本病。至汉代张仲景《金匮要略·中风历节病脉证治》篇中，对于本病的病因、脉证论述较详，自此，始有中风专论。

关于中风的病因学说，唐宋以前多以"内虚邪中"立论。《灵枢·刺节真邪论》说，"虚风之贼伤人也，其中人也深，不能自去"，"虚邪偏客于身半，其入深，内居营卫，营卫稍衰，则真气去，邪气独留，发为偏枯"。《金匮要略》认为"脉络空虚"，风邪乘虚侵入人体，导致中风。隋代巢元方《诸病源候论·中风候》有"风偏枯者，由血气偏虚，则腠理开，受于风湿"的记载。宋代严用和《济生方·中风论治》对其病因论述更为具体，他说："荣卫失度，腠理空疏，邪气乘虚而入，及其感也，为半身不遂……"总之，这一历史时期的医家认为中风是外风。当人体气血亏损，脉络空虚，外卫不固时，招致风邪入中脉络，突然出现口眼歪斜、半身不遂、偏身麻木诸症。至金元时期，许多医家对外风入侵的理论提出了不同的看法。例如刘完素提出"心火暴盛"的观点，李东垣认为"正气自虚"，朱丹溪则以为"湿痰生热"所致。三家虽立论不同，但都偏重于内在因素，这是中风病因学说的一个重大转折。与此同时，王履又提出"真中风"与"类中风"的论点，《医经溯洄集·中风辨》说："因于风者，真中风也；因于火、因于气、因于湿者，类中风而非中风也。"明确指出，外风入中所致的病证是"真中风"；而河间、东垣、丹溪以内风立论的中风应是"类中风"。王氏还强调："中风者，非外来风邪，乃本气病也，凡人年逾四旬气衰之际，或因忧喜忿怒伤其气者，多有此疾，壮岁之时无有也，若肥盛则间有之。"进一步说明中风是由于人体自身的病变所引起，患者年龄多在40岁以上，情绪激动常为发病诱因，这对中风病因学说无疑是一大贡献。明代张景岳在《景岳全书·非风》中也提出了"中风非风"的论点，认为本病的发生"皆内伤积损颓败而然，原非外感风寒所致"，"凡此病者，多以素不能慎，或七情内伤，或酒色过度，先伤五脏之真阴"。其病机是"阴亏于前，而阳损于后；阴陷于下，而阳泛于上。以致阴阳相失，精气不交，所以忽而昏愦，卒然仆倒……"。王肯堂十分重视饮食习惯和营养成分与中风发病的关系，指出"久食膏粱厚味，肥甘之品，损伤心脾"。清代沈金鳌《杂病源流犀烛·中风源流》则从体质类型与发病关系做了阐发，他说："肥人多中风。河间曰：人肥则腠理致密而多郁滞，气血难以通利，故多卒中也。"叶天士综合诸家学说，结合自己的临床体验，进一步阐明"精血衰耗，水不涵木，木少滋荣，故肝阳偏亢"，导致"内风旋动"的发病机制。王清任《医林改错》指出，"中风半身不遂，偏身麻木是由'气虚血瘀'而成"。近人张山雷《中风斠诠》亦十分强调："肥甘太过，酿痰蕴湿，积热生风，致为暴仆偏枯，猝然而发，如有物击之使仆者，故曰仆击而特著其病源，名以膏粱之疾。"使中风病因学说日臻全面。上述各家对火、气、痰、湿、瘀血阻络等致病因素都分别做了探讨，对于完善中风的中医病因学、发病学理论具有重要意义。

有关中风的证候，历代文献记载较多。例如《素问·通评虚实论篇》"仆击偏枯"，即是突然晕倒而半身不遂。《素问·生气通天论篇》："阳气者，大怒则形气绝，而血菀于上，使人薄厥。"《素问·调经论篇》："血之与气并走于上，则为大厥。"这些皆属此类论述，后世许多医家都认为本病属昏瞀猝仆之病。《金匮要略·中风历节病脉证治》除指出"夫风之为病，当半身不遂"的主症外，还首先提出中络、中经、中腑、中脏的证候分类方法。隋代巢元方《诸病源候论》对于中风证候做了较详细的描述，有中风候、风瘖候、风痒候、风偏枯候等，对中风的症、脉、病机、预后也一一做了叙述。唐代孙思邈《备急千金要方·论杂风状》中指出："中风大法有四：一曰偏枯，二曰风痱，三曰风懿，四曰风痹。"偏枯者，半身不遂；风痱者，身无痛，四肢不收；风懿者，奄忽不知人；风痹者，诸痹类风状。这是中风另一种证候分类的方法。孙氏所述的中风是从广义角度去认识的风病。明代戴思恭《证治要诀·中风》对中风的临床症状做了比较细致的描述："中风之证，卒然晕倒，昏不知人，或痰涎壅盛，咽喉作声，或口眼㖞斜，手足瘫痪，或半身不遂，或舌强不语。"说明猝然昏倒是起病时的主要症状。清代程钟龄《医学心悟·中风不语辨》则按心、脾、肾三经进行分证："若心经不语，必昏冒全不知人，或兼直视摇头等证。盖心不受邪，受邪则殆，此败症也。若胞络受邪，则时昏时醒，或时自喜笑；若脾经不语，则人事明白，或唇缓，口角流涎，语言謇涩；若肾经不语，则腰足痿痹，或耳聋遗尿，以此为辨。"由此可见，中风中脏以神志障碍为主症。沈金鳌《杂病源流犀烛·中风源流》更明确指出："盖中脏者病在里，多滞九窍……中腑者病在表，多著四肢，其症半身不遂，手足不随，痰涎壅盛，气喘如雷，然目犹能视，口犹能言，二便不秘，邪之中犹浅。"沈氏根据病变部位的浅深和病情的轻重探讨中风证候分类的方法，对病情的了解和预后判断均有帮助。预后方面，《中藏经·风中有五生死论》谓："中风之病，口噤筋急，脉迟者生，脉急而数者死。"刘完素谓："暴病暴死，火性疾速。"均可供参考。总之，历来医家多认为本病是难治病证之一。喻嘉言《医门法律·中风论》谓："中风一证，动关生死安危，病之大而且重，莫有过于此者。"

对中风的治疗，历代医家积累了许多宝贵经验，对其治则的学术争鸣更加突出。如张山雷在《中风斠诠·中风总论》中说："古之中风皆是外因，治必温散解表者，所以祛外来之邪风也。今之中风多是内因，治必潜降镇摄者，所以靖内动之风阳也。诚能判别此外内二因之来源去委，则于古今中风证治，思过半矣。"可见中风治则的争议是以病因学说的分歧为依据的。因此，所谓古今治疗原则的不同，仍应以金元时期为分水岭。金元以前医家，因持外风入中之说，故治则以祛风为主。而金元以后，对中风治疗已有较大发展，清代尤在泾《金匮翼·中风统论》立有中风八法：一曰开关；二曰固脱；三曰泄大邪；四曰转大气；五曰逐痰涎；六曰除热气；七曰通窍燧；八曰炙俞穴。强调按病期，分阶段进行辨证论治。例如开窍法，适用于闭证："卒然口噤目张，两手握固，痰壅气塞，无门下药，此为闭证。闭则宜开，不开则死。"固脱法回阳救逆，适用于脱证"猝然之候，但见目合、口开、遗尿自汗者，无论有邪无邪，总属脱证。脱则宜固，急在无气也"。除开窍与固脱外，后世医家多综合前人之说，依临床辨证而灵活运用滋阴潜阳、平肝息风、通腑化痰、活血通络、清热除痰、健脾利湿、益气养血等治则。而活血化瘀治则，为清代王清任以后的许多医家所共同推崇，近代运用这一治则治疗本病取得了很好的疗效。

本病与西医学所称的脑卒中大体相同。包括缺血性脑卒中和出血性脑卒中。缺血性脑卒中主要包括短暂性脑缺血发作、血栓形成性脑梗死、血栓栓塞性脑梗死；出血性脑卒中主要包括高血压性脑出血。上述疾病均可参考本篇辨证论治。

二、病因病机

本病在脏腑功能失调，气血亏虚的基础上，多由于忧思恼怒，或饮食不节，或房室所伤，或劳累过度，或气候骤变等诱因，以致阴亏于下，肝阳暴张，内风旋动，夹痰夹火，横窜经脉，气血逆乱，直冲犯脑，导致脑脉痹阻或血溢脑脉之外，蒙蔽心窍而发生猝然昏仆、半身不遂诸症。兹将其病因病机分述于下：

（一）内风动越

内风因脏腑阴阳失调而生，五脏之性肝为暴，肝木横逆则风自生，五志之极皆生火，火焰升腾则风亦动，推之而阴虚于下，阳浮于上，则风以虚而暗煽，津伤液耗，营血不充则风以燥而猖狂。即火极可以生风，血虚液燥可以动风。内风旋转，必气火俱浮，迫血上涌，致成中风危候。

（二）五志化火

所以中风瘫痪者，非谓肝木之风实甚而卒中之也，亦非外中于风雨，由乎将息失宜而心火暴甚，肾水虚衰，不能制之，则阴虚阳实，而热气怫郁，心神昏冒，筋骨不用，而猝倒无所知也，多因喜怒思悲恐之五志有所过极而卒中者，由五志过极，皆为热甚故也。"心火暴甚""五志过极"可以发生卒中。

（三）痰阻脉络

痰分风痰、热痰、湿痰。风痰系内风旋动，夹痰横窜脉络，蒙塞心窍而发病；热痰乃痰湿内郁使然，由今言之，西北二方，亦有其为风所中，但极少尔。东南之人，多是湿土生痰，痰生热，热生风也；湿痰则常由气虚而生，多在中风恢复期或后遗症期，因气虚湿痰阻络而见半身不遂，言语不利诸症。

（四）气机失调

对中风发病，李杲有"正气自虚"之说。盖气虚既可生痰，又可因气虚运行无力使血行阻滞；而气郁则化火，火盛阴伤可致风动；气逆则影响血行，若血随气逆上壅清窍则使肝风动越。故凡气虚、气郁、气滞、气逆与痰浊、瘀血莫不相关，而为发病之主要病机。

（五）血液瘀滞

血瘀之成，或因暴怒血菀于上，或因气滞血不畅行，或因气虚运血无力，或因感寒收引凝滞，或因热灼阴伤，液耗血滞等，本病之病机以暴怒血荒或气虚血滞最为常见。

总之，本病的病位在脑髓血脉，涉及心、肝、脾、肾等多个脏腑。常由于脑络受损，神机失用，而导致多脏腑功能紊乱。其病性属本虚标实，急性期以风、火、痰、瘀等标实证候为主，恢复期及后遗症期则表现为虚实夹杂或本虚之证，以气虚血瘀、肝肾阴虚为多，亦可见气血不足、阳气虚衰之象，而痰瘀互阻是中风病各阶段的基本病机。

三、诊断

（一）发病特点

1.起病急剧，病情复杂

古代医家称中风之病，如矢石之中人，骤然而至。临床上既有暴怒之后内风旋动、顷刻昏仆、骤然起病者，也有猝然眩晕、麻木，数小时后迅速发生半身不遂，伴见口舌歪斜，病情逐步加重者，此虽起病急但有渐进的发展过程。还有猝发半身不遂、偏身麻木等症，历时短暂而一日三五次复发者，此种起病速而好转亦速，但不及时治疗，终将中而不复。

2.本病多发生在中年以上，老年尤多

但近些年中风的发病年龄有提早的趋向，30～40岁发病的也不少，甚至有更年轻者，但仍以50～70岁年龄组发病率最高。

3.本病未发之前，多有先兆症状

其人中虚已久，则必有先机，为之朕兆。眩晕和肢体一侧麻木，为常见之发病先兆。临床可见眩晕、头痛、耳鸣，突然出现一过性言语不利或肢体麻木、视物昏花，甚则晕厥，一日内发作数次，或几日内多次复发。

（二）临床表现

中风病临床表现复杂，以神识昏蒙，半身不遂，口舌歪斜，言语謇涩或不语，偏身麻木为主要症状。

1.神识昏蒙

轻者神思恍惚，迷蒙，嗜睡，或昏睡，重者昏愦不知。可伴有谵妄，躁扰不宁，喉中痰鸣等症。或起病即神昏，或起病虽神清，但3～5日后渐致神昏。

2.半身不遂

轻者一侧肢体力弱或活动不利，重者肢体完全瘫痪。也有仅一侧上肢或下肢出现力弱或瘫痪者。瘫痪肢体可见强痉拘急或松懈瘫软。

3.口舌歪斜

伸舌时多歪向瘫痪侧肢体，可见病例口角下垂，常伴流涎。

4.言语謇涩或不语

患者自觉舌体发僵，言语迟缓不利，吐字不清，重者不语。

5.偏身麻木

一侧肢体感觉减退，甚或麻木不仁，或伴有病侧肢体发凉等。

中风急性期还可出现呕血、便血、壮热、喘促、顽固性呃逆、瞳神异常、抽搐等变证，多是病情危重之象。

部分中风患者不以上述五大症状为主要表现者，可称为类中风，仍属中风病范围。如：风眩是以猝发眩晕为主要症状，可伴恶心呕吐、视物模糊或视一为二，坐立不稳，如坐舟车，还可兼有肢体麻木、力弱等症，病情较重者可直中脏腑而出现神识昏蒙；风懿是以突发舌强言謇或言语不能，不识事物与亲人为主要特征；风痱是以突然出现坐立行走不稳、双手笨拙为特征；风痹则以突发一侧肢体疼痛为特征等。此类中风临床表现复杂，病情变化较快，应注意及时识别与救治。

四、鉴别诊断

（一）痫病

痫病与中风都有猝然昏仆的见症，但痫病为发作性病证，猝发仆地时常口中作声，如猪羊啼叫，四肢频抽而口吐白沫，醒如常人，但可再发。中风则仆地无声，一般无四肢抽搐及口吐涎沫的症状，并多有口舌歪斜、半身不遂等症。神昏尚浅者，口舌歪斜、半身不遂可以通过检查发现；神昏重者，待醒后则有半身不遂诸症。中风急性期可出现痫病发作，后遗症期可继发此病证。

（二）痿证

中风后，半身不遂日久不能恢复者，则肌肉瘦削，筋脉弛缓，应注意与痿证区别。痿证一般起病缓慢，多表现为双下肢痿躄不用，或四肢肌肉萎缩，痿软无力，与中风半身不遂不同。

（三）口僻

中风病是以突然昏仆，半身不遂，言语謇涩，口舌歪斜，偏身麻木为主症；口僻以突发口眼歪斜为主要症状，多表现为病侧额纹消失，闭目不能，鼻唇沟变浅，口角下垂，发病前可有同侧耳后疼痛，但不伴有半身不遂诸症。

（四）瘤辛中

与中风相比起病相对缓慢，也可表现为半身不遂，言语謇涩，口舌歪斜等症，或见突然出现上述症状者。可有肿瘤病史，可借助影像学检查鉴别。

五、辨证论治

（一）辨证要点

1.辨病位浅深和病情轻重

中风急性期分中经络与中脏腑。《金匮要略·中风历节病脉证治》说："邪在于络，肌肤不仁；邪在于经，即重不胜；邪入于腑，即不识人；邪入于脏，舌即难言，口吐涎。"中络是以肌肤麻木、口舌歪斜为主症，其麻木多偏于一侧手足，此邪中浅，病情轻。中经是以半身不遂，口舌歪斜，偏身麻木，言语謇涩为主症，无昏仆，比中络为重。两者可统称中经络。中腑是以半身不遂、口舌歪斜、偏身麻木、言语謇涩而神志不清为主症，但其神志障碍较轻，一般属意识蒙眬，思睡或嗜睡；中脏是以猝然昏仆而半身不遂为主，其神志障碍重，甚至完全昏愦不知；或以九窍闭塞为主要表现，如目瞀，视一为二，视长为短，目不能眴，言语謇涩，吞咽困难，尿闭便秘等，虽起病时可不伴神志障碍，但病位深、病情重，若神机失用可迅速出现神识昏蒙，故也属中脏腑。一般中风发病两星期以内属急性期，两星期至6个月为恢复期，6个月以后为后遗症期。起病中脏腑者，经治疗神志转清，而转化为中经络；起病中经络者，可渐进加重，出现神志障碍，发展为中脏腑。

2.辨闭证与脱证

中脏腑以神识昏蒙为主要表现，但有闭证和脱证的区别。闭证是邪闭于内，症见牙关紧闭，口噤不开，两手握固，大小便闭，肢体强痉，多属实证；脱证是阳脱于外，症见目合口张，鼻鼾息微，手撒遗尿，肢体松懈瘫软，呈五脏之气衰弱欲绝的表现，多属虚证。在闭证中，又有阳闭与阴闭之分。阳闭是闭证兼有热象，为痰热闭郁清窍，症见面赤身热，气粗口臭，躁扰不宁，舌苔黄腻，脉象弦滑而数；阴闭是闭证兼有寒象，为湿痰闭阻清窍，症见面白唇暗，静卧不烦，四肢不温，痰涎壅盛，舌苔白腻，脉象沉滑或缓。阳闭与阴闭的辨别，以舌诊、脉诊为主要依据。阳闭苔黄腻，舌质偏红；阴闭苔白腻，舌质偏淡。阳闭脉数而弦滑，且偏瘫侧脉大有力；阴闭脉缓而沉滑。阳闭和阴闭可相互转化，可依据舌象、脉象结合症状的变化来判定。

3.辨病势的顺逆

先中脏腑，如神志渐渐转清，半身不遂未再加重或有恢复者，病由中脏腑向中经络转化，病势为顺，预后多好。如见呃逆频频，或突然神昏，四肢抽搐不已，或背腹骤然灼热而四肢发凉及至手足厥逆，或见戴阳证及呕血证，均属病势逆转。呃逆频频，是痰热郁闭，渐耗元气，胃气衰败的表现。突然神昏、四肢抽搐不已，是由内风鸱张，气血逆乱而成。背腹骤然灼热而四肢发凉，手足厥逆，或见戴阳之证，皆由阴阳离决所致，病入险境。至于合并呕血、便血者，是邪热猖獗，迫伤血络而成，亡血之后气随血脱，多难挽救。

4.辨证候特征

内风、火热、痰浊、血瘀、气虚、阴虚阳亢是中风病的基本证候，临床所见证候往往是这些基本证候的组合，而且随着病程的发展，其组合与演变规律具有动态时空性，明辨其特征有助于临床准确辨证。如：内风证特征为起病急骤，病情数变，肢体抽动，颈项强急，目偏不瞬，头晕目眩等；火热证特征为心烦易怒，躁扰不宁，面红身热，气促口臭，口苦咽干，渴喜冷饮，大便秘结，舌红或红绛，舌苔黄而干等；痰证特征为口多黏涎或咯痰，鼻鼾痰鸣，表情淡漠，反应迟钝，头昏沉，舌体胖大，舌苔腻，脉滑等；血瘀证特征为头痛，肢痛，口唇紫暗，面色晦暗，舌背脉络瘀张青紫，舌质紫暗或有瘀点、瘀斑等；气虚证特征为神疲乏力，少气懒言，心悸自汗，手足肿胀，肢体瘫软，二便自遗，脉沉细无力等；阴虚阳亢证特征为心烦不寐，手足心热，盗汗，耳鸣，咽干口燥，两目干涩，舌红少苔或无苔等。

（二）证候

1.中经络

（1）络脉空虚，风邪入中

手足麻木，肌肤不仁，或突然口舌歪斜，言语不利，口角流涎，甚则半身不遂。舌苔薄白，脉象浮弦或弦细。

病机分析：因卫外不固，络脉空虚，风邪乘虚入中于络，气血痹阻，运行不畅，筋脉失于濡养，则见麻木不仁，偏瘫等症。苔薄白，脉浮弦为表邪入中之征；若气血不足，则脉见弦细。

（2）肝肾阴虚，风阳上扰

平素头晕头痛，耳鸣目眩，少眠多梦，腰酸腿软，突然一侧手足沉重麻木，口舌歪斜，半身不遂。舌质红，苔白或薄黄，脉弦滑或弦细而数。

病机分析：由于肝肾阴虚，肝阳偏亢，血菀气逆，形成上盛下虚，故见头晕头痛、耳鸣目眩、少眠多梦、腰酸腿软等症，还可出现面部烘热、心烦易怒、走路脚步不稳，似有头重脚轻之感等阴虚阳亢的症状；肝属厥阴风木之脏，体阴用阳，肝阴亏损，肝阳亢进而动肝风，风为阳邪，若肝风夹痰上扰，风痰流窜经络，故突然发生舌强语謇、口舌歪斜、半身不遂等症。脉象弦滑主肝风挟痰，弦细而数者为肝肾阴虚而生内热，热动肝风之象；舌质红为阴不足，苔薄黄是化热之征。

（3）风痰瘀血，痹阻脉络

半身不遂，口舌歪斜，言语謇涩或不语，偏身麻木，头晕目眩，痰多而黏。舌质暗淡，舌苔薄白或白腻，脉弦滑。

病机分析：肝风挟痰上扰清窍，流窜经络，留滞脑脉，导致脑脉瘀阻，神机不用，故出现突然半身不遂，口舌歪斜，言语謇涩或不语；风痰扰动清阳，则出现头晕目眩；痰浊内蕴，可见咯痰而黏。舌质暗淡，舌苔薄白或白腻，脉弦滑为肝风挟痰瘀之象。

（4）痰热腑实，风痰上扰

突然半身不遂，偏身麻木，口舌歪斜，便干或便秘，或头晕，或痰多，舌强言謇。舌苔黄或黄腻，脉弦滑，偏瘫侧脉多弦滑而大。病机分析：由于肝阳暴盛，加之平素饮食不节，嗜酒过度，致聚湿生痰，痰郁化热，内风夹痰上扰经络常可引起半身不遂，偏身麻木，口舌歪斜；若痰热夹滞阻于中焦，传导功能失司，升清降浊受阻，下则腑气不通而便秘，上则清阳不升而头晕，亦可见咯痰等症；风痰阻于舌本，则脉络不畅，言语謇涩。舌苔黄或黄腻，脉弦滑是属痰热；脉大为病进，偏瘫侧脉弦滑而大，由痰浊阻络，病有发展趋势。

2.中脏腑

（1）闭证：

阳闭：突然昏倒，不省人事，牙关紧闭，口噤不开，两手握固，大小便闭，肢体强痉，还可兼有面赤身热，气粗口臭，躁扰不宁。舌苔黄腻，脉弦滑而数等症。

病机分析：肝阳暴亢，阳升风动，血随气逆而上涌，上蒙清窍则突然昏倒，不省人事；风火相煽，痰热内闭，则见面赤身热，气粗口臭，口噤，便闭等症。苔黄腻，脉弦滑，皆由邪热使然。

阴闭：突然昏倒，不省人事，牙关紧闭，口噤不开，两手握固，大小便闭，肢体强痉，还可兼有面白唇暗，静卧不烦，四肢不温，痰涎壅盛。舌苔白腻，脉象沉滑或缓。

病机分析：素体阳虚湿痰偏盛，风夹湿痰之邪上壅清窍而成内闭之证。痰气内阻则神昏、口噤，痰涎壅盛；阳虚于内则面白唇暗，四肢不温，静卧不烦。舌苔白腻是湿痰盛；脉沉主里、主阳虚，脉滑主湿痰重。

（2）脱证：

突然昏倒，不省人事，目合口张，鼻鼾息微，手撒肢冷，汗多，大小便自遗，肢体瘫软，舌痿。脉微欲绝。

病机分析："脱"，指正气虚脱，五脏之气衰弱欲绝，故见目合口张，鼻鼾息微，手撒遗尿等症。除上述见症外，还可见汗多不止，四肢冰冷等阴阳离决之象。

3.后遗症

中风后，半身不遂，偏身麻木，言语不利，口舌歪斜等症，或渐而痴呆，或神志失常，或抽搐发作，此属中风后遗症。神志失常，痴呆及抽搐发作，可参考癫狂、痴呆及痫病等进行辨证论治。现就半身不遂和言语不利的辨证分述于后：

（1）半身不遂

以一侧肢体不能自主活动为主要表现。或兼有偏身麻木，重则感觉完全丧失；或肢体强痉而屈伸不利；或肢体松懈瘫软。舌质正常或紫暗，或有瘀斑，舌苔薄白或较腻，脉多弦滑，或滑缓无力。

病机分析：风痰流窜经络，血脉痹阻，经隧不通，气不能行，血不能濡，故肢体废而不用成半身不遂。凡患侧肢体强痉屈伸不利者，多为阴血亏虚，筋失柔养，风阳内动；瘫软无力，多为血不养筋，中气不足；偏身麻木系气血涩滞；舌质暗或有瘀斑是血瘀阻络之象；苔腻为痰湿较重的表现，脉象弦滑是风痰阻滞之征，而多见于患侧肢体强痉者；脉象滑缓无力是气血虚弱或内蕴痰湿所致，多见于患侧瘫软无力者。

（2）言语不利

症状：舌欠灵活，言语不清，或舌瘖不语，伸舌多歪偏，舌苔或薄或腻，脉象多滑。本证或单独出现，或与半身不遂同见，或兼有神志失常。

病机分析：本证又名中风不语。言语不清、舌瘖不语是风痰、血瘀阻滞舌本脉络。如兼有神志失常，时昏时清，喜忘喜笑者，为风痰蒙心之证；如神志清楚，唯有唇缓流涎，舌强笨拙，言语謇涩，舌苔腻，舌体胖，脉滑缓者，为湿痰、风邪伤脾之征。

六、治疗

（一）治疗原则

中风为本虚标实、上盛下虚之证。急性期虽有本虚之证，但以风阳、痰热、腑实、血瘀等"标实"之候为主；又因风夹浊邪蒙蔽心窍，壅塞清阳之府，故"上盛"症状也较明显：按急则治其标的原则，治用平肝息风、化痰通腑、活血通络、清热涤痰诸法。此时邪气盛，证偏实，故治无缓法，速去其病即安，但泻热通腑勿使通泻过度，以防伤正。恢复期以后，多属本虚标实而侧重在"本虚"，其虚可见气虚与阴虚，但以气虚为多见。按缓则治其本的原则，应以扶正为主：然半身不遂、偏身麻木之症俱在，乃瘀血、湿痰阻络而成，故治宜标本兼顾，益气活血、育阴通络、滋阴潜阳、健脾化痰均是常用之法。

（二）治法方药

1.中经络

（1）络脉空虚，风邪入中

祛风通络。

方药：大秦艽汤加减。本方以大队祛风药合养血、活血、清热之品组成。秦艽祛风而通行经络；羌活、防风散太阳之风；白芷散阳明之风；细辛、独活搜少阴之风；风药多燥，配白芍敛阴养血；复用白术、茯苓、甘草健脾益气；而黄芩、生石膏、生地凉血清热，是为风夹热邪而设。若治后，偏身麻木诸症月余未复，多有血瘀痰湿阻滞脉络，酌加白芥子、猪牙皂祛除经络之痰湿；丹参、鸡血藤、穿山甲以逐瘀活络，即所谓"治风先治血，血行风自灭"之意。

（2）肝肾阴虚，风阳上扰

滋养肝肾：平息内风。

方药：镇肝息风汤加减。药用生龙骨、生牡蛎、代赭石镇肝潜阳，并配钩藤、菊花以息风清热，用白芍、玄参、龟板滋养肝肾之阴，又重用牛膝，辅以川楝子引气血下行，合茵陈、麦芽以清肝舒郁。痰盛者可去龟板加胆南星、竹沥；心中烦热者可加黄芩、生石膏；头痛重者可加生石决明、夏枯草。另外还可酌情加入通窍活络的药物，如石菖蒲、远志、地龙、红花、鸡血藤等。若舌苔白厚腻者，滋阴药应酌情减少。若舌苔黄腻，大便秘结可加全瓜蒌、枳实、生大黄。此方适用于因肝肾阴虚、风痰上扰而致半身不遂、偏身麻木者。若偏身麻木，一侧手足不遂，因肝经郁热复受风邪者，以清肝散风饮加减，药用夏枯草、黄芩、薄荷、防风、菊花、钩藤、地龙、乌梢蛇、赤芍、红花、鸡血藤。方中夏枯草、黄芩可清肝热，薄荷、防风、菊花、钩藤四味皆入肝，对外风可散、内风可息；赤芍、红花、鸡血藤为活血达络之品，地龙、乌梢蛇配用既可辅助驱风，又能活血通络。若肝热得清，风邪得散，使阴阳平复，气血循行正常，则麻木不遂之症自除。

（3）风痰瘀血，痹阻脉络

息风化痰，活血通络。

方药：化痰通络方加减。方中半夏、白术健脾化痰；胆南星清化痰热；天麻平肝息风；丹参活血化瘀；香附疏肝理气，调畅气机，以助化痰、活血；少佐大黄通腑泻热，以防腑实形成。

瘀血重，舌质紫暗或有瘀斑，加桃仁、红花、赤芍；舌苔黄，兼有热象者，加黄芩、栀子以清热泻火；舌苔黄腻，加天竺黄清化痰热；头晕、头痛，加钩藤、菊花、夏枯草平肝清热。一般发病初期，病情波动或渐进加重，风象突出，可以加重平肝息风之力，如选用钩藤、生石决明、羚羊角粉等。病情平稳后，以痰瘀阻络为主，重在活血通络，可选鸡血藤、伸筋草、地龙等。若进入恢复期，渐显气虚之象时，注意及早使用甘平益气之品，如太子参、茯苓、山药等。

（4）痰热腑实，风痰上扰

化痰通腑。

方药：星蒌承气汤加减。药用胆南星、全瓜蒌、生大黄、芒硝四味。方中胆南星、全瓜蒌清化痰热；生大黄、芒硝通腑导滞。如药后大便通畅，则腑气通、痰热减，神志障碍及偏瘫均可有一定程度的好转。本方使用硝黄剂量应视病情及体质而定，一般控制在10～15g，以大便通泻，涤除痰热积滞为度，不可过量，以免伤正。腑气通后应予清化痰热、活血通络，药用胆南星、全瓜蒌、丹参、赤芍、鸡血藤。若头晕重者，可加钩藤、菊花、珍珠母。若舌质红而烦躁不安，彻夜不眠者，属痰热内蕴而兼阴虚，可适当选加鲜生地、沙参、麦门冬、玄参、茯苓、夜交藤等育阴安神之品。但不宜过多，恐有碍于涤除痰热。少数患者服用星蒌承气汤后，仍腑气不通，可改投大柴胡汤治疗。

2.中脏腑

（1）闭证

阳闭：辛凉开窍，清肝息风。

方药：至宝丹一粒灌服或鼻饲以开窍；并用羚羊角汤加减，以清肝息风，滋阴潜阳。方中羚羊角粉可以冲服，配以石决明、代赭石、菊花、黄芩、夏枯草、钩藤清肝息风；龟板、白芍育阴；代赭石潜镇；丹皮凉血清热；天竺黄清化痰热；痰盛者可加竹沥、胆南星，或用竹沥水鼻饲，每次30～50mL，间隔4～6h1次。若阳闭证兼有抽搐者可加全蝎、蜈蚣；兼呕血者酌加水牛角、丹皮、竹茹、鲜生地、白茅根等品。临床还可选用清开灵注射液20～40mL加入0.9%氯化钠注射液或5%葡萄糖注射液250～500mL中静脉滴注。

阴闭：辛温开窍，除痰息风。

方药：苏合香丸1粒灌服或鼻饲以开窍，并用涤痰汤加减。药用制南星、半夏、陈皮、茯苓、枳实、地龙、钩藤、石菖蒲、郁金。方中制南星、半夏、陈皮、茯苓除痰理气；地龙、钩藤息风活络；石菖蒲、郁金开窍豁痰；以枳实降气和中，气降则痰消。若见戴阳证，乃属病情恶化，宜急进参附汤、白通加猪胆汁汤（鼻饲），以扶元气，敛浮阳。临床还可选用醒脑静注射液20mL加入0.9%氯化钠注射液或5%葡萄糖注射液250～500mL中静脉滴注。

（2）脱证

回阳固脱。

方药：可选用参附汤加减。药用人参10～15g，或党参30～60g，附子10～15g，急煎灌服或鼻饲，也可用参附注射液40mL加入0.9%氯化钠注射液或5%葡萄糖注射液250～500mL中静脉滴注。方中人参大补元气，附子回阳救逆，汗出不止者可加黄芪、龙骨、牡蛎、山茱萸、五味子以敛汗固脱。阳气回复后，如患者又见面赤足冷，虚烦不安，脉极弱或突然脉大无根，是由于真阴亏损，阳无所附而出现虚阳上浮欲脱之证，可用地黄饮子加减，滋养真阴，温补肾阳以固脱。

3.后遗症

（1）半身不遂

益气活血。

方药：补阳还五汤加减。方中重用黄芪以益气，配当归养血，合赤芍、川芎、红花、地龙以活血化瘀通络。若有肢体拘挛疼痛可加穿山甲、水蛭、桑枝等药加重活血通络，祛瘀生新。兼有言语不利者加石菖蒲、远志化痰开窍；兼有心悸而心阳不足者加桂枝、炙甘草。若以患侧下肢瘫软无力突出者，可选加补肾之品，如桑寄生、牛膝、地黄、山茱萸等药。

（2）言语不利

祛风除痰开窍。

方药：解语丹加减。方中以天麻、全蝎、白附子平肝息风除痰；制南星、天竺黄豁痰宁心；石菖蒲、郁金芳香开窍；远志交通心肾；茯苓健脾化湿。将中风不语分属于心、脾、肾三经。如病邪偏在脾者可加苍术、半夏、陈皮；如偏在心者可加珍珠母、琥珀；如偏在肾者可用地黄饮子加减。

（三）其他治法

1.针灸

（1）半身不遂

调和经脉、疏通气血。以大肠、胃经俞穴为主；辅以膀胱、胆经穴位。初病时，仅刺患侧，病程日久后，可先刺健侧，后再刺灸患侧。取穴：上肢取肩髃、曲池、外关、合谷，可轮换取肩髎、肩贞、臂臑、阳池等穴；下肢取环跳、阳陵泉、足三里、昆仑，可轮换取风市、绝骨、腰阳关等穴。

对于初病半身不遂，属中风中经者，可用手足十二针，即取双侧曲池、内关、合谷、阳陵泉、足三里、三阴交共12穴。对于中风后遗症的半身不遂，其疏踝难伸，肘膝挛急者，可用手足十二透穴。此法取手足12穴，用2～3寸长针透穴强刺。这12个穴是：肩髎透臂臑，腋缝透胛缝，曲池透少海，外关透内关，阳池透大陵，合谷透劳宫，环跳透风市，阳关透曲泉，阳陵泉透阴陵泉，绝骨透三阴交，昆仑透太溪，太冲透涌泉。手足十二针和手足十二透穴，临床疗效较好，可供参考。

（2）中风不语

祛风豁痰，宣通窍络。取穴：金津、玉液放血，针内关、通里、廉泉、三阴交等。

（3）中风闭证

开关通窍，泄热祛痰。用毫针强刺或三棱针刺出血。可先用三棱针点刺手十二井穴出血，再刺人中、太冲、丰隆。若手足拘挛或抽搐可酌加曲池、阳陵泉穴。

（4）中风脱证

益气固脱、回阳救逆。多以木柱艾灸，如汗出、肢温，脉起者，再用毫针，但刺激要轻。取穴：灸关元、神阙，刺气海、关元、足三里。如见内闭外脱之证，可先取人中强刺，再针足三里、气海以调其气。

头皮针、耳针治疗中风：头皮针取穴可按五十九刺的头部穴位，中行有上星、囟会、前顶、百会、后顶；次两旁有五处、承光、通天、络却、玉枕；又次两旁有临泣、目窗、正营、承灵、脑空。每次取7～9个穴位，交替使用，宜浅刺留针，留针15～30min即可。此法治中风阳闭及中经络偏于邪实之证，有较好疗效。治疗中风先兆症状，可针刺或艾灸风市、足三里等穴。

2.推拿

推拿适用于以半身不遂为主要症状的中风患者，尤其是半身不遂的重证。其手法：推、滚、按、捻、搓、拿、擦。取穴有风池、肩井、天宗、肩髃、曲池、手三里、合谷、环跳、阳陵泉、委中、承山。推拿治疗促进气血运行，有利于患肢功能的恢复。

3.中药熏洗

中药熏洗、药浴具有温经活血、通络逐瘀的作用，直接作用在局部，可以明显减轻中风后的肩关节疼痛、手部发胀等直接影响患者运动功能恢复的症状。药物选用红花、川草乌、当归、川芎、桑枝等，以上药物煎汤取1000～2000mL，煎煮后趁热以其蒸气熏蒸病侧手部，待药水略温后，洗、敷胀大的手部及病侧的肢体，可明显减轻手肿胀等症状。此外，还可选用透骨草、急性子、片姜黄、三棱、莪术、汉防己、穿山甲、威灵仙等药，水煎外洗，亦可取得良好的疗效。

4.康复训练

中风后强调早期康复，在患者神志清楚，没有严重精神、行为异常，生命体征平稳，没有严重的并发症、合并症时即可开始康复方法的介入，但须注意康复方法的正确选择，要持之以恒，循序渐进。中风急性期患者，以良肢位保持及定时体位变换为主。对于意识不清或不能进行主动运动者，为预防关节挛缩和促进运动功能改善，应进行被动关节活动度维持训练。对于意识清醒并可以配合的患者可在康复治疗师的指导下逐步进行体位变化的适应性训练、平衡反应诱发训练及抑制肢体痉挛的训练等。对言语不利、吞咽困难的患者应进行言语、吞咽功能的训练。

从中医理论出发，在康复中应贯彻"松"和"静"的原则和方法。"松"是精神的放松和偏瘫侧肢体，包括健侧肢体局部的放松。"静"是心静气宁，g服焦躁、压抑的情绪，而且要避免误动、盲动，在"动"中强调动作的质量，而不强求动作的次数。结合现代康复学理论进行针灸治疗可以缓解肢体痉挛，针灸治疗时应注意避免对上肢屈肌和下肢伸肌进行强刺激。对于肢体松懈瘫软者，可以灸法为主。中药煎汤熏洗，对缓解痉挛同样有很好的效果。

七、转归及预后

中风起病以半身不遂、口舌歪斜、言语謇涩为主症而无神识昏蒙者，属中经络，病位较浅，经治疗可逐渐恢复，但大约3/4的中风患者遗留言语不利、半身不遂、偏身麻木、饮水呛咳等后遗症。部分患者虽起病时神清，但三五日内病情渐进加重，出现神识昏蒙，由中经络发展为中脏腑，多预后不良。起病即见神昏者多为邪实窍闭，直中脏腑，病位深，病情重，经治疗神志转清者，则预后较好，但多数遗留较明显的后遗症。若昏愦不知，瞳神异常，甚至出现呕血，抽搐，高热，呃逆等，则病情危重，如正气渐衰，多难救治。以突发眩晕，饮水呛咳，言语不能，视一为二等九窍不利症状为主要表现者，也可迅速出现神昏，危及生命。

中风急性期病机转化迅速，如发病时表现为痰热腑实，可因腑气不通，而清阳不升，浊气不降，导致痰浊蒙闭清窍，出现神志障碍；发病时即见神昏者，或为风火上扰、痰热内闭清窍的阳闭证，或为痰湿蒙塞心神的阴闭证，若救治及时得当，一般一星期内神志转清，以痰瘀阻络为主，若治疗不当或邪气亢盛，可迅速耗伤正气，转化为内闭外脱、阴阳离决而危及生命。如急性期表现为以风、火、痰为主者，数日后风邪渐息，火热渐减，而成痰、瘀为患，这时往往病情趋于稳定。一般在发病2～3星期时患者渐显正气不足之象，或以气虚为主，或以阴虚为著，亦有气血亏虚或肝肾精亏，阳气虚衰者。

恢复期和后遗症期，可因痰浊内阻、气机郁滞而出现情绪低落，寡言少语而成郁证，则影响肢体、言语功能的康复；如毒损脑络，神机失用则可渐致反应迟钝，神情淡漠而发展为痴呆；或出现发作性抽搐，肢体痉挛，疼痛，手足肿胀，吞咽困难，小便失禁等症；若调摄不当，致阴血亏虚，阴不敛阳，可再发中风。

八、预防和护理

（一）预防

鉴于中风的发病率、病死率较高，积极加强对本病的预防十分重要。

1.加强先兆症状的观察

中风的预防，确应从慎起居、调情志、节饮食三方面着手。所谓慎起居，不仅生活要有规律，注意劳逸适度，更重要的是中、老年人要重视体育锻炼，使气机和调，血脉流畅，关节疏利，防止本病的发生。所谓调情志，是指经常保持心情舒畅，情绪稳定，避免七情所伤。节饮食是指避免过食肥甘厚味，切忌酗酒等。

2.加强对先兆症状的早期治疗

若见眩晕，目眩，肉瞤，抽搐等症，为肝阳偏亢、肝风欲动之象，予平肝息风之钩藤、菊花、白蒺藜、牡蛎、白芍等药。若见肢体麻木、沉滞者，为脉络气血痹阻，予活血通络之丹参、赤芍、鸡血藤等药。

3.关于复发问题

若风病即愈，而根株未能悬拔，隔一二年或数年必再发，发则必加重或致丧命。故平时宜预防之，第一防劳暴怒郁结，调气血，养精神，又常服药以维持之，庶乎可安。由此可见中风容易复发，且复发时病情必然加重，故应强调以预防为主。

（二）护理

中风急性期，重症患者多有五不会，即翻身、咳痰、说话、进食、大小便均不能自主。要严密观察、精心护理，积极抢救，以促进病情向愈，减少后遗症。

1.认真观察

病情的变化是判断病情顺逆的重要环节，如患者神志的清醒与昏迷，由昏迷转清醒者为顺，反之为逆；手足转温与逆冷，由逆冷转温者为顺，反之为逆。如伴抽搐，应对其发作次数、表现形式以及持续时间等进行详细观察；对戴阳、呕血、便血等症状表现，都应该仔细观察、记录。脉证的相应与否，对辨别顺逆很重要。本病如阳闭之证，脉来沉迟或见到代脉，是有暴亡之可能。后遗症的半身不遂，本属气虚脉缓者，骤然脉弦劲而数，多有复中之可能，所以在护理上均应细察。中风急性期应注意保持呼吸道通畅，定时翻身拍背，鼓励患者咳嗽，咳嗽困难而多痰者，可鼻饲竹沥水清化痰热。对中风后情绪低落或情绪波动的患者注意及时发现和治疗。

2.饮食宜忌

中风患者的饮食以清淡为宜。对阳闭者，除鼻饲混合乳外，应每日给菜汤200mL，可用白菜、菠菜、芹菜等。或饮绿豆汤、鲜果汁亦可，皆有清热作用。对阴闭者除鼻饲混合乳之外，每日可用薏苡仁、赤小豆、生山药煮汤，鼻饲200mL左右，具有健脾化湿作用。中经络以半身不遂为主的患者，在急性期可按清淡饮食I号配膳，至恢复期以后则可参考清淡饮食II号配膳。其膳食原则及内容如下：

清淡饮食I号膳食原则：清内热，化痰湿，散瘀血。避免油腻厚味、肥甘助湿助火之品。

膳食内容：绿豆汤、大米山楂汤、小豆山楂汤、莲子汤、豆浆、米粥、藕粉、藕汁、果子汁等。果汁可根据季节用西瓜汁、甘蔗汁、梨汁、荸荠汁等调配。蔬菜以白菜、菠菜、芹菜、冬瓜、黄瓜甘寒为主的菜，进行调配。

清淡饮食II号膳食原则：清热育阴，健脾和胃。

膳食内容：稀饭和米粥、绿豆米粥、赤豆薏仁米粥、莲子粥、荷叶粥等；面片、面汤，素馅饺子、包子或馄饨亦可。蔬菜同I号，可酌加猪、鸭类的瘦嫩肉和鸡蛋。但少食鸡、牛、羊等肉类。此外，凡中风患者必须戒酒。

3.预防褥疮

中风急性期最易发生褥疮。为防止褥疮的发生，必须做到勤翻身，对神昏者要检查皮肤、衣服、被单是否干燥和平整，当受压皮肤发红时，应用手掌揉擦，或外搽红花酊，以改善局部血液的循环。

4.功能锻炼

鼓励和辅导患者进行功能锻炼，是中风恢复期和后遗症期护理工作的重点。在瘫痪肢体不能自主运动时，应帮助患者被动运动，进行肢体按摩，同时做大小关节屈伸、旋转、内收、外展等活动，以促进气血的运行。当肢体瘫痪恢复到可以抬举时，应加强自主运动，有条件者应接受系统规范的康复训练。

九、现代研究

中风病因其发病率、病死率、致残率及复发率高，而严重影响着中老年人的身体健康和生活质量，同时也给社会和家庭带来沉重的经济负担。近年来，中医药在中风病防治研究方面取得了很大进展，涉及预防、治疗、康复等多个层面，显示出中医药在治疗中风病方面的优势。其临床研究成果主要体现辨证论治规律的探讨、综合治疗方案的研究评价等。

（一）辨证论治方法的研究

针对中风病不同阶段的证候特点，不断探讨新治法新方药，丰富了中风病的临床治疗手段和中医证治理论，提高了中风病的临床疗效。如活血化瘀、清热解毒、化痰通腑等治法已较广泛地应用于中风病的治疗中。

1.活血化瘀法

活血化瘀法是治疗缺血性中风的有效治疗方法，已被中西医学术界和临床医生广泛接受，并成为目前治疗缺血性中风的主要治疗方法。以活血化瘀为主要功效的中成药品种较多，近年研制了多种具有活血化瘀作用的中药注射液，并广泛应用于缺血性中风的治疗，如丹参注射液、川芎嗪注射液、灯盏细辛注射液、三七皂苷注射液、丹红注射液、苦碟子注射液等，临床研究结果都显示了较好的疗效。

中医学认为，离经之血便是血瘀。关于出血性中风早期使用活血化瘀药是否安全，也有不同的观点。运用活血化瘀法治疗脑出血符合中医辨证论治思想，活血化瘀不会引起再出血。对脑出血超早期用活血化瘀药治疗应持慎重态度。中风脑得平冲剂对自发性高血压大鼠出血性中风神经元有保护作用，可能与降低兴奋性氨基酸的含量有关。并有保护血脑屏障功能，对脑水肿也有明显的防治作用。醒脑健神胶囊，主要由牛黄、郁金、石菖蒲、胆南星、虻虫、川芎组方，具有破血行瘀、化痰、醒脑健神之功效，经过大量的临床观察，对出血性中风具有良好的疗效。醒脑健神胶囊可能是通过降低兴奋性氨基酸的含量起到保护神经细胞作用。主要成分是三七、牛黄等的提取物，具有活血化瘀、清热解毒、化痰开窍之功。救脑宁注射液中活血化瘀药与解毒化痰开窍药协同作用，优于单纯的活血化瘀药。结果还表明治疗组在降低颅内压、减轻脑水肿、促进血肿吸收等方面均有明显的效果，可明显降低患者的致残率。由于活血化瘀治疗出血性中风急性期的安全性问题尚缺乏循证医学的研究证据，因此，临床医生在治疗出血性中风急性期时仍慎用活血化瘀药物，一般多在恢复期和后遗症期采用活血通络的方药以促进半身不遂等症的恢复。

2.清热解毒法

自20世纪80年代以来将清开灵注射液用于中风急性期的治疗，取得了较好的疗效，从而确立了清热解毒法治疗中风急症的新治法。"毒"主要是因邪气亢盛，败坏形体，即转化为毒。中风后，可产生瘀毒、热毒、痰毒等，毒邪可损伤脑络，包括浮络、孙络与缠络。强调提高脑血管疾病疗效的突破口，就中医学而言，是应重视病因病理学说的发展，"毒邪"和"络病"可以作为深入研究的切入点，也即中西医共同研究的结合点。在此基础上又进一步提出了络脉、病络、络病的概念，认为络病是以络脉阻滞为特征的一类疾病，邪入络脉标志着疾病的发展和深化，其基本的病机变化是虚滞、瘀阻、毒损络脉。病络概念的外延是络脉某种具体的非正常的状态，而内涵是以证候表达为核心的联系病因病机的多维界面的动态时空因素，直接提供干预的依据。

近些年，根据对中风病"毒损脑络"病机的认识，结合药性理论又创立了由栀子、丹参、黄芩、天麻等药组成的"解毒通络方"，该复方具有泄热解毒、养血和络、调和营卫的作用。解毒通络方具有促进突触再建和增强、完善再建突触效能的作用，在抗脂质过氧化损伤的能力方面解毒通络方与尼莫地平有相当的功效。上述研究对于进一步阐释"毒损脑络"病机学说的科学内涵和清热解毒法治疗中风的作用机制具有重要意义。

3.化痰通腑法

在20世纪80年代初开展了化痰通腑法治疗中风病痰热腑实证的临床研究，并总结出应用化痰通腑法的临床指征是便干便秘，舌质红，苔黄腻，脉弦滑有力。目前，该治法已成为中风病急性期的主要治疗方法，近些年很多学者从不同层面对其进行了深入探讨。

4.醒脑开窍法

醒脑开窍法是治疗中风闭证的传统治疗方法，在安宫牛黄丸、苏合香丸等药物应用的同时，醒脑静注射液是用于治疗中风神昏的中药制剂。通过观察醒脑静注射液对脑缺血再灌注诱导的神经细胞凋亡的防治作用，探讨其神经保护作用的机制，结果显示：醒脑静治疗组较脑缺血再灌注模型组脑组织水肿减轻、梗死面积减小，神经细胞凋亡数目减少，病理损害明显减轻。说明醒脑静注射液可显著抑制由缺血再灌注诱导的脑神经细胞凋亡，从而起到一定程度的神经保护作用。

5.扶正护脑法

扶正护脑法则治疗中风病，突出了正虚（气虚、阴虚）在中风病机转化中的主导作用，进而指出中风急性期治疗的关键在于扶正，通过扶助正气，不仅可以挽救气阴，而且可抑制内生毒邪的产生，达到扶正以祛邪的目的。扶正护脑法则应当贯穿中风急性期治疗的始终，且越早应用越好。以参麦注射液为观察药，以尼莫地平注射液作为对照药进行临床随机对照研究，结果显示，参麦注射液治疗缺血性中风急性期，神经功能改善及总有效率明显高于尼莫地平注射液。具有扶正作用的中药在中风病急性期应用对于稳定病情，促进康复起着重要的作用，但其应用的具体时机和适应证有待通过进一步深入的研究加以明确，以便更好地指导临床用药，提高中风病的疗效。

（二）综合治疗方案的研究

近些年，以中药注射液为代表的一系列中成药在综合医院中已广泛应用于中风病的治疗，但由于缺乏对一些中成药临床疗效的科学评价，难以为临床医生提供最佳的研究证据，在一定程度上导致了医药卫生资源的浪费。因此，应进一步加强对现有临床治疗方法和中成药的临床再评价。同时，应重视中医药对个体化的具体治疗效果的评价，而这种评价难以用多中心、大样本、随机对照的方法完全解决，须研究和建立能够准确反映中医药疗效特点的临床评价方法。多学科的交叉渗透，中西医学的相互促进，将有力地推动中风病的临床研究，中医药在中风病的防治中必将发挥着越来越重要的作用。

十、小结

中风病是一种严重危害人类健康的疾病。根据中医"治未病"的思想，加强中风病防治的研究，是减少发病率、病死率，降低病残率的关键。本病常于急性期病情迅速恶化，进而威胁生命。因此，及时采取救治措施，精心护理，严密地观察病情，把握病势的顺逆，关系到抢救的成败。中风，论其病因病机，多从风、火、痰、气、血立论；论其病位在脑髓血脉，而与肝心脾肾密切相关；论其证候属本虚标实，而急性期侧重在标实，常以风火、痰热、腑实、瘀血证候突出；至恢复期以后侧重本虚，又常以气虚为多见，属气虚血瘀证者较多。治疗方面，应重视辨证分析，据证立法，依法遣方，方证相应。恢复期应尽早进行康复训练，同时还宜采取综合治疗措施，配合针灸、按摩、药浴等，以促进肢体功能的恢复。总之，中医药治疗中风病具有显著的临床疗效，充分利用已取得的临床研究成果，在病证结合基础上，不断探讨疾病与证候的发生演变以及转归预后的规律，总结临床经验，深化临床研究，优化治疗方案，将会进一步提高中风病的临床疗效，降低病死率和致残率，提高患者的生活质量。

第三节　痫病

一、文献论证

痫病，又称癫痫，是以发作性的神情恍惚，甚则突然仆倒，昏不知人，口吐涎沫，两目上视，肢体抽搐，或口中怪叫，移时苏醒为主要临床表现的一种疾病。

痫病有关记录始见于《内经》，称为"巅疾"，对其病因及临床表现均有载。在病因方面强调先天因素，《素问·奇病论篇》云："人生而有病巅疾者，病名曰何，安所得之？岐伯曰：病名为胎病，此得之在母腹中时，其母有所大惊，气上而不下，精气并居，故令子发为巅疾也。"这里不仅提出了癫疾的病名，还指出癫疾又称胎病，发病与先天因素有关。《灵枢·癫狂》云"癫疾始作，先反僵，因而脊痛"及"癫疾始作，而引口啼呼，喘悸者"，为关于本病最早的论述。

隋代巢元方《诸病源候论》对本病的临床特点做了细致的描述，对不同类型的癫痫发作情况做了记载，其"癫狂候"云："癫者，卒发仆也，吐涎沫、口歪、目急、手足缭戾，无所觉知，良久乃苏。"已认识到本病是一种发作性神志失常的疾患。并提出痫病病名，"痫候"云："痫者，小儿病也，十岁以上为癫，十岁以下为痫。其发病之状，或口眼相引而目睛上摇，或手足掣纵，或背强直，或颈项反折。""五癫病候"云："发作时，反目口噤，手足相引，身体皆然。""若僵惊，起如狂。"并根据病因的不同将其分为风痫、惊痫、食痫、痰痫等。

唐代孙思邈《备急千金要方》首次提出了癫痫的病名。"候痫法"将癫痫证候归纳为20条，如"目瞳子卒大，黑如常是痫候""鼻口青，时小惊是痫候""闭目青，时小惊是痫候""卧惕而惊，手足振摇是痫候""弄舌摇头是痫候"等。并强调重视癫痫发作之前的精神状态表现的观察，"夫痫，小儿之恶病也，或有不及求医而致者；然气发于内，必先有候，常宜审察其精神而采其候也"。

宋代严用和对痫病按五脏分类，《济生方·癫痫论治》："夫癫痫病者……一曰马痫，作马嘶鸣，应乎心；二曰羊痫，作羊叫声，应乎脾；三曰鸡痫，作鸡叫声，应乎肝；四曰猪痫，作猪叫声，应乎肾；五曰牛痫，作牛吼声，应乎肺。此五痫应乎五畜，五畜应乎五脏者也。"

金代张子和对癫痫病机及治疗均有一定认识，所著《儒门事亲》卷四云："大凡风痫病发，项强直视，不省人事，此乃肝经有热也。"认为癫痫发病为肝经热盛所致，治疗则提出"夫痫病不至于目瞪如愚者，用三圣散投之。更用大盆一个，于暖室中令汗下吐三法俱行，次服通圣散，百余日则愈矣"。元代朱丹溪《丹溪心法·痫》指出："痫证有五……无非痰涎壅塞，迷闷孔窍。"从痰浊与痫病的发病关系做了探讨，并提出治疗应"大率行痰为主，用黄连、南星、瓜蒌、半夏，寻火寻痰，分多分少治之，无不愈者"。

明清医家较前者的不同在于将癫、狂、痫三证分而论之，对痫病临床表现进行了较详细的说明。明代王肯堂论述了痫病的主要症状、发病过程和起病突然、具有反复性等特点。《证治准绳·癫狂痫总论》中曰："痫病发则昏不知人，眩仆倒地，不省高下，甚而瘛疭抽掣，目上视或口眼歪斜，或口作六畜之声。""痫"篇又载"痫病仆时，口中作声，将醒时吐涎沫，醒后又复发，有连日发者，有一日三五发者"。清代程国彭《医学心悟·癫狂痫》对癫狂痫三病进行了鉴别，并对五痫之说持反对态度，认为"《经》云重阴为癫，重阳为狂，而痫症，则痰涎聚于经络也"，"痫者忽然发作，眩仆倒地，不省高下，甚则瘛疭抽掣，目斜口歪，痰涎直流，叫喊作畜声，医家听其五声，分为五脏……虽有五脏之殊，而为痰涎则一，定痫丸主之；既愈之后，则用河车丸以断其根"。清代李用粹在《证治汇补·痫病》提出阳痫、阴痫的分证方法及相应治则："痫分阴阳：先身热掣痕，惊啼叫喊而后发，脉浮洪者为阳痫，病属六腑，易治。先身冷无惊掣啼叫而病发，脉沉者为阴痫，病在五脏，难治。阳痫痰热客于心胃，闻惊而作，若痰热甚者，虽不闻惊亦作也，宜用寒凉。阴痫亦本乎痰热，因用寒凉太过，损伤脾胃变而成阴，法当燥湿温补祛痰。"清代王清任则认为本病与元气虚致"不能上转入脑髓"及脑髓瘀血有关，创龙马自来丹、黄芪赤风汤治疗。

关于痫病的治疗方法，历代医家多认识到其有发作性的特点，主张发作时先行针刺。若频繁发作则于醒后急予汤药调治，着重治标；神志转清，抽搐停止，处于发作间期可配制丸药常服，调和气血，息风除痰，以防痫病再发。

综上所述，《内经》奠定了痫病的理论基础，而后世医家则对其病因、病机、临床症状及治疗进行了较多的补充和发展，虽然有些认识和理论与现代认识有所分歧，但其为现代中医学治疗本病提供了丰富的基础资料。

本病与西医学所称的癫痫基本相同，无论原发性癫痫或某些继发性癫痫，均可参照本篇进行辨证论治。

二、病因病机

本病《内经》称为"巅疾"，可理解为病变部位在巅顶，属于脑病。以猝暴昏仆和四肢抽搐为主症，应属内风证。其病因病机多与先天因素、情志失调、饮食及劳逸失节，跌打外伤或患他病后，导致脏腑功能失调，风、火、痰、瘀肆虐于内而发病。

（一）积痰内生

与痫病的发生密切相关，积痰内伏是痫病发病的原因之一。故有"无痰不作痫"之论。初病实证，多由痰热迷塞心窍所成；久病虚证，多由痰湿扰乱神明而致。痰有热痰及湿痰之分。热痰之生，可由五志过极或房劳过度成郁火，如郁怒忧思可生肝火；房劳伤肾，肾阴不足，因肾水不济，心火过盛，火邪炼熬津液，酿成热痰；或过食醇酒肥甘，损伤脾胃而生痰热，痰热迷塞心窍可成痫；另外，火邪可触动内伏痰浊，痰随火升，阻蔽心包，可使痫发，即"无火不动痰"之谓。湿痰则可由脾失健运，聚湿而生。

（二）先天因素

《慎斋遗书·羊癫风》云："羊癫风，系先天之元阴不足，以致肝邪克土伤心故也。"这里明确提出发病与先天因素有关，由于肝肾阴血不足，心肝之气易于受损，致使肝气逆乱，神不守舍，则发昏仆、抽搐之症。此多见于儿童发病者。

（三）惊恐而致

《治汇补·痫病》云："或因卒然闻惊而得，惊则神出舍空，痰涎乘间而归之。"可见惊对癫痫的发作至关重要。因惊则心神失守，如突然感受大惊大恐，包括其他强烈的精神刺激都可导致发病，此即《诸病源候论》所称惊怖之后，气脉不足，因惊而作痫者。

（四）脑部外伤

由跌扑挫伤，或出生难产，致脑窍受伤，神志逆乱，昏不知人，瘀血阻滞，络脉不和，可致痫病发生。

由于痫病多时发时止，反复发作，日久必然影响到五脏的功能，导致五脏气血阴阳俱虚，即所谓"痫久必归五脏"，故多见虚实夹杂、正虚邪实。

综上所述，本病病位在脑，以头颅神机受损为本，心、肝、脾、肾脏腑功能失调为标，病因病机总不离风、痰、火、瘀，而其中以积痰为主要。内风触动痰、火、瘀之邪，气血逆乱，清窍蒙蔽则发病。正如《临证指南医案·癫痫门》按语所云："痫证或由惊恐，或由饮食不节，或由母腹中受惊，以致脏气不平，经久失调，一触积痰，厥气内风，卒焉暴逆，莫能禁止，待其气反然后已。"

三、诊断

（一）发病特点

具有突然、短暂、反复三个特点。发病突然，指起病急，若有发作前的前驱症状，也为时极短，旋即昏仆、抽搐发作。短暂，指发作时间短，一般发作至神志转清5～15min。但病情有轻重的不同，发作时间也有长短的区别。有的突然神志丧失仅几秒钟，有的神昏抽搐持续半小时以上而不能自止。反复，指反复发作，发无定时，但其间歇长短亦因病情轻重而不同，严重者有一日数十次以上发作的，也有数日一发者，比较轻的患者有逾月或半年以上一发者。

（二）临床表现

1.发作前可有眩晕、胸闷、叹息等先兆

发作时一般具有神志失常和（或）肢体抽搐等特定的临床症状。因证候轻重之异，发作表现各有不同。小发作者，表现为突然神志丧失而无抽搐，如患者突然中断活动，手中物件掉落，或短暂时间两目凝视、呆木不动、呼之不应，经几秒钟即迅速恢复，事后对发作情况完全不知。大发作者症见来势急骤，猝倒叫号，昏不知人，频频抽掣，口吐涎沫，经数分钟，甚至数十分钟，神志渐清，苏醒后对发作情况一无所知，常觉全身倦怠，头昏头痛，精神萎靡。一般来说，发作时间短、间歇时间长者病情轻，反之，则病情重。

2.多有先天因素或家族史

尤其发于幼年者,发作前多有诱因,如惊恐、劳累、情志过极、饮食不洁或不节,或头部外伤、劳累过度等。

3.临床检查有阳性表现脑电图检查可有阳性表现,颅脑CT及MRI检查有助于诊断。

四、鉴别诊断

(一)中风

痫病重症应与中风鉴别。清代李用粹《证治汇补·痫与卒中痉病辨》云:"三症相因,但痫病仆时口作六畜声,将醒时吐涎沫,醒后复发,有连日发者,有一日三五发者。若中风……则仆地无声,醒时无涎沫,亦不复发。唯痉病虽时发时止,然身体强直,反张如弓,不似痫病身软作声也。"痫病与中风虽可同有昏仆,然痫病多仆地有声,神昏片刻即醒,醒后如常,且多伴有肢体抽搐、口吐白沫、四肢僵直、两手握固、双目上视、小便失禁等,多无半身不遂、口眼歪斜等,并有多次发作病史可寻;中风则仆地无声,神昏者多较重,持续时间长,须经救治或可逐渐清醒,多遗有半身不遂、偏身麻木诸症存在。但应注意少数中风先兆者表现与癫痫相似,对年龄在40岁以上首次发作者须注意鉴别。临床上中风有继发癫痫者。

(二)痉病

痫病与痉病均有时发时止、四肢抽搐拘急症状,但痫病发时可有口吐涎沫及口中可有异常叫声,发作后四肢软倦,短时内神志转清,不伴发热;痉病发时多身强直而兼角弓反张,不易清醒,常伴发热,多有原发病存在。

(三)厥证

厥证除见突然仆倒,昏不知人外,还可见面色苍白、四肢厥冷,而无痫病之口吐涎沫,两目上视,四肢抽搐和口中怪叫等症状,临床上可资鉴别。

五、辨证

(一)辨证要点

1.辨病情轻重

判断本病之轻重决定于两方面:一是病发持续时间之长短,一般持续时间长则病重,短则病轻;二是发作间隔时间久暂,间隔时间久则病轻,短暂则病重,临床表现的轻重与痰结之深浅和正气的盛衰相关。

2.辨证候虚实

痫病发作期多见痰火扰神或风痰闭窍，以实为主或实中挟虚，休止期多见心脾、亏虚，多属虚证或虚中挟实。阳痫发作多实，阴痫发作多虚。

（二）证候

发作期分阳痫、阴痫两类，休止期分脾虚痰盛、肝火痰热、肝肾阴虚三种证候。

1.发作期

（1）阳痫证

发作前常有头晕头痛，胸闷，善欠伸等先兆症状，或可无明显症状，旋即昏倒仆地，不省人事。面色先潮红、紫红，继之青紫或苍白，口唇青暗，两目上视，牙关紧闭，颈项侧扭，项背强直，四肢抽搐，或喉中痰鸣，或口吐涎沫，或发时有口中怪叫，甚则二便自遗，移时苏醒，除感疲乏无力外，一如常人。舌质红或暗红，苔多白腻或黄腻，脉弦数或弦滑。

病机分析：头晕头痛，胸闷欠伸为风痰上逆；内风挟痰横窜，气血逆乱于胸中，心神失守，故昏仆、不省人事；面色先见潮红系由风阳上涌而成，继之面色紫红、青紫或苍白、口唇青暗皆由风痰、痰热蔽塞心胸，阳气受遏，或血行瘀阻，使清气不得入，而浊气不得出所致；重者发痫时手足冰冷，两目上视，牙关紧闭，颈项侧扭，四肢抽搐皆由内风窜扰筋脉所成。喉中痰鸣、口吐涎沫、并发怪叫等，按《张氏医通·痫》所论："惟有肝风故作搐搦，搐搦则通身之脂液逼迫而上，随逆气而吐出于口也。"舌红属热，苔腻主湿盛，黄腻苔为内蕴痰热；其脉弦滑，属风痰内盛之征。唯风痰聚散无常，故反复发作而醒后一如常人。

本证若调治不当，或经常遇有惊恐、劳累、饮食不节等诱因触动，导致频繁发作，进而正气渐衰，湿痰内盛，可转变为阴痫。

（2）阴痫证

发作时面色暗晦萎黄，手足清冷，双眼半开半合而神志昏愦，偃卧拘急，或颤动、抽搐时发，口吐涎沫，一般口不啼叫，或声音微小。也有仅表现为呆木无知，不闻不见，不动不语；或动作中断，手中持物落地；或头突然向前倾下，又迅速抬起；或仅二目上吊数秒至数分钟即可恢复，而病发后对上述症状全然不知，多一日数次频作。醒后全身疲惫，数日后逐渐恢复，或醒后如常人。舌质淡，苔白腻，脉多沉细或沉迟。

病机分析：本证在儿科常由慢惊之后痰迷心窍而成。成人则因阳痫病久，频繁发作使正气日衰，痰结不化，逐渐演变而来。阴痫病主在脾肾先后天受损，一则气血生化乏源，再则命火不足，气化力薄，水寒上泛，故发痫时面色暗晦萎黄，手足清冷；湿痰上壅，蒙蔽神明，故双眼半开半阖，神志昏愦；如血不养筋，筋膜燥涩，虚风暗煽，则偃卧拘急或颤动抽搐时发；口吐涎沫乃内伏痰湿壅盛，随气逆而涌出；口不啼叫或叫声微小，是虽有积痰阻窍所致；呆木无知，二目上吊是神明失灵之象；痫病频发，耗伤正气，而见全身疲倦，数日方可恢复。舌腻脉沉，均属阳虚湿痰内盛之征。

2.休止期

（1）脾虚痰盛

神疲乏力，身体瘦弱，食欲不佳，大便溏薄，咯痰或痰多，或恶心泛呕，或胸宇痞闷。舌质淡，苔白腻，脉濡滑或细弦滑。

病机分析：脾虚生化乏源，气血不足，故神疲乏力，身体瘦弱；因积痰内伏日久则伤脾，脾虚则痰浊日增，壅塞中州，升降失调，致食欲不佳、恶心泛呕、咯痰胸闷、大便溏薄。

（2）肝火痰热

平素情绪急躁，每因焦急郁怒诱发病发生，痫止后，仍然烦躁不安，失眠，口苦而干，便秘，或咯痰胶稠。舌质偏红，苔黄，脉弦数。

病机分析：肝火亢盛则情绪急躁，口苦而干；痫止后急躁加重者，因风阳耗竭肝阴，虚火内扰而致；肝火扰乱心神，故心烦失眠；肝火煎熬津液，结而为痰，故痰胶稠咳吐不爽。

（3）肝肾阴虚

痫病频发，神思恍惚，面色晦暗，头晕目眩，两目干涩，耳轮焦枯不泽，健忘失眠，腰酸腿软，大便干燥。舌质红，脉细数。

病机分析：痫病频发则气血先虚，肝肾俱亏，肾精不足，髓海失养，可见神思恍惚，面色晦暗，健忘诸症；肝血不足，两目干涩，血虚肝旺故头晕目眩；肾开窍于耳，主腰膝，故肾精虚亏则耳轮焦枯不泽，腰酸腿软；阴亏大肠失润则便秘。舌质红，脉细数，为精血不足之征。

以上三种证候，临床上可互相转化。因痫病总属神志疾患，故五志之火常是主要的诱发因素，心肝之火可以动痰，火与痰合则痰热内生，痰热耗气日久，必致中气虚乏，痰浊愈盛即成脾虚痰盛之证；痰热灼阴也可出现肝肾阴虚之证。另一方面，以痫久必归五脏，若病程长、发作频者，由肝肾阴精不足，虚火炼液生痰，可在阴虚的基础上出现肝火痰热之证；脾虚痰盛者，如遇情志之火所激，也可使痰浊化热而见肝火痰热的证候。

六、治疗

（一）治疗原则

1.治分新久

大抵痫病初发，多为阳痫，治以息风涤痰泻火为主。痫病日久，多属阴痫，以补益气血，调理阴阳为大法。肝虚者养其血，肾虚者补其精，脾气虚者助其运，心气不足者，安其神，总以补虚为本。

2.病分急缓

病发为急，以开窍醒神定痫以治标；平时为缓，以去邪补虚以治其本。

3.重视行痰

治病当重行痰，而行痰又当顺气。顽痰胶固，须辛温开导，痰热胶着须清化降火。要言之，本病治疗主要在风、痰、火、虚四个字。

（二）治法方药

1.发作期

（1）阳痫证

急以开窍醒神，继以泻热涤痰，息风定痫。

方药：急救时针刺人中、十宣、合谷等穴以醒神开窍，或可静脉用清开灵注射液，或灌服清热镇惊汤。方中生石决明平肝息风，紫石英镇心定惊，龙胆草泻肝经之实火，与山栀、木通同用有通达三焦利湿之效。用生大黄泻热，反佐干姜辛开苦降和胃降逆，又助天竺黄、胆南星清热豁痰；远志、石菖蒲逐痰开窍；天麻、钩藤息风止痉；柴胡为引经药，又能疏气解郁，配用朱砂、麦门冬可防龙胆草等苦燥伤阴，兼可安神。

此外，尚可用汤药送服定痫丸，方中天麻、全蝎、僵蚕平肝息风而止抽搐；川贝母、胆南星、半夏、竹沥、石菖蒲化痰开窍，而降逆气；琥珀、茯神、远志、辰砂镇心安神而定惊；茯苓、陈皮健脾理气；丹参、麦门冬理血育阴；姜汁、甘草可温胃和中。服药后如大量咯痰，或大便排出黏痰样物者，均属顽痰泄化现象，为病情好转的表现。

（2）阴痫证

急以开窍醒神，继以温阳除痰，顺气定痫。

方药：急针刺人中、十宣穴以开窍醒神，或可静脉用参附注射液，或灌服以五生饮合二陈汤。五生饮中以生南星、生半夏，生白附子辛温除痰，半夏兼以降逆散结，南星兼祛风解痉，白附子祛风痰、逐寒湿；川乌大辛大热，散沉寒积滞，黑豆补肾利湿。合二陈汤顺气化痰，共奏温阳、除痰、定痫之功效。

2.休止期

（1）脾虚痰盛

健脾化痰。

方药：六君子汤加减。若痰多加制南星、瓜蒌，呕恶者加竹茹、旋覆花；便溏者加薏苡仁、白扁豆。若痰黄量多，舌苔黄腻者，可改用温胆汤。

（2）肝火痰热

清肝泻火，化痰开窍。

方药：用龙胆泻肝汤合涤痰汤加减。方以龙胆草、山栀、黄芩、木通等泻肝经实火；半夏、橘红、胆南星、石菖蒲化痰开窍。若项强直视，手足抽搐者，可兼用化风锭1～2丸。

（3）肝肾阴虚

滋养肝肾。

方药：大补元煎加减。方中熟地、山药、山茱萸、杜仲、枸杞子均滋养肝肾之品；还可酌情加用鹿角胶、龟板胶、阿胶等以补髓养阴，或牡蛎、鳖甲以滋阴潜阳。若心中烦热者可加竹叶、灯芯草以清热除烦；大便干燥者，加肉苁蓉、当归、火麻仁以滋液润肠。也可用定振丸，滋补肝肾，而息风止痛。在休止期投以滋养肝肾之品，既能息风，又能柔筋，对防止痫病的频发具有一定的作用。

有外伤病史而常发痫者，或痫病日久频繁发作者，常可见瘀血之证，如头痛头晕，胸中痞闷刺痛，气短，舌质暗或舌边有瘀点、瘀斑，脉沉弦。治疗应重视活血化瘀，并酌加顺气化痰，疏肝清火等品，如通窍活血汤加减。另外上述各证方中，均可加入适量全蝎、蜈蚣等虫类药，以息风解毒、活络解痉而镇痫，可提高疗效。一般多研粉，每服1～1.5g，每日两次为宜，小儿酌减。

（三）其他治法

1.单方验方

（1）三圣散

防风、瓜蒂、藜芦。用于痰涎壅盛的阳痫，但体虚者慎用。

（2）七福饮

人参、熟地、当归、炒白术、炙甘草、酸枣仁、远志。用治痫病气血俱虚而心脾为甚者。

（3）平补镇心丹

龙齿、远志、人参、茯神、酸枣仁、柏子仁、当归身、石菖蒲、生地、肉桂、山药、五味子、麦门冬、朱砂。治痫病止时惕惕不安，因惊怖所触而发者。

2.针灸

多用于发作期，法拟豁痰开窍，平肝息风。取穴以督脉、心及心包经穴为主，痫发时刺用泻法。

（1）主方

分两组，可交替使用。

①百会、印堂、人中、内关；神门、三阴交。

②鸠尾、中脘、内关、间使、太冲。

（2）加减法

①阳痫而抽掣搐搦重者，酌加风池、风府、合谷、太冲、阳陵泉。

②阴痫而湿痰盛者，酌加天突、丰隆，灸百会、气海、足三里。

③癫痫反复频发者，针印堂、人中，灸中脘，也可针会阴、长强穴。

七、转归及预后

痫病转归及预后取决于患者的体质强弱及正气盛衰、邪气轻重。本病发病有反复发作的特点，病程一般较长，少则一两年，甚则终身不愈。体质强，正气足者，治疗恰当，痫发后调理适当，可控制发作次数，但多难以根治；体质弱，正气不足，痰浊沉固者，多迁延日久，缠绵难愈，预后较差。故如病为阳痫者，治疗确当，痫止后再予丸药调理数月，可以控制发作；阴痫及久病正虚而邪实者，则疗效较差。阳痫初发或病程在半年以内者，尤应重视休止期的治疗和精神、饮食的调理，如能防止痫病的频繁发作，一般预后较好。如虽病阳痫，但因调治不当，或经常遇有情志不遂、饮食不节等诱因的触动，可致频繁发作，进而正虚邪盛转变为阴痫。另外，若频繁反复发作者，少数年幼患者智力发育受到影响，可出现智力减退，甚至成为痴呆，或因昏仆跌伤而致后遗症，也可因发痫时痰涎壅盛，痰阻气道，而成窒息危候，若不能及时抢救，致阴阳离决而亡。

八、预防和护理

痫病预防有二。一是对已知的致病因素和诱发因素的预防，以及采取增强体质的有关措施。最重要的是保持精神愉快，情绪乐观，避免精神刺激，怡养性情。生活宜规律，起居有节。适当参加文娱活动和体育锻炼，不可过劳，保证充足的睡眠。对病程长、体质差的患者，适当加强营养也很重要。二是加强休止期的治疗，防止痫病频繁发作，延长发作的间歇时间，也是预防的重要方面。痫病患者不宜参加驾驶及高空作业等，不宜骑自行车，以免发生意外。孕妇应加强保健，避免胎元受损。

本病的护理工作非常重要。对病情观察要认真仔细，重视神志的变化、持续的时间和证候表现以及舌象、脉象、饮食、睡眠和二便的情况，为辨证论治提供可靠的资料。对频繁发作者，要加用床挡等保护装置，以免发作时从床上跌下。有义齿者应取下。痫病发作时，应用裹纱布的压舌板放于上下磨牙间，以免咬伤舌头。神志失常者，应加强护理，以免发生意外。对痫病日久又频繁发作的重症患者，于发作时特别应注意保持呼吸道的通畅，以免发生窒息死亡。饮食宜清淡，多吃青菜，或选用山药、薏苡仁、赤豆、绿豆、小米煮粥，可收健脾化湿的功效。忌过冷过热食物刺激，少食肥甘之品，减少痰湿滋生。

九、现代研究

痫病，即西医学癫痫，患病率在国内外调查约为0.5%，一般人群的年发病率为（50～70）/10万，是神经科疾病中仅次于中风的第2大常见疾病，加强中医药对其防治研究十分必要。

对于本病的病名，20世纪90年代前一直沿用"癫痫"病名，与西医学病名相同，至90年代后逐渐统一为"痫证"，现多痫证与痫病同用。

（一）脏腑辨证

1.从肝论治

癫痫以抽动为特点，动者属风，责之于肝，故多从肝论治。在西药治疗基础上运用柴胡疏肝汤（柴胡、桂枝、生龙骨、生牡蛎、川芎、当地、白芍、半夏、黄芩、党参、钩藤、生姜、大枣、甘草）治疗后，癫痫的治疗以小柴胡汤疏肝为主，可起到多靶点治疗的目的，利用癫痫动物模型对其药物作用机制进行研究，证实其对脑的电生理及神经递质均有影响。

2.从脾论治

以温中健脾治疗腹型癫痫。腹型癫痫，中医古名"内钓"。其以中阳不足、脏腑虚寒为发病关键，认为腹型癫痫的病因与寒湿关系密切，寒滞中焦，脾失健运，痰自内生，阻遏气机，不通则痛，病乃作。建中汤能温中补虚，和里缓急而止腹痛，以建中汤为基础配合生铁落饮益气温里，治疗儿童腹型癫痫，有效率为84.2%，脑电图改善与临床疗效基本一致。

（二）从风痰论治

中医学认为其发病主要是"风""痰"为患。风主动摇故抽搐，痰蒙清窍、瘀阻脑络而神昏。因此，定痫息风、豁痰开窍、活血化瘀法是治疗痫病的常法。目前，运用传统成方的有五痫神应丸、白金丸、定痫丸、温胆汤、风引汤、磁朱丸、紫金锭等，但疗效不等。也有在传统方基础上化裁应用者，如以白金丸化裁组方定痫散（白矾、郁金、石菖蒲、僵蚕、朱砂等）治疗。

（三）从瘀论治

痫病主要病机为瘀血生风，应从瘀治癫痫。提出痫病大脑"致痫灶"微循环和代谢障碍病理与中医局部微观"血瘀"证有相同之处。痫病顽疾反复发作，病程缠绵迁延不愈，与久病多瘀、久病入络及久病多虚致气血亏虚，运血无力，血行不畅则瘀滞脑部，脑部脉络，气血不能上荣脑髓，元神失养，神机失用则发痫病。瘀血不行为痫病发病的主要病机过程，采用化瘀之法可堵邪生之源，治其之本。

（四）单味中药及提取物

利用现代药理研究手段，从中药中提取有效成分治疗癫痫，是探索治疗本病的有效途径。曾经多种抗惊厥药物长期治疗而未获满意疗效者，在加用青阳参2～9个月后，癫痫发作的次数减少，脑电图变化不论是局灶性异常或弥散性异常，均随病情好转而改善。

（五）中西医结合

以拉莫三嗪合定痫丸（天麻、川贝母、姜半夏、茯苓、茯神、丹参、麦门冬、石菖蒲、胆南星、全蝎、僵蚕、琥珀、远志、陈皮、朱砂、甘草）治疗，总有效率高。采用丙戊酸钠或卡马西平合用调督抗痫胶囊（全蝎、白花蛇、紫河车、桑寄生、桂枝、制南星、荷叶、冰片、川芎）治疗癫痫，疗效优于单纯西药治疗。

（六）分型治疗

1.癫痫持续状态

在癫痫持续状态时先予针刺及中成药促醒，控制抽搐，后以中药煎剂治疗，辨证以阴阳为纲。阳衰者以苏合香丸水化灌服，参附注射液静推或静点。阴竭者以安宫牛黄丸水化灌服，静推参附注射液或清开灵注射液。抽搐重者可予紫雪丹水化灌服；并强调息风涤痰应贯彻癫痫治疗始终。体现中医急症处理的特点。

2.头痛型癫痫

采用天麻钩藤饮（天麻、钩藤、石决明、黄芩、茯苓、石菖蒲、白芍、菊花、女贞子、胆南星）治疗小儿头痛癫痫，总有效率高。

3.精神运动型癫痫

采用顺气豁痰法治疗小儿精神运动型癫痫，基本方：石菖蒲、青果、半夏、青礞石、胆南星、陈皮、枳壳、川芎、沉香、六曲。根据辨证分型加减，痰浊迷窍型用基本方；痰火壅盛型原方加黄芩、栀子、代赭石，痰浊动风型酌加僵蚕、钩藤、生铁落；正气偏虚型加太子参、茯苓。

4.腹型癫痫

腹型癫痫发作的主要症状就是反复发作的无其他原因的腹痛，其主要病机是积痰内伏，阻滞经络，气机壅塞，血瘀阻络，治疗以五磨饮子合手拈散、芍药甘草汤为主，根据证型再加减。

（七）其他疗法

针灸疗法在痫病的治疗中也运用较广。采用以大椎为主穴，辅穴辨证配穴：头晕神疲及脑外伤者配百会、神庭、本神、三阴交、太冲；纳差痰盛胸脘痞闷者配丰隆、中脘、内关、膻中；儿童及久病体弱者配脾俞、肝俞、丰隆、足三里诸穴；正值大发作即时强刺激人中、涌泉、内关、百会，缓解后起针，总有效率高。

另外穴位埋线在痫病治疗中较多，穴位埋线是经络理论和现代医学结合的产物，除了利用腧穴的功能外，还可通过羊肠线在穴位产生比针刺更为长久的刺激作用。

另外还有采用头针、化脓灸、割治、挑刺等方法治疗者。

总结以上，近年来中医药在癫痫的预防发作、提高疗效、减少抗癫痫药物的毒副作用等方面取得了一定的进展，今后应在中医理论指导下，规范痫病的辨证分型及评定标准。在发挥中医整体辨证论治优势的同时，结合现代医学研究方法深入探讨，推动癫痫临床研究的进步和提高，力求更有效地攻克这一顽疾。

十、小结

痫病是一种短暂性发作性脑病，中医对本病历代论述较多。其病机后世医家多强调积痰内伏，每由情志不遂或劳累等因诱发，以致气逆、风阳挟痰上扰，阻塞心窍而发病。痫病初发多为阳证、实证，当以息风涤痰定痫为主；痫病既久，多为阴证、虚证，当以益气、育阴、养血为主。本病发作期，总以定痫治标为先，而休止期以调补气血、强健脾胃、滋养肝肾为主。

第四节　眩晕

一、文献论证

眩晕是以目眩与头晕为主要表现的病证。目眩即眼花或眼前发黑，视物模糊；头晕即感觉自身或外界景物摇晃、旋转，站立不稳。两者常同时并见，故统称为"眩晕"。

眩晕最早见于《内经》，称为"眩冒""眩"。《内经》对本病病因病机的论述主要包括外邪致病，如《灵枢·大惑论》说："故邪中于项，因逢其身之虚……入于脑则脑转。脑转则引目系急，目系急则目眩以转矣。"因虚致病，如《灵枢·海论》说："髓海不足，则脑转耳鸣，胫酸眩冒。"《灵枢·卫气》说："上虚则眩。"与肝有关，如《素问·至真要大论篇》云："诸风掉眩，皆属于肝。"与运气有关，如《素问·六元正纪大论篇》云："木郁之发……甚则耳鸣眩转。"

汉代张仲景对眩晕一病未有专论，仅有"眩""目眩""头眩""身为振振摇""振振欲擗地"等描述，散见于《伤寒论》和《金匮要略》中。其病因，或邪袭太阳，阳气郁而不得伸展；或邪郁少阳，上干空窍；或肠中有燥屎，浊气攻冲于上；或胃阳虚，清阳不升；或阳虚水泛，上犯清阳；或阴液已竭，阳亡于上；或痰饮停积胃中（心下），清阳不升等多方面，并拟定出相应的治法方药。例如，小柴胡汤治少阳眩晕；刺大椎、肺俞、肝俞治太少并病之眩晕；大承气汤治阳明腑实之眩晕；真武汤治少阴阳虚水泛之眩晕；苓桂术甘汤、小半夏加茯苓汤、泽泻汤等治痰饮眩晕等，为后世论治眩晕奠定了基础。

隋、唐、宋代医家对眩晕的认识，基本上继承了《内经》的观点。如隋代巢元方《诸病源候论·风头眩候》说："风头眩者，由血气虚，风邪入脑，而引目系故也……逢身之虚则为风邪所伤，入脑则脑转而目系急，目系急故成眩也。"唐代王焘《外台秘要》及宋代《圣济总录》亦从风邪立论。唐代孙思邈的《备急千金要方》则提出风、热、痰致眩的论点。在治疗方面，诸家方书在仲景方药的基础上，又有发展，如《外台秘要》载有治风头眩方9首，治头风旋方7首；《圣济总录》载有治风头眩方24首。

金元时期，对眩晕从概念、病因病机到治法方药等各方面都有所发展。金代成无己在《伤寒明理论》中提出了眩晕的概念，还指出了眩晕与昏迷的鉴别："伤寒头眩，何以明之？眊非毛而见其毛，眩非元（玄）而见其元（玄，黑色）。眊为眼花，眩为眼黑。眩也、运也、冒也，三者形俱相近。有谓之眩者，有谓之眩冒者；运为运转之运，世谓之头旋者是也矣；冒为蒙冒之冒，世谓之昏迷者是矣。"金代刘完素在《素问玄机原病式·五运主病》中给眩晕下的定义是："掉，摇也；眩，昏乱旋运也。"并主张眩晕的病因病机应从"火"立论："所谓风气甚而头目眩运者，由风木旺，必是金衰，不能制木，而木复生火，风火皆属阳，多为兼化；阳主乎动，两动相搏，则为之旋转。"张子和则从"痰"立论，提出以法为主的治疗方法，他在《儒门事亲》中说："夫头风眩运……在上为之停饮，可用独圣散吐之，吐讫后，服清下辛凉之药。凡眩运多年不已，胸膈痰涎壅塞，气血颇实，吐之甚效。"李杲《兰室秘藏·头痛》所论恶心呕吐，不食，痰唾稠黏，眼黑头旋，目不能开，如在风云中，即是脾胃气虚、浊痰上逆之眩晕，主以半夏白术天麻汤。认为："足太阴痰厥头痛，非半夏不能疗；眼黑头眩，风虚内作，非天麻不能除。"元代朱丹溪更力倡"无痰不作眩"之说，如《丹溪心法·头眩》说："头眩，痰挟气虚并火，治痰为主，挟补气药及降火药。无痰则不作眩，痰因火动，又有湿痰者。"

明、清两代对眩晕的论述日臻完善。对眩晕病因病机的分析颇为详尽。如明代徐春甫的《古今医统大全·眩运门》以虚实分论，提出虚有气虚、血虚、阳虚之分；实有风、寒、暑、湿之别。并着重指出"四气乘虚""七情郁而生痰动火""淫欲过度，肾家不能纳气归元""吐血或崩漏，肝家不能收摄营气"是眩晕发病之常见原因。刘宗厚《玉机微义》、李梴《医学入门》等书，对《内经》"上盛下虚"而致眩晕之论，做了进一步的阐述，认为"下虚者乃气血也，上盛者乃痰涎风火也"。张景岳则特别强调因虚致眩，认为："无虚不能作眩""眩运一证，虚者居其八九，而兼火兼痰者，不过十中一二耳"（《景岳全书·眩运》）。陈修园则在风、痰、虚之外，再加上火，从而把眩晕的病因病机概括为"风""火""痰""虚"四字。此外，明代虞搏提出"血瘀致眩"的论点，值得重视。虞氏在《医学正传·眩运》中说："外有因呕血而眩冒者，胸中有死血迷闭心窍而然。"对跌仆外伤致眩晕已有所认识。

关于眩晕的治疗，此期许多著作，集前人经验之大成，颇为详尽。如《医学六要·头眩》即分湿痰、痰火、风痰、阴虚、阳虚、气虚、血虚、亡血、风热、风寒、死血等证候立方。《证治汇补》亦分湿痰、肝火、肾虚、血虚、脾虚、气郁、停饮、阴虚、阳虚。叶天士《临证指南医案·眩晕门》华岫云按，认为眩晕乃"肝胆之风阳上冒"，其证有夹痰、夹火、中虚、下虚之别，治法亦有治胃、治肝之分。"火盛者先生用羚羊、山栀、连翘、天花粉、玄参、鲜生地、丹皮、桑叶以清泄上焦窍络之热，此先从胆治也；痰多者必理阳明，消痰如竹沥、姜汁、菖蒲、橘红、二陈汤之类；中虚则兼用人参，外台茯苓饮是也；下虚者必从肝治，补肾滋肝，育阴潜阳，镇摄之治是也。"

此外，元、明、清部分医家还认识到某些眩晕与头痛、头风、肝风、中风诸证之间有一定的内在联系，如朱丹溪云："眩运乃中风之渐。"张景岳亦谓："头眩有大小之异，总头眩也……至于中年之外，多见眩仆卒倒等证，亦人所常有之事。但忽运忽止者，人皆谓之头运眼花；卒倒而不醒者，人必谓之中风中痰。"华岫云在《临证指南医案·眩晕门》按语中更明确地指出："此证之原，本之肝风；当与肝风、中风、头风门合而参之。"这些论述也是值得注意的。

总之，继《内经》之后，经过历代医家的不断总结，使眩晕的证治内容更加丰富、充实。近代学者对前人的经验与理论进行了全面的整理，并在实践的基础上加以提高，在本病的辨证论治、理法方药等方面都有进一步的发展。

眩晕作为临床常见症状之一，可见于西医学的多种病症。如椎-基底动脉供血不足、颈椎病、梅尼埃病、高血压、低血压、阵发性心动过速、房室传导阻滞、贫血、前庭神经元炎、脑外伤后综合征等。临床以眩晕为主要表现的疾病，或某些疾病过程中出现眩晕症状者，均可参考本篇有关内容辨证论治。

二、病因病机

眩晕，以内伤为主，尤以肝阳上亢、气血虚损，以及痰浊中阻为常见。眩晕多系本虚标实，实为风、火、痰、瘀，虚则为气血阴阳之虚。其病变脏腑以肝、脾、肾为重点，三者之中，又以肝为主。

（一）肝阳上亢

肝为风木之脏，体阴而用阳，其性刚劲，主动主升，如《内经》所说："诸风掉眩，皆属于肝。"阳盛体质之人，阴阳平衡失其常度，阴亏于下，阳亢于上，则见眩晕；或忧郁、恼怒太过，肝失条达，肝气郁结，气郁化火，肝阴耗伤，风阳易动，上扰头目，发为眩晕；或肾阴素亏不能养肝，阴不维阳，肝阳上亢，肝风内动，发为眩晕。正如《临证指南医案·眩晕门》华岫云按："经云诸风掉眩，皆属于肝，头为六阳之首，耳目口鼻皆系清空之窍，所患眩晕者，非外来之邪，乃肝胆之风阳上冒耳。"

（二）肾精不足

脑为髓之海，髓海有余则轻劲多力，髓海不足则脑转耳鸣，胫酸眩冒。而肾为先天之本，主藏精生髓。若年老肾精亏虚；或因房事不节，阴精亏耗过甚；或先天不足；或劳役过度，伤骨损髓；或阴虚火旺，扰动精室，遗精频仍；或肾气亏虚，精关不固，滑泄无度，均使肾精不足而致眩晕。

（三）气血亏虚

脾胃为后天之本，气血生化之源，如忧思劳倦或饮食失节，损伤脾胃，或先天禀赋不足，或年老阳气虚衰，而致脾胃虚弱，不能运化水谷，生化气血；或久病不愈，耗伤气血；或失血之后，气随血耗。气虚则清阳不振，清气不升；血虚则肝失所养，虚风内动；皆能发生眩晕。如《景岳全书·眩运》所说："原病之由有气虚者，乃清气不能上升，或汗多亡阳而致，当升阳补气；有血虚者，乃因亡血过多，阳无所附而然，当益阴补血，此皆不足之证也。"

（四）痰浊中阻

饮食不节、肥甘厚味太过损伤脾胃，或忧思、劳倦伤脾，以致脾阳不振，健运失职，水湿内停，积聚成痰；或肺气不足，宣降失司，水津不得通调输布，留聚而生痰；或肾虚不能化气行水，水泛而为痰；或肝气郁结，气郁湿滞而生痰。痰阻经络，清阳不升，清空之窍失其所养，则头目眩晕。若痰浊中阻更兼内生之风火作祟，则痰夹风火，眩晕更甚；若痰湿中阻，更兼内寒，则有眩晕昏仆之虑。

（五）瘀血内阻

跌仆坠损，头脑外伤，瘀血停留，阻滞经脉，而致气血不能荣于头目；或瘀停胸中，迷闭心窍，心神飘摇不定；或妇人产时感寒，恶露不下，血瘀气逆，并走于上，迫乱心神，干扰清空，皆可发为眩晕。如《医学正传·眩运》说："外有因坠损而眩运者，胸中有死血迷闭心窍而然。"

总之，眩晕反复发作，病程较长，多为本虚标实，并常见虚实之间相互转化。如发病初期，病程较短时多表现为实证，即痰浊中阻、瘀血内阻，或阴阳失调之肝阳上亢，若日久不愈，可转化为气血亏虚、肾精不足之虚证；也有气血亏虚、肾精不足所致眩晕者，反复发作，气血津液运行不畅，痰浊、瘀血内生，而转化为虚实夹杂证。痰浊中阻者，由于痰郁化火，煽动肝阳，则可转化为肝阳上亢或风挟痰浊上扰；由于痰浊内蕴，阻遏气血运行，日久可致痰瘀互结。

三、诊断

（一）发病特点

眩晕可见于任何年龄，但多见于40岁以上的中老年人。起病较急，常反复发作，或渐进加重。可以是某些病证的主要临床表现或起始症状。

（二）临床表现

本证以目眩、头晕为主要临床表现。患者眼花或眼前发黑，视外界景物旋转动摇不定，或自觉头身动摇，如坐舟车，同时或兼见恶心、呕吐、汗出、耳鸣、耳聋、怠懈、肢体震颤等症状。

四、鉴别诊断

（一）厥证

厥证以突然昏倒，不省人事，或伴有四肢逆冷，一般常在短时内苏醒，醒后无偏瘫、失语、口舌歪斜等后遗症。眩晕发作严重者，有欲仆或晕旋仆倒的现象与厥证相似，但神志清醒。

（二）中风

中风以猝然昏仆，不省人事，伴有口舌歪斜，半身不遂，言语謇涩为主症，或不经昏仆而仅以喝僻不遂为特征。而眩晕仅以头晕、目眩为主要症状，不伴有神昏和半身不遂等症。但有部分中风患者以眩晕为起始症状或主要症状，须密切观察病情变化，结合病史及其他症状与单纯的眩晕进行鉴别。

（三）痫病

痫病以突然仆倒，昏不知人，口吐涎沫，两目上视，四肢抽搐，或口中如做猪羊叫声，移时苏醒，醒后一如常人为特点。而眩晕无昏不知人，四肢抽搐等症状。痫病昏仆与眩晕之甚者似，且其发作前常有眩晕、乏力、胸闷等先兆，痫病发作日久之人，常有神疲乏力，眩晕时作等症状出现，故亦应与眩晕进行鉴别。

五、辨证论治

（一）辨证

1.辨证要点

（1）辨虚实

眩晕辨虚实，首先要注意舌象和脉象，再结合病史和伴随症状。如气血虚者多见舌质淡嫩，脉细弱；肾精不足偏阴虚者，多见舌嫩红少苔，脉弦细数；偏阳虚者，多见舌质胖嫩淡暗，脉沉细、尺弱；痰湿重者，多见舌苔厚滑或浊腻，脉滑；内有瘀血者，可见舌质紫暗或舌有瘀斑瘀点，唇暗，脉涩。起病突然，病程短者多属实证；反复发作，缠绵不愈，或劳则诱发者多属虚证，或虚实夹杂证。

（2）辨标本缓急

眩晕多属本虚标实之证，肝肾阴亏，气血不足，为病之本；痰、瘀、风、火为病之标。痰、瘀、风、火，其临床特征不同。如风性主动，火性上炎，痰性黏滞，瘀性留著等，都须加以辨识。其中尤以肝风、肝火为病最急，风升火动，两阳相搏，上干清空，症见眩晕，面赤，烦躁，口苦，脉弦数有力，舌红，苔黄等，亟应注意，以免缓不济急，酿成严重后果。

2.证候

（1）肝阳上亢

眩晕，耳鸣，头涨痛，易怒，失眠多梦，脉弦。或兼面红，目赤，口苦，便秘尿赤，舌红苔黄，脉弦数或兼腰膝酸软，健忘，遗精，舌红少苔，脉弦细数；或眩晕欲仆，泛泛欲呕，头痛如掣，肢麻震颤，语言不利，步履不正。

病机分析：肝阳上亢，上冒巅顶，故眩晕、耳鸣、头痛且胀，脉见弦象；肝阳升发太过，故易怒；阳扰心神，故失眠多梦；若肝火偏盛、循经上炎，则兼见面红，目赤，口苦，脉弦且数；火热灼津，故便秘尿赤，舌红苔黄；若属肝肾阴亏，水不涵木，肝阳上亢者，则兼见腰膝酸软，健忘遗精，舌红少苔，脉弦细数。若肝阳亢极化风，则可出现眩晕欲仆，泛泛欲呕，头痛如掣，肢麻震颤，语言不利，步履不正等风动之象。此乃中风之先兆，宜加防范。

（2）气血亏虚

眩晕，动则加剧，劳累即发，神疲懒言，气短声低，面白少华，或萎黄，或面有垢色，心悸失眠，纳减体倦，舌色淡，质胖嫩，边有齿印，苔薄白，脉细或虚大；或兼食后腹胀，大便溏薄，或兼畏寒肢冷，唇甲淡白；或兼诸失血证。

病机分析：气血不足，脑失所养，故头晕目眩，活动劳累后眩晕加剧，或劳累即发；气血不足，故神疲懒言，面白少华或萎黄；脾肺气虚，故气短声低；营血不足，心神失养，故心悸失眠；气虚脾失健运，故纳减体倦。舌色淡，质胖嫩，边有齿印，苔薄白，脉细或虚大，均是气虚血少之象。若偏于脾虚气陷，则兼见食后腹胀，大便稀溏。若脾阳虚衰，气血生化不足，则兼见畏寒肢冷，唇甲淡白。

（3）肾精不足

眩晕，精神萎靡，腰膝酸软，或遗精，滑泄，耳鸣，发落，齿摇，舌瘦嫩或嫩红，少苔或无苔，脉弦细或弱或细数。或兼见头痛颧红，咽干，形瘦，五心烦热，舌嫩红，苔少或光剥，脉细数；或兼见面色㿠白或黧黑，形寒肢冷，舌淡嫩，苔白或根部有浊苔，脉弱尺甚。

病机分析：肾精不足，无以生髓，脑髓失充，故眩晕，精神萎靡；肾主骨，腰为肾之府，齿为骨之余，精虚骨骼失养，故腰膝酸软，牙齿动摇；肾虚封藏固摄失职，故遗精滑泄；肾开窍于耳，肾精虚少，故时时耳鸣；肾其华在发，肾精亏虚故发易脱落。肾精不足，阴不维阳，虚热内生，故颧红，咽干，形瘦，五心烦热，舌嫩红、苔少或光剥，脉细数。精虚无以化气，肾气不足，日久真阳亦衰，故面色㿠白或黧黑，形寒肢冷，舌淡嫩，苔白或根部有浊苔，脉弱尺甚。

（4）痰浊内蕴

眩晕，倦怠或头重如蒙，胸闷或时吐痰涎，少食多寐，舌胖，苔浊腻或白厚而润，脉滑或弦滑，或兼结代。或兼见心下逆满，心悸怔忡，或兼头目胀痛，心烦而悸，口苦尿赤，舌苔黄腻，脉弦滑而数，或兼头痛耳鸣，面赤易怒，胁痛，脉弦滑。

病机分析：痰浊中阻，上蒙清窍，故眩晕；痰为湿聚，湿性重浊，阻遏清阳，故倦怠，头重如蒙；痰浊中阻，气机不利，故胸闷；胃气上逆，故时吐痰涎；脾阳为痰浊阻遏而不振，故少食多寐；舌胖、苔浊腻或白厚而润，脉滑，或弦滑，或兼结代，均为痰浊内蕴之征。若为阳虚不化水，寒饮内停，上逆凌心，则兼见心下逆满，心悸怔忡。若痰浊久郁化火，痰火上扰则头目胀痛，口苦；痰火扰心，故心烦而悸；痰火劫津，故尿赤；苔黄腻，脉弦滑而数，均为痰火内蕴之象。若痰浊夹肝阳上扰，则兼头痛耳鸣，面赤易怒，胁痛，脉弦滑。

（5）瘀血阻络

眩晕，头痛，或兼见健忘，失眠，心悸，精神不振，面或唇色紫暗。舌有紫斑或瘀点，脉弦涩或细涩。

病机分析：瘀血阻络，气血不得正常流布，脑失所养，故眩晕时作；头痛，面唇紫暗，舌有紫斑瘀点，脉弦涩或细涩均为瘀血内阻之征。瘀血不去，新血不生，心神失养，故可兼见健忘、失眠、心悸、精神不振。

六、治疗

（一）治疗原则

1.标本兼顾

眩晕多属本虚标实之证，一般在眩晕发作时以治标为主。眩晕减轻或缓解后，常须标本兼顾，如日久不愈，则当针对本虚辨治。

2.治病求本

眩晕的治疗应注意治疗原发病，如因跌仆外伤，鼻衄，妇女血崩、漏下等失血而致的眩晕，应重点治疗失血；脾胃不健，中气虚弱者，应重在治疗脾胃。一般原发病得愈，眩晕亦随之而愈。辨证论治中应注意审证求因，治病求本。

（二）治法方药

1.肝阳上亢

平肝潜阳，清火息风。

方药：天麻钩藤饮加减。本方以天麻、钩藤平肝风治风晕为主药，配以石决明潜阳，牛膝、益母草下行，使偏亢之阳气复为平衡；加黄芩、栀子以清肝火；再加杜仲、桑寄生养肝肾；夜交藤、茯神以养心神、固根本。若肝火偏盛，可加龙胆草、丹皮以清肝泄热；或改用龙胆泻肝汤加石决明、钩藤等以清泻肝火。若兼腑热便秘者，可加大黄、芒硝以通腑泄热。若肝阳亢极化风，宜加羚羊角（或羚羊角骨）、牡蛎、代赭石之属以镇肝息风，或用羚羊角汤加减（羚羊角、钩藤、石决明、龟板、夏枯草、生地、黄芩、牛膝、白芍、丹皮）以防中风变证的出现。若肝阳亢而偏阴虚者，加滋养肝肾之药，如牡蛎、龟板、鳖甲、何首乌、生地、淡菜之属。若肝肾阴亏严重者，应参考肾精不足证结合上述化裁治之。

2.气血亏虚

补益气血，健运脾胃。

方药：八珍汤、十全大补汤、人参养荣汤等加减。若偏于脾虚气陷者，用补中益气汤；若为脾阳虚衰，可用理中汤加何首乌、当归、川芎、肉桂等以温运中阳。若以心悸、失眠、健忘为主要表现者，则以归脾汤为首选。血虚甚者，用当归补血汤，本方以黄芪五倍于当归，在补气的基础上补血，亦可加入枸杞子、山药之属，兼顾脾肾。

若眩晕由失血引起者，应针对失血原因而治之。如属气不摄血者，可用四君子汤加黄芪、阿胶、白芨、三七之属；若暴失血而突然晕倒者，可急用针灸法促其复苏，内服方可用六味回阳饮，重用人参，以取益气回阳固脱之意。

3.肾精不足

补益肾精，充养脑髓。

方药：河车大造丸加减。本方以党参、茯苓、熟地、天门冬、麦门冬大补气血而益真元，紫河车、龟板、杜仲、牛膝以补肾益精血；黄柏以清妄动之相火。可选加菟丝子、山茱萸、鹿角胶、女贞子、莲子等以增强填精补髓之力。若眩晕较甚者，可选加龙骨、牡蛎、鳖甲、磁石、珍珠母之类以潜浮阳。若遗精频频者，可选加莲须、芡实、桑螵蛸、沙苑子、覆盆子等以固肾涩精。

偏于阴虚者，宜补肾滋阴清热，可用左归丸加知母、黄柏、丹参。方中熟地、山茱萸、菟丝子、牛膝、龟板补益肾阴；鹿角胶填精补髓；加丹参、知母、黄柏以清内生之虚热。偏于阳虚者，宜补肾助阳，可用右归丸。方中熟地、山茱萸、菟丝子、杜仲为补肾主药；山药、枸杞子、当归补肝脾以助肾；附子、肉桂、鹿角胶益火助阳。可酌加巴戟天、仙灵脾、仙茅、肉苁蓉等以增强温补肾阳之力。在症状改善后，可辨证选用六味地黄丸或金匮肾气丸，较长时间服用，以固其根本。

4.痰浊内蕴

燥湿祛痰，健脾和胃。

方药：半夏白术天麻汤加减。方中半夏燥湿化痰，白术健脾去湿，天麻息风止头眩为主药；茯苓、甘草、生姜、大枣俱是健脾和胃之药，再加橘红以理气化痰，使脾胃健运，痰湿不留，眩晕乃止。若眩晕较甚，呕吐频作者，可加代赭石、旋覆花、胆南星之类以除痰降逆，或改用旋覆代赭汤；若舌苔厚腻水湿盛重者，可合五苓散；若脘闷不食，加白蔻仁、砂仁化湿醒胃；若兼耳鸣重听，加青葱、石菖蒲通阳开窍；若脾虚生痰者可用六君子汤加黄芪、竹茹、胆南星、白芥子之属；若为寒饮内停者，可用苓桂术甘汤加干姜、附子、白芥子之属以温阳化寒饮，或用黑锡丹。若为痰郁化火，宜用温胆汤加黄连、黄芩、天竺黄等以化痰泄热或合滚痰丸以降火逐痰。若动怒郁勃，痰、火、风交炽者，用二陈汤下当归龙荟丸，并可随症酌加天麻、钩藤、石决明等息风之药。若兼肝阳上扰者，可参用上述肝阳上亢之法治之。

5.瘀血阻络

祛瘀生新，活血通络。

方药：血府逐瘀汤加减。方中当归、生地、桃仁、红花、赤芍、川芎等为活血消瘀主药；枳壳、柴胡、桔梗、牛膝以行气通络，疏理气机。若兼气虚，身倦乏力，少气自汗，宜加黄芪，且应重用（30g以上），以补气行血。若兼寒凝，畏寒肢冷，可加附子、桂枝以温经活血。若兼骨蒸劳热，肌肤甲错，可加丹皮、黄柏、知母，重用生地，去柴胡、枳壳、桔梗，以清热养阴，祛瘀生新。若为产后血瘀血晕，可用清魂散，加当归、延胡索、血竭、没药、童便，本方以人参、甘草益气活血；泽兰、川芎活血祛瘀；荆芥理血祛风，合当归、延胡索、血竭、没药、童便等活血去瘀药，全方具有益气活血，祛瘀止晕的作用。

（三）其他治法

1.单方验方

①五月艾生用45g，黑豆30g，煲鸡蛋服食；或川芎10g，鸡蛋1只，煲水服食；或桑葚子15g，黑豆12g水煎服。治血虚眩晕。

②羊头1个（包括羊脑），黄芪15g，水煮服食，或胡桃肉3个，鲜荷蒂1枚捣烂，水煎服；或桑寄生120g水煎服。治肾精不足眩晕。

③生地30g，钩藤30g，益母草60g，小蓟30g，白茅根30g，夏枯草60g，山楂30g，红花9g，地龙30g，决明子30g，浓煎成160mL，每次服40mL，每日服两次。治瘀血眩晕。

④生明矾、绿豆粉各等分研末，用饭和丸如梧桐子大，每日早晚各服5丸，常服；或明矾7粒（如米粒大），晨起空腹开水送下。治痰饮眩晕。

⑤假辣椒根（罗芙木根）30～90g，或生芭蕉根60～120g，或臭梧桐叶30g，或棕树嫩叶15g，或向日葵叶30g（鲜60g），或地骨皮30g，或丹皮45g，或芥菜花30～60g，或杉树枝30g，或鲜车前草90g，或鲜小蓟根30g，或鲜马兜铃30g，任选一种，水煎服，每日1剂。治肝阳眩晕。

⑥芹菜根10株，红枣10枚，水煎服，每日1剂，连服两星期；或新鲜柳树叶每日250g，浓煎成100mL，分两次服，6日为一个疗程；紫金龙粉每次服1g，开水冲服；或草决明30g，海带50g，水煎服；或野菊花15g，钩藤6g，益母草15g，桑枝15g，苍耳草15g，水煎服；或猪笼草60g，糯稻根15g，土牛膝15g，钩藤15g，水煎服；或茺蔚子30g，玉兰花12g，榕树寄生15g，山楂子、叶各15g，水煎服；或夏枯草、万年青根各15g，水煎服；或小蓟草30g，车前草30g，豨莶草15g，水煎服；或香瓜藤、黄瓜藤、西瓜藤各15g，水煎服；或桑寄生、苦丁茶、钩藤、荷叶、菊花各6g，开水泡代茶。上述均每日1剂，治肝阳眩晕。

2.针灸

艾灸百会穴，可治各种虚证眩晕急性发作；针刺太冲穴，泻法，可治肝阳眩晕急性发作。气血亏虚眩晕，可选脾俞、肾俞、关元、足三里等穴，取补法或灸之；肝阳上亢者，可选风池、行间、侠溪等穴，取泻法；兼肝肾阴亏者，加刺肝俞、肾俞用补法，痰浊中阻者，可选内关、丰隆、解溪等穴，用泻法。

七、转归及预后

眩晕的转归，既包括病证虚实之间的变化，又涉及变证的出现。眩晕反复发作，日久不愈，常出现虚实转化。如气血亏虚者，日久可致气血津液运行不畅，痰瘀内生，而成虚实夹杂证；肝阳上亢者，木克脾土，脾失健运，痰湿内生，而转化为痰浊中阻证。

眩晕的预后，一般来说，与病情轻重和病程长短有关。若病情较轻，治疗护理得当，则预后多属良好。反之，若病久不愈，发作频繁，发作时间长，症状重笃，则难于获得根治。尤其是肝阳上亢者，阳愈亢而阴愈亏，阴亏则更不能涵木潜阳，阳化风动，血随气逆，夹痰夹火，横窜经隧，蒙蔽清窍，即成中风危证，预后不良。如突发眩晕，伴有呕吐或视一为二、站立不稳者，当及时治疗，防止中风的发生。少数内伤眩晕患者，还可因肝血、肾精耗竭，耳目失其荣养，而发为耳聋或失明之病证。

八、预防与护理

增强人体正气，避免和消除能导致眩晕发病的各种内、外致病因素。例如，坚持适当的体育锻炼，其中太极拳、八段锦及其他医疗气功等对预防和治疗眩晕均有良好的作用；保持心情舒畅、乐观，防止七情内伤；注意劳逸结合，避免体力和脑力的过度劳累；节制房事，切忌纵欲过度；饮食尽可能定时定量，忌暴饮暴食及过食肥甘厚味，或过咸伤肾之品；尽可能戒除烟酒。这些都是预防眩晕发病及发作的重要措施。注意产后的护理与卫生，对防止产后血晕的发生有重要意义。避免突然、剧烈的主动或被动的头部运动，可减少某些眩晕证的发生。

眩晕发病后要及时治疗，注意适当休息，症状严重者一定要卧床休息及有人陪伴或住院治疗，以免发生意外，并应特别注意生活及饮食上的调理。这些措施对患者早日康复是极为必要的。

九、现代研究

眩晕是临床中的常见症状，其病因复杂，与多种疾病有关，既是一些疾病的主要临床表现，也是某些疾病的首发或前驱症状之一。因此，眩晕的病因诊断比较困难，常需要一些辅助检查以明确病因。中医辨证论治对于减轻眩晕发作程度，控制眩晕发作次数具有一定疗效，但不同病因引发的眩晕，其中医药治疗效果存在较大差异，临床中往往要从病证结合的层面对疗效进行评价。

近些年，在中医、中西医结合治疗眩晕方面的研究报道不断增加，其研究内容主要围绕眩晕的中医辨证论治规律探讨、中药复方的临床疗效观察以及从病证结合角度对中西医结合疗法进行疗效评价等。主要涉及椎-基底动脉供血不足、颈椎病、高血压、梅尼埃病、前庭神经元炎等所致的眩晕。

（一）椎－基底动脉供血不足性眩晕

椎-基底动脉供血不足是中、老年人的常见病。这一病名已广泛用于临床诊断，但它的发病机制和诊断存在不少尚待解决的问题，目前尚缺乏统一的诊断标准。本病以发作性眩晕、恶心呕吐、共济失调等为主要临床表现。如反复发作，可导致脑卒中的发生。因此，积极治疗本类眩晕对于脑卒中的防治十分重要。

近些年，关于中医药治疗椎－基底动脉供血不足性眩晕的报道逐渐增多，主要从肝风、痰浊、瘀血以及气虚进行临床辨治，常用的治疗方法有平肝潜阳、息风化痰、活血化瘀、益气活血、健脾补肾等。其临床研究类型多是针对中药复方的随机对照研究，或以中药复方治疗，或在西药治疗的基础上叠加中药治疗。有学者报道养血清脑颗粒有治疗椎-基底动脉供血不足性眩晕的疗效。

（二）颈源性眩晕

颈源性眩晕是指椎动脉颅外段受颈部病变的影响导致血流障碍引起的以眩晕为主的临床综合征。其临床特点是眩晕多发生在颈部转动时。对颈性眩晕的病机认识，则是肝肾亏虚，脾失健运为本，风、寒、痰、瘀为标，治疗采用补肾生髓，化痰逐瘀，药物结合其他疗法的综合治疗常获得较好的疗效。有学者根据临床经验将其分为精髓不足型、肝肾阴虚型、痰湿中阻型、气虚血滞型及寒凝督脉型。认为虚者，精髓不足、肝肾阴虚、心脾气虚为病之本；实者，风、寒、痰、湿为病之标。根据眩晕的中医辨证特点，将本病分为清气不升型、痰浊壅盛型、肝阳上亢型。还有分为痰浊中阻型、肝阳上亢型、气血两虚型、肾精亏虚型。临床上本虚标实为多，中医治疗以不同的辨证概念加以分析归纳，采取不同的治疗方法，使机体重新恢复到平衡状态。

十、小结

眩晕是临床常见病证之一，临床须仔细询问病史，观察有无其他症状出现，以助判断病情轻重，选择治疗方法。一般眩晕发作时，宜及时采取治疗措施以控制病情，多从肝风、痰浊、瘀血论治；眩晕缓解后，则以扶正固本为主，予以益气升阳、滋补肝肾等。眩晕反复发作，或逐渐加重，或发作时伴有视一为二、站立不稳、肢体麻木等症状时，须密切观察病情变化，及时救治，防止发生中风。

第七章　呼吸系统病证

第一节　肺脓肿

一、病因病理

外邪犯肺是肺脓肿形成的主要原因；而正气虚弱，或痰热素盛、嗜酒不节、恣食辛热厚味等，致使湿热内蕴，则是易使机体感邪发病的内在因素。

由于风热之邪袭肺，或风寒郁而化热，蕴结于肺，肺受邪热熏灼，清肃失司，气机壅滞，阻滞肺络，致使热结血瘀不化而成痈；继而热毒亢盛，血败肉腐而成脓；脓溃之后，则咳吐大量脓臭痰。若热毒之邪逐渐消退，则病情渐趋改善而愈；但若误治或治疗措施不力，迁延日久，热毒留恋不去，则必伤及气阴，形成正虚邪实的病理状态。

二、诊断

（一）临床表现

1.病史

往往有肺部感染或异物吸入病史。

2.症状

常骤起畏寒、发热等急性感染症状。初多干咳或有少量黏液痰，约1周后出现大量脓性痰，留置后可分为三层，下层为脓块，中层为黏液，上层为泡沫，多有腥臭味；炎症累及壁层胸膜可引起胸痛，且与呼吸有关。病变范围大时可出现气促。有时还可见有不同程度的咯血。

3.体征

肺部体征与肺脓肿的大小和部位有关。初起时肺部可无阳性体征，或患侧可闻及湿啰音；病变继续发展，可出现肺实变体征，可闻及支气管呼吸音；肺脓腔增大时，可出现空瓮音；病变累及胸膜可闻及胸膜摩擦音或呈现胸腔积液体征。血源性肺脓肿大多无阳性体征。慢性肺脓肿常有杵状指（趾）。

（二）实验室检查

急性肺脓肿血白细胞总数达（20～30）×10^9/L，中性粒细胞百分率在90%以上，核明显左移，常有中毒颗粒。慢性患者的血白细胞可稍升高或正常，红细胞和血红蛋白减少。血源性肺脓肿时，血培养可检出致病菌。

（三）特殊检查

1.X线检查

早期多呈大片浓密模糊浸润阴影，边缘不清，或为团片状浓密阴影，分布在一个或数个肺段。当肺组织坏死、肺脓肿形成后，脓液经支气管排出后，则脓腔病灶内可出现空洞及液平，脓腔内壁光整或略有不规则。恢复期脓腔逐渐缩小、消失，最后仅残留纤维条索阴影。慢性肺脓肿脓腔壁增厚，内壁不规则，有时呈多发性，周围有纤维组织增生及邻近胸膜增厚，肺叶收缩，纵隔可向患侧移位。血源性肺脓肿，病灶分布在一侧或两侧，呈散在局限炎症，或边缘整齐的球形病灶，中央有小脓腔和气液平。炎症吸收后，亦可能有局灶性纤维化或小气囊后遗阴影。肺部CT则能更准确定位及区别肺脓肿和有气液平的局限性脓胸，发现体积较小的脓肿和葡萄球菌肺炎引起的肺气囊，并有助于做体位引流和外科手术治疗。

2.细菌学检查

痰涂片革兰染色，痰、胸腔积液和血培养，以及抗菌药物的药敏试验，有助于确定病原体和指导选择抗菌药物。

3.气管镜检查

有助于明确病因和病原学诊断，并可用于治疗。如有气道内异物，可取出异物使气道引流通畅。还可取痰液标本进行需氧和厌氧菌培养。经支气管镜对脓腔进行冲洗、吸引脓液、注入抗菌药物等，可以提高疗效与缩短病程。

三、鉴别诊断

（一）细菌性肺炎

早期肺脓肿与细菌性肺炎在症状和X线改变往往相似，有时甚难鉴别。一般而言，细菌性肺炎高热持续时间短，起病后2～3天，多数病人咯铁锈色痰，痰量不多，且无臭味，经充分和有效的治疗后体温可于5～7天内下降，病灶吸收也较迅速。

（二）空洞性肺结核

本病常有肺结核史，全身中毒症状不如肺脓肿严重，痰量也不如肺脓肿多，一般无臭味，且不分层。X线显示空洞周围炎症反应不明显，常有新旧病灶并存，同侧或对侧可有播散性病灶，痰检查可找到结核菌，抗结核药物治疗有效。

（三）支气管肺癌

本病多见于40岁以上，可出现刺激性咳嗽及痰血、多无高热，痰量较少，无臭味，病情经过缓慢；X线表现为空洞周围极少炎症，可呈分叶状，有细毛刺，洞壁厚薄不均，凹凸不平，少见液平，肺门淋巴结可肿大；血检白细胞总数正常，痰中可找到癌细胞。

四、并发症

本病的并发症有支气管扩张、支气管胸膜瘘、脓气胸、大咯血及脑脓肿等。

五、临证要点

肺脓肿系邪热郁肺，肺气壅滞，痰热瘀阻所致。初期为表邪不解，热毒渐盛，治疗宜在辛凉解表的基础上，酌情配合清热解毒类药以冀截断邪热传里。若热毒炽盛，痰瘀互结不化，酿成脓肿，甚而脓肿溃破，咳吐大量脓臭痰时，则须采用苦寒清解之品，佐以化痰祛瘀利络，以直折壅结肺经热瘀之邪；如肺移热于大肠，出现腑气不通，大便秘结，但正气未虚者，可予通腑泄热治之。至于肺脓肿后期或转变为慢性者，往往存在正气虚弱而余热未清的病理状况，此时应注意扶正，宜益气养阴以复其元，清热化痰以清余邪，切不可纯用补剂，以免助邪资寇，使之死灰复燃。

六、辨证施治

（一）邪热郁肺

主症：畏寒发热，咳嗽胸痛，咳而痛甚，咳痰黏稠，由少渐多，呼吸不利，口鼻干燥。舌苔薄黄，脉浮滑而数。

治法：疏风散热，清肺化痰。

处方：银翘散加减。

银花30g，连翘30g，淡豆豉9g，薄荷6g（后下），甘草6g，桔梗12g，牛蒡子9g，芦根30g，荆芥穗6g，竹叶9g，败酱草30g，鱼腥草30g，黄芩12g。

肺脓肿病初多表现为表热实证，与上呼吸道感染以及肺炎早期的症状颇相类似，往往甚难鉴别。在临床上，此时采用银翘散或桑菊饮以清热散邪至为合拍。但要注意，本病乃属大热大毒之证，不能按一般常法治疗。因此，在应用银翘散时，宜适当加入败酱草、鱼腥草、黄芩等清热解毒药物以增强消炎防痈的作用。邪热亢盛，极易伤阴耗液，方中芦根具有清热生津之功，用量宜重，以新鲜多汁者为佳，干者则少效；淡竹叶能清心除烦，也属必不可少之品。此外，如咳嗽较剧者，可加桑白皮、杏仁、枇杷叶、浙贝；胸痛明显者酌加广郁金、瓜蒌皮、丝瓜络；食欲较差者，加鸡内金、谷麦芽、神曲等以醒脾开胃。若痰量由少而转多，发热持续不退者，有形成脓肿之可能，应重用鱼腥草，以鲜者为佳，剂量可加至45～60g；也可酌加丹皮、红藤，此乃治疗肠痈之要药，移用于治疗肺脓肿，颇有异曲同工之妙。

（二）热毒血瘀

主症：壮热不退，汗出烦躁，时有寒战，咳嗽气急，咳吐脓痰，气味腥臭，甚则吐大量脓痰如沫粥，或痰血相杂，胸胁作痛，转侧不利，口干舌燥。舌质红绛，舌苔黄腻，脉滑数。

治法：清热解毒，豁痰散结，化瘀排脓。

处方：千金苇茎汤合桔梗汤加减。

鲜芦根30～45g，冬瓜仁15～30g，鱼腥草30g，桔梗15g，甘草5g，生苡仁30g，桃仁10g，黄芩15g，黄连5g，银花30g，金荞麦30g，败酱草30g，桑白皮12g。

肺脓肿发展至成脓破溃阶段，其实质乃为邪热鸱张、血败瘀阻所致。因而必须重用清热解毒药物，若热势燎原，病情重笃者，可每日用两剂，日服6次，待病情基本控制，肺部炎性病变明显消散，空洞内液平消失，才可减轻药量，否则病情易于反复。同时，为促使脓痰能尽快排出，桔梗一药非但必不可少，而且剂量宜大，可用至15～30g，即使药后略有恶心等不良反应也无妨。此药开肺排脓化痰之力较强，列历代医家屡用屡验的治疗肺痈要药。但用时要注意的是，对于脓血相兼者，其用量以9～12g为宜；脓少血多者，6g已足矣；纯血无脓者则慎用或禁用，以免徒伤血络。此外，对因热结腑实、大便秘结者，可加大黄、枳实以通里泄热；咳剧及胸痛难忍者，酌加杏仁、浙贝、前胡、广郁金、延胡索、川楝子以理气镇痛、化痰止咳；呼吸急促、喘不得卧者则加甜葶苈、红枣以泻肺平喘；高热神昏谵语者，加服安宫牛黄丸以开窍醒神；血量较多时常加三七及白芨研末冲服。

值得一提的是，本方中所用的金荞麦一药，即蓼科植物之野荞麦，具有清热解毒、润肺补肾、活血化瘀、软坚散结、健脾止泻、收敛消食、祛风化湿等多种功效。

（三）正虚邪恋

主症：身热渐退，咳嗽减轻，脓痰日少，神疲乏力，声怯气短，自汗盗汗，口渴咽干，胸闷心烦。舌质红，苔薄黄；脉细数无力。

治法：益气养阴，扶正祛邪。

处方：养阴清肺汤合黄芪生脉饮、桔梗杏仁煎加减。

黄芪15～30g，麦冬12g，太子参15～30g，大生地15～30g，玄参12g，甘草6g，浙贝9g，丹皮12g，杏仁9g，桔梗9g，百合12g，银花30g，金荞麦30g，薏苡仁30g。

肺脓肿在发展过程中最易耗气伤阴，尤其在大量脓痰排出之后，此时邪势虽衰，但正虚渐明，亟须采用益气养阴之剂，临床常常选用养阴清肺汤合黄芪生脉饮等。以扶其正气，清其余热。用药时宜注意的是，补肺气不可过用甘温，以防助热伤阴；养肺阴则不可过用滋腻，以防碍胃困脾。益气生津选用太子参或绞股蓝为宜，养阴则以玉竹、麦冬、百合、沙参为妥。但须指出，本病不宜补之过早，只有在热退、咳轻、痰少，且有明显虚象时，方可适当进补。同时，在扶正之时，不可忘却酌用祛邪药物，故方中合用桔梗杏仁煎以及适当选用金荞麦、银花等清热解毒、宣肺化痰、利气止咳之品。只有这样，才能达到既防余热留恋，又可振奋正气的作用。另外，对于病后自汗、盗汗过多者，可加用炒白术、防风、浮小麦、稽豆衣以固表敛汗；如低热不退者，可加青蒿、地骨皮、炙鳖甲、银柴胡等以清虚热；脾虚纳呆、便溏、腹胀者，酌加炒白术、茯苓、扁豆、鸡内金、神曲、谷麦芽等开胃运脾类药，以生金保肺。

第二节　肺间质纤维化

一、病因病理

肺为五脏六腑之华盖，肺气与大气相通，肺气通于鼻，在空气中的有机粉尘、无机粉尘（二氧化硅）、石棉、滑石、煤尘、锑、铝及霉草尘、蔗尘、棉尘、真菌、曲菌、烟雾、气溶胶、化学性气体及病毒、细菌等，经鼻咽部吸入肺中，肺为娇脏，受邪而致发病。

气候急剧变化也是本病致病原因。节气应至而未至，干燥寒冷或闷热潮湿的气候变化常使人有"非时之感"或温疫之邪相染，经口鼻而入，首先犯肺而致病。

皮毛者，肺之合也，肺主皮毛。风、寒、燥、暑之邪常在肌表皮毛汗孔开泄，卫气不固之时侵袭人体。许多农药、除草剂等有毒物质经皮肤吸收入血液中，"肺朝百脉"，直接损其肺脏而发病。

肺与其余四脏相关作用，心肝脾肾有病，或受邪时亦可损于肺而发病。如有毒农药、细胞毒性药物、免疫抑制剂、磺胺类、神经血管活性药物、部分抗生素可损伤脾之运化、肝之疏泄，致使化源不足，肺失所养而致病。其中一部分药物还可损及肾精、骨髓，使脾肾功能低下，引起骨髓造血低下，自身免疫功能异常，精血亏耗，使肺之功能异常而发病。

肾为先天之本，本病的发生与先天禀赋关系密切，已经观察到本病有家族遗传因素，具有同种白细胞抗原相对增多的特征。组织与细胞毒性组织特异性抗体相结合，引起细胞和组织的损伤及免疫复合物的沉着，经各种炎细胞、肺泡巨噬细胞、T淋巴细胞等免疫系统的介入，发生肺泡炎和纤维化的形成。而以上这些免疫异常的形成与个体素质、先天禀赋有着内在的密切关系。本病病理主要有燥热、痰瘀、痰浊及津亏。

（一）燥热伤肺

多见于先天禀赋不足，肾气亏虚者。因吸入金石粉尘及有毒物质，常以其燥烈之毒性直接伤及肺脏本身，金石燥血，消耗血液，除伤其阴津外，由于气道干燥，痰凝成块不易咳出而郁于内，生热生火。又因先天肾亏，阴津不能蒸腾自救，燥痰郁阻更伤于肺。故见干咳、喘急、低热、痰少、胸闷诸症，劳作时则更剧。

（二）气亏津伤

气根于肾主于肺，肾气亏虚而气无所根，燥热伤肺，肺气不足而气无所主。肺肾气虚而不能保津，阴津亏耗，精液枯竭又不能养气，气亏津伤而肺脏失养，纤维增生或缩小而成肺痿，或膨胀而为肺胀。肺肾皆虚，呼气无力，吸气不纳，故胸闷气急，呼吸浅促，口咽干燥，舌红苔少，脉细弱而数。

（三）痰瘀互结

肺气亏虚则血行无力，阴虚血少则血行涩滞，故气滞血瘀。肺肾亏虚，脾失肺之雾露、肾之蒸腾，输布津液上不能及肺，下不能与肾，津液停聚，燥邪瘀热，煎熬成痰，痰阻脉络，使瘀更甚，痰瘀互结，故唇舌色暗，手足发绀，痰涎壅盛而气息短促。

（四）痰浊内盛

久病脾肾亏虚，以致饮停痰凝，痰湿内聚，脉道受阻，肺气不达，不能"朝百脉"升清降浊，血气不能相合，脏腑失养，五脏衰竭，清气不得升，浊气不得降，故喘满、气急、发绀、烦躁，痰盛甚者，阳衰阴竭，痰浊内阻，清窍不明，气阴两衰，内闭外脱。

二、诊断

（一）临床表现

1.症状

IIPs（特发性间质性肺炎）均为病因不明，以进行性呼吸困难，活动后加重为其临床特征。急性型常有发热，干咳，起病后发展迅速的胸闷、气急，类似ARDS（急性呼吸窘迫综合征）的病情，1～2周即发生呼衰，1～2个月可致死亡。慢性型隐匿起病，胸闷、气短呈进行性加重，初期劳累时加重，后期则静息时亦然。病程常数年。当继发感染后则咳吐痰液、喘急、发热，或导致呼吸衰竭。

2.体征

呼吸急促、发绀、心率快，两肺底听及弥漫性密集、高调、爆裂音或有杵状指。慢性型可并发肺心病，可有右心衰竭体征，颈静脉充盈，肝大，下肢浮肿。

（二）辅助检查

1.肺活检

可采用纤维支气管镜进行肺活检。本病初期病变主要在肺泡壁，呈稀疏斑点状分布；增生期则肺组织变硬，病变相对广泛；晚期肺组织皱缩实变，可形成大囊泡。

2.胸部X线

检查早期可无异常，随病变进展肺野呈磨砂玻璃样，逐渐出现细网影和微小结节，以肺外带为多，病变重时则向中带、内带发展。且细网状发展为粗网状、索条状，甚至形成蜂窝肺，此期肺容积缩小，膈肌上升，可并有肺大疱。

3.肺功能检查

呈限制性通气功能障碍，肺活量下降，弥散功能减退，$P(A-a)O_2$增大，低氧血症，运动后加重，早期$PaCO_2$正常或降低，晚期可增加。

4.血气检测

IIPs主要表现为低氧血症，或并有呼吸性碱中毒，PaO_2、SaO_2降低的程度和速度与病情严重程度呈正相关，可作为判断病情严重程度、疗效反映及预后的依据。

（三）临床诊断要点

1.临床表现

①发病年龄多在中年以上，男：女≈2：1，儿童罕见。

②起病隐袭，主要表现为干咳、进行性呼吸困难，活动后明显。

③本病少有肺外器官受累，但可出现全身症状，如疲倦、关节痛及体重下降等，发热少见。

④50%左右的患者出现杵状指（趾），多数患者双肺下部可闻及啰音。

⑤晚期出现发绀，偶可发生肺动脉高压、肺心病和右心功能不全等。

2.X线胸片（高千伏摄片）

①常表现为网状或网状结节影伴肺容积减小。随着病情进展，可出现直径多在

3 ～ 15mm大小的多发性囊状透光影（蜂窝肺）。

②病变分布：多为双侧弥漫性，相对对称，单侧分布少见。病变多分布于基底部、周边部或胸膜下区。

③少数患者出现症状时，X线胸片可无异常改变。

3.高分辨CT（HRCT）

①HRCT扫描有助于评估肺周边部、膈肌部、纵隔和支气管，血管束周围的异常改变，对IPF的诊断有重要价值。

②可见次小叶细微结构改变，如线状、网状、毛玻璃状阴影。

③病变多见于中下肺野周边部，常表现为网状和蜂窝肺，亦可见新月形影、胸膜下线状影和极少量毛玻璃影。多数患者上述影像混合存在，在纤维化严重区域常有牵引性支气管和细支气管扩张，和（或）胸膜下蜂窝肺样改变。

4.肺功能检查

①典型肺功能改变为限制性通气功能障碍，表现为肺总量（TLC）、功能残气量（FRC）和残气量（RV）下降。一秒钟用力呼气容积/用力肺活量（FEV1/FVC）正常或增加。

②单次呼吸法一氧化碳弥散（DLCO）降低，即在通气功能和肺容积正常时，DLCO也可降低。

③通气/血流比例失调，PaO_2、$PaCO_2$下降，肺泡，动脉血氧分压差P（A-a）O_2增大。

5.血液检查

①IPF的血液检查结果缺乏特异性。

②可见红细胞沉降率增快，丙种球蛋白、乳酸脱氢酶（LDH）水平升高。

③出现某些抗体阳性或滴度增高，如抗核抗体（ANA）和类风湿因子（RF）等可呈弱阳性反应。

6.组织病理学改变

①开胸/胸腔镜肺活检的组织病理学呈UIP改变。

②病变分布不均匀，以下肺为重，胸膜下、周边部小叶间隔周围的纤维化常见。

③低倍显微镜下呈"轻重不一，新老并存"的特点，即病变时相不均一，在广泛纤维化和蜂窝肺组织中常混杂炎性细胞浸润和肺泡间隔增厚等早期病变或正常肺组织。

④肺纤维化区主要由致密胶原组织和增殖的成纤维细胞构成。成纤维细胞局灶性增殖构成所谓的"成纤维细胞灶"。蜂窝肺部分由囊性纤维气腔构成，常常内衬以细支气管上皮。另外，在纤维化和蜂窝肺部位可见平滑肌细胞增生。

⑤排除其他已知原因ILD和其他类型的IIP。

三、鉴别诊断

（一）嗜酸性粒细胞性肺疾病

包括单纯性、慢性、热带型、哮喘性或变应性支气管肺曲菌病、过敏性血管炎性肉芽肿、特发性嗜酸细胞增多综合征等类型，影响多为肺实质嗜酸细胞癌浸润，部分并有肺间质浸润征象，亦常为弥漫性阴影，故须鉴别，主要依据ELD的临床病情和周围血BAL中嗜酸性粒细胞增加＞10%。

（二）外源性过敏性肺泡炎

HP的影像亦为弥漫性肺间质炎、纤维化征象，其和nPs影响相似，不能区别，主要依据IIPs病因不明，HP则有过敏原（如鸟禽、农民肺等）接触，BAL中淋巴细胞增高（常至0.3～0.7），治疗须脱离过敏原接触，否则GC不能阻止病情。

（三）郎格罕组织细胞增生症

以往称为肺嗜酸细胞肉芽肿、组织细胞增多症，好发于中青年，累及肺者为LCH细胞浸润，发病过程可分为三期：细胞期（细胞浸润）、增殖期（肺间质纤维化）、纤维化期（细支气管阻塞形成囊泡）。肺影响呈弥漫性，早期为小结节，继之纤维化和囊泡，胸片特征为常不侵犯肋膈角部位。其和nPs的鉴别为LCH具有弥漫性囊泡的特征。

（四）肺结节病

肺结节病可分为四期。Ⅰ期肺门、纵隔淋巴结肿大，Ⅱ期淋巴结肿大并间质性肺炎，Ⅲ期肺间质纤维化，Ⅳ期蜂窝肺。Ⅱ、Ⅲ、Ⅳ期时须和IIPs鉴别，常依据结节病有Ⅱ、Ⅲ、Ⅳ期相应的影像发展过程，有时须依据病理。

（五）结缔组织病

类风湿关节炎，进行性系统硬化症、皮肌炎和多发性肌病、干燥综合征等为全身性疾病，可伴有肺间质纤维化。可依据结缔组织病的临床表现如关节畸形、皮肤肌肉炎症、口腔干燥等病情和相应的自身免疫抗体相鉴别。

（六）药物性肺间质病

抗肿瘤化疗与免疫抑制剂如博莱霉素、氮芥类、百消安、环磷酰胺、筑基嘌呤、丝裂霉素等均可引起肺间质病变。苯妥英钠、异烟肼、肼屈嗪当引起不良反应时可伴有肺间质损害。胺碘酮、呋喃妥因、青霉胺等也可引起肺间质病变，可依据有关应用药物史做鉴别。

（七）尘肺

石棉肺是因吸入多量石棉粉尘引起广泛弥漫性肺间质纤维化及胸膜增厚。痰内和肺组织中可查到石棉小体。矽肺是因吸入多量游离二氧化硅粉尘、煤尘引起，影响以结节性肺纤维化为特征。均有职业接触史为特点。

四、并发症

本病常因呼吸不畅引起阻塞性肺气肿和泡性肺气肿，甚至发生气胸。合并慢性感染时易形成阻塞性肺炎、支气管扩张、慢性肺化脓症。累及胸膜时常有胸膜增厚，随病情进展可导致肺心病。合并肺癌者也不少见，多发于明显纤维化的下叶，多为腺癌、未分化细胞癌及扁平细胞癌。

五、临证要点

（一）首辨气阴亏虚、五脏气衰

本病以本虚为其病理基础，急进型多以气阴两亏并见，阴亏甚者必耗其气，气虚者必伤其阴，益气养阴为急重型治疗大法，非益气不能统摄阴津，不保阴津血液而气无所主。病缓者应辨其五脏虚损，初病者胸闷、气短、咽干口燥、纳少腹胀、汗出量多，病属脾肺气虚。病久者胸闷如窒，胸痛彻背，胸胁疼痛，口苦烦躁，目眩耳鸣，心悸不寐，腰膝酸软，则以心、肝、肾亏虚多见。

（二）明辨在气在血，掌握轻重缓急

本病虽与外感疾病不同，但多数也有先入气分，后入血分，新病在气，久病入血的规律。但急重型（急性间质性肺炎）发展迅速，症状明显，患者多痛苦异常，胸闷如窒，行走气短，口干咽燥，乏力汗出，这时治疗非常关键，应早期配合应用西药肾上腺皮质激素，用大剂的益气养阴之品，有效地控制病情发展，不然病情会迅速恶化，导致功能衰竭。但对缓进型患者，养阴补血、滋填肝肾、化瘀祛痰为治疗大法，对中型、轻型患者，单纯中药治疗往往有效，但要以症状、体征、肺功能的客观指标为依据，密切观察病情，必要时仍须中西医结合治疗。

（三）急以养阴清热，缓以活血化瘀

重症患者以痰、瘀、热毒为标，以气阴两亏为本。邪毒甚者，可用银花、连翘、蒲公英、生地、沙参、黄芩、丹参、栀子、芦根、玄参、柴胡、陈皮、川贝、浙贝、桔梗、甘草。气阴两亏为主者则投人参、西洋参、童参、麦冬、沙参、五味子、生地、川贝、陈

皮。缓进期气虚津亏血瘀，应重在益气活血化瘀，在辨证治疗基础上加入丹参、当归、生地、赤芍、桃仁、红花等。

六、辨证施治

适用于各种病因及病因不明所致的肺间质纤维化及肺泡炎的治疗。

（一）肺阴亏虚，燥热伤肺

主症：干咳无痰，胸中灼热、紧束感、干裂感，动则气急，胸闷，胸痛，乏力，气短，或有五心烦热，夜不得寐，或有咽干口渴，唇干舌燥。舌红或舌边尖红，苔薄黄而干或无苔，甚者舌红绛有裂纹，脉细或细数。

治法：益气养阴，止咳化痰。

处方：五味子汤。

红参12g（慢火单炖1h）（或党参、北沙参各30g），麦冬15g，五味子9g，川贝母12g，陈皮6g，生姜3片，大枣3枚。

本证是本类疾病最常见的临床证候，可见于本病的各种临床病种，以肺阴亏虚为主要病理机制，投以五味子汤养阴止咳化痰，既顾其阴虚之本，又兼管其干咳之症。若舌红苔少或无苔干裂者，可加鲜生地60g、鲜石斛30g、肥玉竹15g；伴身热、咳嗽、咽干、便结者，可予以清燥救肺汤；胃中灼热、烦渴者，予沙参麦冬汤；五心烦热、夜热早凉、舌红无苔者，予以秦艽鳖甲汤；伴腰膝酸软者，予以百合固金汤；如有低热干咳，痰少带血丝鲜红者，改用苏叶、黄芪、生地、阿胶、白茅根、桔梗、麦冬、贝母、蒲黄、甘草加三七粉冲服。

（二）肺脾气虚，痰热壅肺

主症胸闷气急，发热，咽部阻塞憋闷，喉中痰鸣，咯吐黄浊痰，难以咯出，胃脘灼热，纳可。舌红苔黄厚或腻，脉弦滑数。

治法益气开郁，清热化痰。

处方涤痰汤加味。

全瓜蒌15g，枯黄芩12g，党参12g，姜半夏12g，桔梗12g，云苓15g，橘红12g，贝母12g，石菖蒲9g，竹茹3g，甘草3g，生姜3片，大枣3枚。

本型多见于慢性病继发感染者，以痰热壅肺为主，故以清热化痰治疗。兼胸脘痞满者加薤白12g；伴呛咳、咽干，脉细数者改用贝母瓜蒌散加沙参、杏仁；伴咽部红肿者再加蝉衣、僵蚕、银花、连翘、薄荷。

（三）脾肺肾亏，痰浊内阻，

主症：胸中窒闷，咳吐痰涎或痰黏难咯，脘腹胀闷，腰膝酸软，乏力，纳呆食少或腹胀泄泻。舌淡或暗红，苔白或白腻，脉滑或沉。

治法：健脾益肾，化痰止咳。

处方：金水六君煎加味。

清半夏12g，云苓12g，当归12g，陈皮9g，党参9g，苍术9g，白术9g，紫苏9g，枳壳9g，生、熟地各12g，生姜（煨）3片，大枣（擘）5枚。

本证多见于慢性进展、迁延难愈者，以痰浊内蕴为主要表现，以化痰为主要治则。若咳嗽重者加浙贝母、杏仁、桑白皮；喘鸣、咳痰清稀伴腰背胀痛者改用小青龙汤；伴腰膝酸软，下肢浮肿，咳嗽痰多，腹胀者予以苏子降气汤；病久咳嗽夜甚，低热者用紫菀茸汤（人参、半夏、炙甘草、紫菀、冬花、桑叶、杏仁、贝母、蒲黄、百合、阿胶、生姜、水牛角粉）。

（四）气虚阴亏，痰瘀交阻

主症：胸痛隐隐或胸胁掣痛，胸闷，焦躁善怒，失眠心悸，面唇色暗，胃脘胀满，纳少，乏力，动则气短。舌暗红，苔黄或有瘀斑，脉沉弦或细涩。

治法：益气养阴，化瘀止痛。

处方：血府逐瘀汤加味。

当归15g，生地18g，党参12g，桃仁12g，赤芍12g，柴胡9g，枳壳9g，川芎12g，牛膝9g，红花9g，桔梗9g，炙甘草6g。

本型多见于晚期患者，以气虚阴亏为主，但其病理已呈肺痿，有瘀血内阻，故治用活血化瘀。伴咳嗽气急者，可加沙参12g、浙贝9g、瓜蒌18g；胃脘疼痛，干呕者可加香附12g、焦山栀9g、苏叶9g；胃脘疼甚者，加丹参18g、砂仁9g；咽干善饮者，加麦冬15g、芦根30g、木蝴蝶6g。

（五）五脏俱虚，气衰痰盛

主症：干咳气急，喘急气促，短气汗出，动则喘甚，心悸、憋闷异常，胸痛如裂，羸弱消瘦。舌红或红绛，少苔或无苔，脉细弱或细数。

治法：益气养阴，利窍祛痰。

处方：三才汤加味。

人参（慢火单炖1h）15g，天门冬30g，生地黄60g，川贝母12g，桔梗6g，菖蒲9g。

本证已是本病的晚期表现，已有呼衰等垂危见症，当以益气养阴救逆为主。兼口干甚，舌红绛无苔干裂者加鲜石斛、鲜芦根、鲜玉竹；骨蒸潮热、盗汗者加鳖甲、青蒿、知母，人参改用西洋参；病情较缓者可用集灵膏（生地、熟地、天冬、麦冬、人参、枸杞）；如纳呆乏力，舌淡苔白，脉沉者改用香砂六君子汤；病情危重，大汗淋漓，精神萎靡，口开目合，手撒遗尿，脉微欲绝者，急用独参汤，取红参30g或野山参15g单炖喂服。

七、饮食调护

急重期患者饮食应清淡，多食新鲜富含汁液的水果、蔬菜，口咽干燥患者可予果汁，如梨汁、萝卜汁、藕汁及西瓜等。缓解期患者应少食海鲜、羊肉等发物，但要保持每日饮食有鲜猪肉、禽蛋及水果、蔬菜等。忌暴饮暴食。

第三节　结核性胸膜炎

一、病因病理

结核性胸膜炎系由结核杆菌侵入胸膜腔所引起的胸膜炎症。本病往往继发于肺结核，且多数伴有胸腔积液，为临床常见病。

根据本病发热、胸痛、气急等主要临床表现，系属于中医"悬饮""胁痛""水结胸""痨"等范畴。

本病多由于素体正气不足、饮食劳倦或久病体虚而致痨虫感染，侵犯肺胸，初则伤及肺阴，灼津生热，邪热内结而发病；如痨虫感染日久，阴损及阳，由肺及脾，甚则累及于肾，以致肺失输布、脾失运化、肾失气化，进而影响水液代谢，遂使水湿停聚成饮，积于胸胁而使病情进一步加重，形成本虚标实之候。

二、诊断

（一）临床表现

1.病史

常有结核接触史，或肺及其他器官的结核病史。

2.症状

起病时常有轻中度发热、干咳及其他结核毒性症状。干性胸膜炎主要症状为胸痛，多发生于胸廓扩张度最大的部位，如腋侧胸下部。疼痛性质为剧烈尖锐的针刺样痛，深呼吸及咳嗽时更甚，浅呼吸、平卧和患侧卧位，胸痛可减轻，故呼吸常急促表浅。渗出性胸膜炎起始时有胸痛，待渗液增多时，壁层与脏层胸膜分开，胸痛即减轻。大量胸腔积液者可出现气急、胸闷，积液愈多，症状也愈明显。急性大量渗出性积液时可有端坐呼吸、发绀。

急性结核性脓胸毒性症状重，伴有支气管胸膜瘘时，则咳出大量脓痰（脓性胸腔积液），有时呈血性。慢性者多不发热，但贫血及消瘦较明显。

3.体征

患侧呼吸运动受限制，呼吸音减低。干性及少量渗出性胸膜炎腋侧下胸部常有恒定的胸膜摩擦音，吸气及呼气期均可闻及，听诊器紧压胸壁时摩擦音增强，咳嗽后摩擦音不变；渗出性胸膜炎胸腔积液量较多时病侧呼吸运动度减弱，叩诊浊音，听诊呼吸音减低或消失；大量渗液时气管、心脏移向健侧。

（二）实验室检查

1.血象

一般无明显异常。有时白细胞数可稍增多；血沉增快。

2.胸水

胸腔积液一般呈草黄色、透明或混浊的液体，少数也可呈淡红或深褐色的血性液体，含大量纤维蛋白，放置后形成胶冻样凝块。

胸腔积液pH值在7.30～7.40（鲜有超过7.40），但大约有20%的患者＜7.30，大约80%～85%的胸腔积液中糖＞3.33mmol/L（60mg/dl），大约15%的患者＜1.67mmol/L（30mg/dl）。比重1.018以上，蛋白含量＞30g/L，镜检有核细胞100～1000/mm^3，病程前2周，分类以中性粒细胞为主，后转为淋巴细胞。结核性脓胸的脓液性状和普通脓胸相似，胸腔积液中白细胞总数10 000～15 000/mm^{3}或更多，以中性粒细胞为主，pH＜7.2，糖＜1.11mmol/L(20mg/ml)，乳酸脱氢酶（LDH）＞1000IU/L。一般腺苷脱氨酶（ADA）＞70IU/L高度怀疑结核性胸膜炎，ADA＜40IU/L作为除外诊断。ADA诊断结核性胸膜炎的敏感性47.1%～100%，特异性0～100%，差异主要在于不同的检测方法和临界值的设定。

胸腔积液离心沉淀后行涂片检查结核菌的阳性率在5%以下，胸腔积液培养的阳性率在12%～70%，绝大多数的报道在30%以下。

3.痰培养

传统认为结核性胸膜炎痰抗酸杆菌检查阳性率很低，但即使胸片没有发现病灶的结核性胸膜炎，导痰后痰结核杆菌培养的阳性率也高达55%。

（三）特殊检查

1.X线检查

可见肋膈角变钝，或上肺外周有增厚的胸膜影。中等量积液时可见中下部肺野呈一片均匀致密影，上缘呈弧形向上，外侧升高，患者仰卧后积液散开，可见整个肺野亮度降低。大量积液时，患侧全为致密阴影，仅肺尖尚透亮。胸膜若有粘连，可形成包裹性积液。

2.超声波检查

B超探测胸腔积液远较X线灵敏，可测出肋膈角少量积液，并可估计胸腔积液的深度和积液量，提示积液穿刺部位，对包裹性积液的穿刺尤其重要。可提示穿刺部位、深度、范围等，此外对鉴别胸膜肥厚也有帮助。

3.CT检查

CT是发现胸腔积液最敏感的方法，可以发现极少量的积液，并能鉴别胸膜增厚和包裹性积液，对鉴别包裹性积液和肺内或纵隔巨大囊性肿块较X线和B超优越。

4.PCR

用PCR方法检测胸腔积液中结核分枝杆菌的DNA，可以检出至少20个结核分枝杆菌，一系列的研究表明敏感性在20%～90%，特异性在78%～100%，主要和胸腔积液中结核分枝杆菌的数量和检测的技术有关。用PCR检测胸膜活检组织，可达90%的敏感性和100%的特异性。

5.经皮胸膜活检

曾经是诊断结核性胸膜炎的金标准，活检胸膜组织表现为肉芽肿性炎症、干酪样坏死、抗酸染色阳性，胸膜活检有50%～97%显示为肉芽肿，组织培养分枝杆菌的阳性率在39%～80%。胸膜活检显示为肉芽肿的其他疾病有结节病、真菌感染、类风湿关节炎、诺卡菌病，诊断时要排除。

6.胸腔镜

是诊断不明原因胸腔积液的最好方法，典型结核性胸膜炎可以看到壁层胸膜黄白色的小结节，胸膜面红肿充血，并可见纤维渗出粘连。通过胸腔镜活检可以进行病理检查和结核分枝杆菌的病原检查。

三、鉴别诊断

（一）肋间神经痛

疼痛沿神经走向分布，常有感觉减退或过敏，在脊柱旁点、腋中线肋间及胸骨旁区有压痛点，一般无发热、咳嗽及胸膜摩擦音。此与干性胸膜炎不同，易于鉴别。

（二）流行性肌痛

由柯萨奇B病毒所引起。起病有乏力、胸痛、发热、食欲减退，偶有腹泻等肠道症状。

胸痛常急起，随呼吸、咳嗽而加剧，可放射至颈、肩及上腹部，胸部肌肉可有压痛；X线检查常无异常发现或仅有肋膈角变钝。此可与干性胸膜炎进行鉴别。

（三）风湿性疾病引起的胸腔积液

系统性红斑狼疮、类风湿关节炎合并胸腔积液时，起病也以发热为主，胸腔积液为渗出性积液，以淋巴细胞为主，胸腔积液ADA增高，容易与结核性胸膜炎混淆。但风湿性疾病一般有关节、皮肤和全身表现，引起胸腔积液一般为双侧，胸腔积液的量在中等以下，多发生于风湿性疾病的活动期，随着风湿性疾病的控制胸腔积液可以消退，SLE患者胸腔积液中抗核抗体多阳性，类风湿关节炎胸腔积液中糖很低或无糖是其特征。

（四）肺炎旁胸腔积液

40%的肺炎患者可以并发胸腔积液称为肺炎旁胸腔积液，肺炎旁胸腔积液一般同时有肺炎的急性起病症状，全身症状明显，血白细胞常常增多。胸腔积液检查细胞计数$5000 \sim 10\,000/mm^3$，中性粒细胞90%以上，胸腔积液pH值和葡萄糖常常降低，LDH通常较高，部分患者的胸腔积液呈脓性，胸腔积液涂片或培养有助于诊断。

（五）癌性胸腔积液

癌性胸腔积液肺部恶性肿瘤、乳腺癌、淋巴瘤、消化道和妇科肿瘤常可转移至胸腔引起胸腔积液，多缓慢起病，通常无发热，胸腔积液增长速度较快，转移至壁层胸膜可以有持续性胸痛。胸腔积液常呈血性，胸腔积液中红细胞数多超过10万$/mm^3$，胸腔积液内肿瘤标志如癌胚抗原CEA部分增高，胸腔积液ADA和IFN-γ低。胸腔积液引流后胸部CT检查多可以发现肺内的转移性结节和纵隔淋巴结肿大，其他部位转移也可以有相应的病史和症状以资鉴别。胸腔积液离心沉淀发现恶性细胞可确诊。

四、并发症

广泛应用抗结核药物治疗以来，肺结核管道播散的并发症，如喉、肠结核已很少见。肺内空洞及干酪样病变靠近胸膜部位破溃时，可引起结核性脓气胸。渗出性胸膜炎的胸水如未及时治疗，亦可逐渐干酪化甚至变为脓性，成为结核性脓胸。

五、临证要点

本病系因正气虚弱而被瘵虫所感染，侵蚀肺叶胸膜，导致气虚阴亏，饮停胸胁，表现本虚标实之证，故益气养阴、化痰逐饮为基本治则。如胸痛剧烈，则常须配合疏肝理气、通络化瘀之品。

六、辨证施治

（一）痰热结胸

主症：恶寒发热，胸胁疼痛，干咳少痰，呼吸稍粗，口苦纳呆。舌苔薄黄而糙，质红，脉弦数或滑数。

治法：清热化痰，疏肝散结。

处方：小柴胡汤合小陷胸汤加减。

柴胡6～9g，黄芩12g，黄连4.5g，太子参15g，甘草6g，全瓜蒌12g，竹沥半夏9g，桑白皮12g，地骨皮12g，平地木30g，炙百部12g。

本型多见于干性胸膜炎阶段或渗出性胸膜炎初期，胸腔积液量较少的患者，此时以小柴胡汤和解少阳，疏肝散结；小陷胸汤清热化痰，理气宽胸，并能加强其散结消瘀的作用。方中加用桑白皮、地骨皮，目的在于泻肺散邪；配伍平地木、百部，对于有结核病者，能起到较好的抗痨止咳效果。此外，若见胸胁疼痛较甚时，可酌加广郁金12g、延胡索15g；咳嗽、痰黏或咯痰不畅者，加用桔梗9g、杏仁9g、浙贝9g；食欲较差者，加鸡内金9g；邪热偏盛而伤阴者，可去半夏，加麦冬12g、玉竹12g、石斛15g。

（二）饮停胸胁

主症：胸胁疼痛或疼痛逐渐减轻，转侧或咳嗽可使之加剧，肋间胀满，气短息促，动则更甚。苔薄，质淡红，脉弦滑。

治法：泻肺逐饮，健脾利水。

处方：葶苈大枣泻肺汤合五苓散加减。

葶苈子15g，红枣15～30g，白术9g，茯苓15g，猪苓12g，泽泻12g，太子参15～30g，车前草15g，平地木30g，桑白皮12g，丹参15～30g。

本型多见于渗出性胸膜炎胸腔积液量较多的患者。方中加上车前草、平地木、桑白皮、丹参等品，不仅有抗痨止咳作用，而且还可起到通络、祛瘀、利肺、化饮的良好效果。一般而言，对于年老体弱多病的患者，治以标本兼顾。但对于青壮年体质尚可的患者，则以泻肺逐饮攻邪为主，可酌加控涎丹1.5～2g。每日清晨空腹一次，连用3～7天。

此方对胸水虽少，但胸痛顽固者亦可使用。若症见神疲肢倦、气短较甚者，酌加黄芪30g、党参15g；心悸、肢寒者，宜加附子、桂枝、干姜以温阳利水。

（三）气阴两虚

主症：胸痛、咳嗽、气急等症状基本消失，唯有体力虚弱，或时有自汗、盗汗，懒言声低。舌质淡，苔薄白，脉细弱。

治法：益气养阴，健脾补肺。

处方：沙参麦冬汤合四君子汤加减。

沙参15g，麦冬12g，甘草6g，玉竹15g，桑叶9g，扁豆9g，生黄芪30g，党参15g，白术9g，茯苓12g，山药15g，天花粉12g。

此多属于结核性胸膜炎恢复期阶段。此时饮消邪去，正气未复，故往往表现气阴两虚、肺脾俱亏，治疗应根据"损者益之""虚者补之"的原则，采用沙参麦冬汤以补肺养阴，四君子汤以健脾益气，这对促使病体的早日康复能起到较好的作用。如有自汗、盗汗较甚者，可酌加浮小麦15g、稽豆衣6～12g、牡蛎30g；胃纳欠馨者，加鸡内金12g、山楂肉15g。

七、饮食调护

（一）日常饮食及禁忌

结核性胸膜炎与肺结核一样，是一种慢性消耗性疾病，需要高热量、高蛋白性饮食，同时还要进食含有丰富维生素及微量元素的新鲜蔬菜、水果、豆制品、牛奶、禽蛋、鱼类等食物。忌用辣椒、姜葱等辛烈刺激、动火伤津食物，并须戒烟戒酒及少吃肥甘厚味。

（二）要注意劳逸结合

休息要充分，忌饮浓茶、咖啡等兴奋性饮料，以避免影响睡眠，不利于疾病的早日康复。

第四节　慢性阻塞性肺疾病

一、病因病理

慢性阻塞性肺疾病的形成与吸烟、环境污染、感染及机体遗传因素等有关。肺主气，司呼吸，又主皮毛，宣行卫阳之气，以清肃下降为顺，壅塞为逆。如各种原因使肺气宣降失常，即可出现咳嗽、咳痰、气急、胸闷、喘息等症。肺朝百脉，气为血帅，气行血行。若久咳肺气虚弱，则无力辅心运血，致心脉瘀阻、呼吸不畅、肺气壅塞，形成痰瘀阻肺、气道壅塞所致的肺气肿。肺气虚是慢性阻塞性肺疾病发生和发展的内在条件，吸烟、六淫外邪是导致慢性阻塞性肺疾病发生和发展的主要外因，痰瘀内阻贯穿慢性阻塞性肺疾病病程始终。痰瘀阻肺、气机不利是慢性阻塞性肺疾病的基本病机。本病虽然表现一系列肺系症状，但本质与脾、肾关系颇为密切，尤其以肾阳不足为关键。先天禀赋不足或后天失养，而致脾肾亏虚，肺气根于肾，肾虚失于摄纳，动则气促；脾土为肺金之母，脾土虚弱，不能生肺金，则卫气不足，肺卫不密，易感外邪，脾虚损肺，肺虚失于宣肃，肺气上逆而久咳不愈，甚至咳而兼喘。"久病必瘀"，病久经脉瘀阻，痰浊瘀血互结，导致疾病缠绵难愈，反复发作。综上所述，慢性阻塞性肺疾病的根本在于本虚标实，本虚涉及五脏六腑，而集中体现在肺、脾、肾三脏虚损；标实多为痰瘀、六淫外邪等。

二、诊断

（一）临床表现

1.病史

COPD患病过程应有以下特征：

（1）吸烟史

多有长期较大量吸烟史。

（2）职业性或环境有害物质接触史

如较长期粉尘、烟雾、有害颗粒或有害气体接触史。

（3）家族史

COPD有家族聚集倾向。

（4）发病年龄及好发季节

多于中年以后发病，症状好发于秋冬寒冷季节，常有反复呼吸道感染及急性加重史。随病情进展，急性加重愈渐频繁。

（5）慢性肺源性心脏病史

COPD后期出现低氧血症和（或）高碳酸血症，可并发慢性肺源性心脏病和右心衰竭。

2.症状

（1）慢性咳嗽

通常为首发症状。初起咳嗽呈间歇性，早晨较重，以后早晚或整日均有咳嗽，但夜间咳嗽并不显著。少数病例咳嗽不伴咳痰。也有部分病例虽有明显气流受限但无咳嗽症状。

（2）咳痰

咳嗽后通常咳少量黏液性痰，部分患者在清晨较多；合并感染时痰量增多，常有脓性痰。

（3）气短或呼吸困难

这是COPD的标志性症状，是使患者焦虑不安的主要原因，早期仅于劳力时出现，后逐渐加重，以致日常活动甚至休息时也感气短。

（4）喘息和胸闷

不是COPD的特异性症状。部分患者特别是重度患者有喘息；胸部紧闷感通常于劳力后发生，与呼吸费力、肋间肌等容性收缩有关。

（5）全身性症状

在疾病的临床过程中，特别在较重患者，可能会发生全身性症状，如体重下降、食欲减退、外周肌肉萎缩和功能障碍、精神抑郁和（或）焦虑等。合并感染时可咳血痰或咯血。

3.体征

COPD早期体征可不明显。随疾病进展，常有以下体征：

（1）视诊及触诊

胸廓形态异常，包括胸部过度膨胀、前后径增大、剑突下胸骨下角（腹上角）增宽及腹部膨凸等；常见呼吸变浅，频率增快，辅助呼吸肌如斜角肌及胸锁乳突肌参加呼吸运动，重症可见胸腹矛盾运动；患者不时采用缩唇呼吸以增加呼出气量；呼吸困难加重时常采取前倾坐位；低氧血症者可出现黏膜及皮肤发绀，伴右心衰竭者可见下肢水肿、肝脏增大。

（2）叩诊

由于肺过度充气使心浊音界缩小，肺肝界降低，肺叩诊可呈过度清音。

（3）听诊

两肺呼吸音可减低，呼气相延长，平静呼吸时可闻干性啰音，两肺底或其他肺野可闻湿啰音；心音遥远，剑突部心音较清晰响亮。

（二）实验室检查

低氧血症，即$PaO_2 < 55mmHg$时，血红蛋白及红细胞可增高，血细胞比容$> 55\%$可诊断为红细胞增多症。并发感染时痰涂片可见大量中性粒细胞，超敏C反应蛋白（CRP）增高，痰培养可检出各种病原菌，常见者为肺炎链球菌、流感嗜血杆菌、卡他摩拉菌、肺炎克雷白杆菌。

（三）特殊检查

1.肺功能检查

肺功能检查是判断气流受限的客观指标，其重复性好，对COPD的诊断、严重程度评价、疾病进展、预后及治疗反应等均有重要意义。气流受限是以FEV1和FEV1/FVC降低来确定的。FEV1/FVC是COPD的一项敏感指标，可检出轻度气流受限。FEV1占预计值的百分比是中、重度气流受限的良好指标，它变异性小，易于操作，应作为COPD肺功能检查的基本项目。吸入支气管舒张剂后FEV1/FVC% < 70%者，可确定为不能完全可逆的气流受限。呼气峰流速（PEF）及最大呼气流量–容积曲线（MEFV）也可作为气流受限的参考指标，但COPD时PEF与FEV1的相关性不够强，PEF有可能低估气流阻塞的程度。气流受限可导致肺过度充气，使肺总量（TLC）、功能残气量（FRC）和残气容积（RV）增高，肺活量（VC）减低。TLC增加不及RV增加的程度大，故RV/TLC增高。肺泡隔破坏及肺毛细血管床丧失可使弥散功能受损，一氧化碳弥散量（DLCO）降低，DLCO与肺泡通气量（VA）之比（DLCO/VA）比单纯DLC。更敏感。深吸气量（IC）是潮气量与补吸气量之和，IC/TLC是反映肺过度膨胀的指标，它在反映COPD呼吸困难程度甚至反映COPD生存率上具有意义。作为辅助检查，不论是用支气管舒张剂还是口服糖皮质激素进行支气管舒张试验，都不能预测疾病的进展。用药后FEV1改善较少，也不能可靠预测患者对治疗的反应。患者在不同的时间进行支气管舒张试验，其结果也可能不同。但在某些患者（如儿童时期有不典型哮喘史、夜间咳嗽、喘息表现），则有一定意义。

2.胸部X线检查

X线检查对确定肺部并发症及与其他疾病（如肺间质纤维化、肺结核等）鉴别有重要意义。COPD早期X线胸片可无明显变化，以后出现肺纹理增多、紊乱等非特征性改变；主要X线征为肺过度充气：肺容积增大，胸腔前后径增长，肋骨走向变平，肺野透亮度增高，横膈位置低平，心脏悬垂狭长，肺门血管纹理呈残根状，肺野外周血管纹理纤细稀少等，有时可见肺大疱形成。并发肺动脉高压和肺源性心脏病时，除右心增大的X线征外，还可有肺动脉圆锥膨隆，肺门血管影扩关及右下肺动脉增宽等。

3.胸部CT

检查CT检查一般不作为常规检查。但是，在鉴别诊断时CT检查有益，高分辨率CT（HRCT）对辨别小叶中心型或全小叶型肺气肿及确定肺大疱的大小和数量，有很高的敏感性和特异性，对预计肺大疱切除或外科减容手术等的效果有一定价值。

4.血气检查

当FEV1 < 40%预计值时或具有呼吸衰竭或右心衰竭的COPD患者均应做血气检查。血气异常首先表现为轻、中度低氧血症。随疾病进展，低氧血症逐渐加重，并出现高碳酸血症。呼吸衰竭的血气诊断标准为静息状态下海平面吸空气时动脉血氧分压（PaO$_2$）

<60mmHg伴或不伴动脉血二氧化碳分压（$PaCO_2$）增高>50mmHg。

三、鉴别诊断

（一）支气管哮喘

早年发病（通常在儿童期），以发作性喘息为特征，发作时两肺可闻及哮鸣音；每日症状变化快；夜间和清晨症状明显；也可有过敏性鼻炎和（或）湿疹史；哮喘家族史；气流受限大多可逆，症状经治疗后可缓解或自行缓解。某些患者可能存在慢性支气管炎合并支气管哮喘，在这种情况下，表现为气流受限不完全可逆，从而使两种疾病难以区分。

（二）充血性心力衰竭

听诊肺基底部可闻细啰音；胸部X线片示心脏扩大、肺水肿；肺功能测定示限制性通气障碍（而非气流受限）。

（三）支气管扩张症

大量脓痰，常反复咯血；常伴有细菌感染；粗湿啰音、杵状指；X线胸片示肺纹理粗乱或呈卷发状，高分辨CT可见支气管扩张、管壁增厚。

（四）肺结核

所有年龄均可发病；可有午后低热、乏力、盗汗等结核中毒症状；X线胸片示肺浸润性病灶或结节状空洞样改变；细菌学检查可确诊。

（五）闭塞性细支气管炎

发病年龄较轻，且不吸烟；可能有类风湿关节炎病史或烟雾接触史、CT片示在呼气相显示低密度影。

（六）弥漫性泛细支气管炎

大多数为男性非吸烟者；几乎所有患者均有慢性鼻窦炎；X线胸片和高分辨率CT显示弥漫性小叶中央结节影和过度充气征；红霉素治疗有效。

四、并发症

（一）慢性呼吸衰竭

常在COPD急性加重时发生，其症状明显加重，发生低氧血症和（或）高碳酸血症，可具有缺氧和二氧化碳潴留的临床表现。

（二）自发性气胸

如有突然加重的呼吸困难，并伴有明显的发绀，患侧肺部叩诊为鼓音，听诊呼吸音减弱或消失，应考虑并发自发性气胸，通过X线检查可以确诊。

（三）慢性肺源性心脏病

由于COPD肺病变引起肺血管床减少及缺氧致肺动脉痉挛、血管重塑，导致肺动脉高压、右心室肥厚扩大，最终发生右心功能不全。

五、临证要点

慢性阻塞性肺疾病是慢性疾病，不同的阶段往往存在不同的证候类型，随着病情的不断进展，往往可以将其归入"咳嗽""喘证""肺胀"范畴。对于本病的治疗，应在辨证的前提下，抓住慢性阻塞性肺疾病各个不同阶段的主要矛盾。发作时以控制症状为主，根据病邪的性质，分别采取祛邪宣肺（辛温、辛凉），降气化痰（温化、清化），温阳利水（通阳、淡渗），活血祛瘀，甚或开窍、息风、止血等法；缓解时以培元固本为重，根据COPD的病理特点以及中医"气血相关"理论，慢性阻塞性肺疾病稳定期核心病机为肺肾两虚，气虚血瘀。故当以益气活血、补肾固本为主，兼顾润肺止咳，化痰平喘。正气欲脱时则应扶正固脱，救阴回阳。虚实夹杂者，应扶正与祛邪共施，根据标本缓急，扶正与祛邪当有所侧重。

六、辨证施治

（一）痰浊壅肺证

主症：咳嗽痰多，色白黏腻或成泡沫，短气喘息，稍劳即著，怕风易汗，脘痞纳少，倦怠乏力，舌质偏淡，苔薄腻或浊腻，脉小滑。

治法：化痰止咳，降气平喘。

处方：二陈汤合三子养亲汤加减。

半夏9g，陈皮6g，茯苓12g，苏子12g，白芥子6g，莱菔子6g，甘草3g，厚朴6g，杏仁9g，白术9g，桃仁6g，广地龙9g，红花6g。

慢性阻塞性肺疾病患者反复感受外邪，邪犯于肺，肺失肃降，而滋生痰浊。同时由于长期反复发作，脾、肾二脏亦受累，水湿运化失常，致聚湿生痰。慢性阻塞性肺疾病患者多数嗜烟，烟雾熏蒸清道，灼津成痰，痰浊内伏，壅阻肺气，病情迁延不愈，导致肺气胀满，不能敛降。肺气日虚，久病累及脾肾，脾失健运，痰浊内生。痰浊贯穿慢性阻塞性肺疾病的始终，既是病理产物，更是致病因子，若不清除，将造成恶性循环，因此宣肺化痰须贯穿整个治疗过程。二陈汤是历代医家广泛应用于脾虚生痰、肺虚贮痰等证的久用不衰的名方。方中半夏、陈皮燥湿化痰；茯苓、甘草、白术健脾和中；由苏子、白芥子、莱菔子组成的三子养亲汤，是临床常用于化痰降气平喘的著名古方；加上厚朴燥湿行气，化痰降逆；杏仁降气平喘。由于痰浊日久夹瘀，故须酌加地龙、桃仁、红花等以活血祛瘀，宣通气道。

（二）痰热郁肺证

主症：咳逆喘息气粗，烦躁，胸满，痰黄或白，黏稠难咳。或身热微恶寒，有汗不多，溲黄，便干，口渴舌红，舌苔黄或黄腻，边尖红，脉数或滑。

治法：清肺化痰，降逆平喘。

处方：越婢加半夏汤或桑白皮汤加减。

麻黄 5g，石膏 12～30g，半夏 9g，生姜 3g，甘草 3g，大枣 6g，黄芩 12g，葶苈子 9g，贝母 9g，桑白皮 15g，野荞麦根 30g，三叶青 20g，鱼腥草 30g。

本型常见于慢性阻塞性肺疾病急性加重期，该期总是热痰多于寒痰，即使外感邪气，无论寒邪抑或热邪均易入里化热，与痰胶着，至咳嗽咳痰加重，故不必过于拘泥分型辨治，尤应加大清肺化痰止咳力度，尽快控制肺部感染，保持呼吸道通畅，以防痰与外邪胶恋不解，而致疾病加重。故治疗以清肺化痰为主，方中麻黄、石膏辛凉配伍，宣肺散邪，清泄肺热；鱼腥草、黄芩、葶苈子、贝母、桑白皮、三叶青、野荞麦根等清热解毒类药并用，更好地起到化痰平喘之功；甘草、大枣扶正祛邪。

（三）痰蒙神窍证

主症：神志恍惚，谵妄，烦躁不安，撮空理线，表情淡漠，嗜睡，昏迷，或肢体瞤动，抽搐，咳逆喘促，咳痰不爽，苔白腻或淡黄腻，舌质暗红或淡紫，脉细滑数。

治法：涤痰开窍，息风平喘。

处方：涤痰汤、安宫牛黄丸或至宝丹加减。

半夏 9g，茯苓 15g，橘红 6g，胆南星 9g，竹茹 9g，枳实 6g，甘草 3g，石菖蒲 9g，党参 15g，黄芩 12g，桑白皮 15g，葶苈子 9g，天竺黄 6g，浙贝 9g，钩藤 9g，全蝎 3g，红花 6g，桃仁 6g。

本型多见于慢性阻塞性肺疾病发展至呼吸衰竭或肺性脑病时。处方涤痰汤中半夏、茯苓、甘草、竹茹、胆南星清热涤痰；橘红、枳实理气行痰除壅；菖蒲芳香开窍；人参扶正防脱，并能提高血氧水平，兴奋呼吸肌，降低二氧化碳潴留。加安宫牛黄丸或至宝丹清心开窍醒脑，此两者常用于各种昏迷患者，其效甚佳，是传统的经典名方。若痰热内盛，身热，烦躁，谵语，神昏，舌红苔黄者，加黄芩、桑白皮、葶苈子、天竺黄以清热化痰。若痰热引动肝风而有抽搐者，加钩藤、全蝎、羚羊角粉凉肝息风。唇甲发绀，瘀血明显者，加红花、桃仁活血祛瘀。

（四）阳虚水泛证

主症：面浮，下肢肿，甚则一身悉肿，腹部胀满有水，心悸，咳喘，咯痰清稀，脘痞，纳差，尿少，怕冷，面唇青紫，苔白滑，舌胖质暗，脉沉细。

治法：温肾健脾，化饮利水。

处方：五苓散合防己黄芪汤加减。

茯苓15g，猪苓15g，泽泻12g，白术9g，桂枝6g，防己12g，黄芪20g，车前草15g，桑白皮15g，葶苈子9g，炙苏子12g，当归12g，川芎9g，野荞麦根30g，三叶青15g，虎杖20g，杏仁9g。

慢性阻塞性肺疾病发展至后期，多引起肺动脉高压，以致慢性肺源性心脏病的发生，该阶段的病机与"虚、瘀、水"有关。故治以益气活血和通阳利水并用。处方中茯苓甘淡，利小便以利水气，是制水除湿之要药；猪苓甘淡，功同茯苓，通利水道，其清泄水湿之力，较茯苓更捷，两药配伍，利水之功尤佳；泽泻甘寒，利水渗湿泄热，善泄水道，化决渎之气，透达三焦蓄热，为利尿之第一佳品，猪苓、茯苓、泽泻三药淡渗利水以利小便。佐以白术甘苦而温，健脾燥湿利水，乃培土制水，少量桂枝辛温通阳，既能解太阳之表，又能温化膀胱之气，调和营卫，通阳利水。防己黄芪汤擅益气祛风，健脾利水。防己大苦辛寒，祛风利水，与黄芪相配，利水力强而不伤正，以白术甘苦温，健脾燥湿，既助防己以利水，又助黄芪以益气。此外，可选用车前草、桑白皮、葶苈子等配伍黄芪泻肺平喘，利水消肿，能起到"上开下达"、通调水道的作用，炙苏子降气化痰，止咳平喘，当归、川芎一动一静，补血调血，以增加利尿效果，野荞麦根、三叶青、虎杖合杏仁共奏苦降泄热、化痰止咳之功。肢肿唇绀消退后，则重用益气、健脾、补肾之药以扶正固本，巩固疗效。

（五）肺肾气虚证

主症：呼吸浅短难续，声低怯，活动后喘息，甚则张口抬肩，倚息不能平卧，神疲乏力；咳嗽，痰白如沫，咯吐不利，胸闷，心慌，形寒汗出，腰腿疲软，头晕耳鸣，舌淡或暗紫，脉沉细无力，或有结代。

治法：补肺纳肾，降气平喘。

处方：补虚汤合参蛤汤加减。

人参 20g，黄芩 20g，茯苓 15g，甘草 6g，蛤蚧 3g，五味子 6g，干姜 3g，半夏 9g，厚朴 9g，陈皮 6g，当归 12g，川芎 9g，桃仁 6g，麦冬 12g。

本型多见于慢性阻塞性肺疾病晚期甚至并发呼吸衰竭时，年老体虚、肺肾俱不足、体虚不能卫外是六淫反复乘袭的基础，感邪后正不胜邪而病益重，反复罹病而正更虚，如是循环不已，促使肺胀形成。方中用人参、黄芪、茯苓、甘草补益肺脾之气；蛤蚧、五味子补肺纳肾；干姜、半夏温肺化饮；厚朴、陈皮行气消痰，降逆平喘。还可加桃仁、川芎、水蛭活血化瘀。若肺虚有寒，怕冷，舌质淡，加桂枝、细辛温阳散寒。兼阴伤，低热，舌红苔少，加麦冬、玉竹、知母养阴清热，如见面色苍白，冷汗淋漓，四肢厥冷，血压下降，脉微欲绝等喘脱危象者，急加参附汤送服蛤蚧粉或黑锡丹补气纳肾，回阳固脱。

（六）肺络瘀阻证

主症：咳嗽，咳痰，气急，或气促，张口抬肩，胸部膨满，憋闷如塞，面色灰暗，唇甲发绀，舌质暗或紫或有瘀斑、瘀点，舌下瘀筋，脉涩或结代。

治法：益气活血，润肺止咳。

处方：保肺定喘汤。

党参 15g，生黄芪 15g，丹参 10g，当归 10g，麦冬 10g，熟地 10g，仙灵脾 10g，地龙 15g，桔梗 6g，生甘草 6g。

慢性阻塞性肺疾病迁延不愈，久则肺气不足，无力推动心之血脉，心血运行不畅而瘀阻，即由肺病累及于心，而致肺心同病，导致慢性肺源性心脏病，后者的形成的关键在于气虚血瘀，因此疾病发展和预后均与气血相关。以党参、生黄芪补益肺气、健脾助运，当归、丹参活血化瘀，四者益气活血，共为君药；熟地、麦冬滋阴养肺为臣药，君臣相伍，共奏益气活血养阴之效，气足则血行，阴滋则血运，瘀化则脉道通畅，从而使慢性阻塞性肺疾病气虚血瘀这一关键的病理环节得到改善；地龙性寒、味咸，能清热化痰，舒肺止咳平喘，仙灵脾性温、味辛，温肾纳气，两者一阴一阳以燮理阴阳；桔梗开宣肺气、宣通气血、利咽喉、祛痰排脓，甘草润肺止咳，补益肺脾，而为佐使。诸药相伍，既能益气补血养阴，又能化痰利咽平喘，宣通气血，且能兼顾脾肾，清肺化痰止咳，综合起到调补肺肾，益气活血化痰作用，切中慢性阻塞性肺疾病的病理环节，具有良好的扶正固本以祛邪之疗效。

七、饮食调护

第一，避免用辛辣刺激性食物，不宜过酸过咸；有过敏史者，忌食海腥发物及致敏性食物。慢性阻塞性肺疾病急性加重期阶段，饮食宜清淡，并多饮水；或食牛奶、蛋汤、馄饨、蛋羹等流质、半流质饮食。

第二，注意饮食摄入充足，以提高患者自身免疫能力，减少疾病复发率。

第三，保持居室空气清新，忌烟戒酒，避免烟尘、异味及油烟等理化因素刺激。

第四，预防感冒，逐渐加强耐寒锻炼，秋冬季节要注意保暖御寒，及时加衣被，防止忽冷忽热，外出时应戴口罩；缓解期要注意劳逸适度，适当锻炼身体以增强体质。

第五节　睡眠呼吸暂停低通气综合征

一、病因病理

睡眠呼吸暂停低通气综合征是指各种原因导致睡眠状态下反复出现呼吸暂停和（或）低通气，引起低氧血症、高碳酸血症、睡眠中断，从而使机体发生一系列病理生理改变的临床综合征。其主要临床表现为形体肥胖，睡眠时打鼾且鼾声不规律、呼吸及睡眠节律紊乱，反复出现呼吸暂停及觉醒，或患者自觉憋气，夜尿增多，白天嗜睡，乏力，睡不解乏，晨起头痛、口干，注意力不集中，记忆力下降，性格异常等。

根据睡眠过程中呼吸暂停时胸腹呼吸运动的情况，临床上将睡眠呼吸暂停综合征分为中枢型（CSAS）、阻塞型和混合型，中枢型指呼吸暂停过程中呼吸运动消失，阻塞型指呼吸暂停过程中呼吸运动仍然存在，混合型指一次呼吸暂停过程中前半部分为中枢型特点，后半部分为阻塞型特点。三种类型中以阻塞型最常见，目前把阻塞型和混合型两种类型统称为阻塞型睡眠呼吸暂停低通气综合征（OSAHS）。

中医虽无"睡眠呼吸暂停低通气综合征"的病名，但根据其临床表现当属中医学"鼾眠""嗜睡""嗜卧""但欲寐""鼻鼾"范畴。

根据现代中医观点，SAHS（睡眠呼吸暂停低通气综合征）的发生，系先天禀赋异常，后天调摄失当所致。其发病机制往往与下列因素有关：

（一）先天禀赋异常

如先天性鼻中隔偏曲、下颌后缩、小颌畸形、巨舌等上气道解剖结构异常，导致气道不畅，呼吸不利而暂停，具有一定的家族史。

（二）饮食不当

SAHS患者多有肥胖。随着生活水平的提高，肥胖者日渐增多。嗜食酒酪肥甘、膏粱厚味，使脾失健运，不能运化与转输水谷精微，聚湿生痰，痰湿血脂聚集，以致体态臃肿。痰湿上阻于气道，壅滞不畅，痰气交阻，肺气不利，入夜益甚，使肺主气、司呼吸功能失常，出现鼾声如雷、呼吸暂停等症状。痰湿浊脂壅塞，则致血脉痹阻，痰、湿、气、瘀血交阻，互为因果，更是加重病情，而并发肺动脉高压、右心衰竭、冠心病、红细胞增多症与血栓形成等。

（三）嗜烟成性

熏蒸清道，灼津成痰，上阻咽喉，肺失宣降，气机升降失常，痰气搏击气道而作鼾，甚至呼吸暂停。

（四）外感六淫

感受风温热邪伤阴耗气，灼津成痰，咽喉肿胀壅塞，气血痹阻；或感受风寒湿之邪，引动痰湿，均将诱发或加重本病。

（五）体虚病后

素体虚弱，或病后体虚，或劳倦内伤，损伤脏腑功能。心主神明，统率元神；肺主气，司呼吸，肺气通于鼻。肺为气之主肾为气之根，肺主出气，肾主纳气，阴阳相交呼吸乃和。心阳不振，失却主神明统帅作用；肺气虚弱，失于宣降，肾亏摄纳无权，呼吸失却均匀调和，则夜间打鼾、呼吸表浅甚至呼吸暂停。或肺脾肾虚，脾不能转输水湿，肺不能发散津液，肾不能蒸化水液，而致阴津水液凝聚成痰，壅遏肺气。

总的说来，SAHS属本虚标实，主要病理因素为痰湿、血瘀、气滞。主要病机为痰湿内阻或痰热内壅，气滞血瘀，肺脾肾虚，心阳不足，尤以脾失健运，肺气不利为关键。一般来说，在病变早期，脾虚痰湿内生，上阻肺气，肺气壅滞；进而导致气滞血瘀，复加肺脾气虚，血瘀益甚，病情得以进展；日久损及肾阳、心阳，失去推动、温煦作用，而见胸中窒闷、心悸怔忡、阳痿、夜尿频多或遗尿等；晚期可阳损及阴，阴阳俱损，甚至痰蒙神窍而昏迷。

二、诊断

（一）临床表现

1.病史
常有打鼾、憋醒，白天出现疲劳、嗜睡、精神行为异常等表现。

2.症状
（1）白天症状
主要表现为嗜睡、乏力、睡不解乏、晨起头痛、注意力不集中、精细操作能力下降，记忆力下降等，约有10%的患者可以出现性欲减低，甚至阳痿，部分可以出现烦躁、抑郁、焦虑等个性变化。其中以嗜睡最为常见，轻者表现为日间工作或学习时间困倦、困睡，严重时吃饭、与人谈话时即可入睡。

（2）夜间症状

以打鼾为主要症状，其鼾声多不规则，高低不等，并与呼吸暂停间歇交替出现，夜间出汗较多，睡眠行为异常（包括恐惧、惊叫、呓语、夜游、幻听等），部分患者有夜尿增多甚至遗尿，严重者可出现呼吸暂停后憋醒，常伴有翻身，四肢不自主运动甚至抽搐，或突然坐起，感觉心慌、胸闷等。

3.体征

CSAS可有原发病的相应体征；OSAHS的体征有肥胖（BMI指数＞28），颈围＞40cm，鼻甲肥大，鼻中隔偏曲，下颌短小，下颌后缩，悬雍垂肥大，扁桃体和腺样体肥大，舌体肥大等。

1.血常规

病程时间长，血中红细胞计数及血红蛋白含量可有不同程度的增加。

2.血气分析

病情严重者可以出现低氧血症、高碳酸血症及呼吸性酸中毒。

（三）特殊检查

1.胸片

早期可以没有异常表现，后期并发高血压、肺动脉高压及冠心病等疾病时，可以出现心影增大、肺动脉段突出等表现，

2.肺功能检查

并发肺心病、呼吸衰竭时，可以出现不同程度的通气功能障碍。

3.心电图

伴有高血压、冠心病时，可出现心室肥厚、心肌缺血或心律失常表现等变化。

4.多导睡眠图（PSG）

PSG是诊断SAHS的金标准，当睡眠呼吸暂停低通气指数≥5次/h则可确诊。它不仅可判断其严重程度，还可全面定量评估患者的睡眠结构，睡眠中呼吸紊乱、低血氧情况，以及心电、血压的变化。呼吸暂停是指睡眠过程中口鼻呼吸气流完全停止10s以上；低通气是指睡眠过程中呼吸气流强度（幅度）较基础水平降低50%以上，并伴有血氧饱和度较基础水平下降≥4%或微醒觉；睡眠呼吸暂停低通气指数是指每小时睡眠时间内呼吸暂停加低通气的次数。

228

三、鉴别诊断

（一）单纯性鼾症

有明显的鼾声，PSG检查无气道阻力增加，无呼吸暂停和低通气，无低氧血症。

（二）上气道阻力综合征

气道阻力增加，PSG检查反复出现 α 醒觉波，夜间醒觉＞10次/h，睡眠连续性中断，有疲倦及半天嗜睡，可有或无明显鼾声，无呼吸暂停及低氧血症。

（三）发作性睡病

半天过度嗜睡，发作性猝倒，PSG检查睡眠潜伏期＜10min，入睡后20min内有快速眼动时相出现，无呼吸暂停和低氧血症，多次小睡潜伏时间试验检测平均睡眠潜伏期＜8min，有家族史。

（四）不宁腿综合征和睡眠中周期性腿动综合征

患者主诉多为失眠或白天嗜睡，多伴有醒觉时的下肢感觉异常，PSG监测有典型的周期性腿动，每次持续0.5～5s，每20～40s出现1次，每次发作持续数分钟到数小时。通过详细向患者及同床睡眠者询问患者睡眠病史，结合体检和PSG监测结果可以予以鉴别。

四、并发症

SAHS可以并发高血压病、冠心病、心律失常、脑血管病、肺心病、呼吸衰竭、精神异常（包括抑郁、焦虑、躁狂性精神病等）、糖尿病、性功能障碍等。

五、临证要点

SAHS的发生多为先天禀赋异常，后天调摄失当所致，属本虚标实之证，其主要病理因素为痰湿、痰热、血瘀、气滞，主要病机为痰湿内阻或痰热内壅，气滞血瘀，肺脾肾虚，心阳不足，尤以脾失健运，肺气不利为关键。一般来说，在疾病早期以痰湿内阻，气滞血瘀多见，故治疗上以健脾化痰、活血化瘀及疏理气机为主；若病程日久，病情得以进展，日久损及肾阳、心阳，治疗上则须温阳补肾之剂，同时仍须活血、理气、化痰。无论以实证为主，或以虚证为主，均须运用活血化痰开窍之品如石菖蒲、郁金、胆南星等。

SAHS的治疗须辨证与辨病相结合，根据西医的病因分型来予以处方，可取得更好的疗效。阻塞型患者，其呼吸驱动存在，但伴有上呼吸道阻塞，临床上多表现为标实的一面，或以痰象为主，或以瘀象为著，或痰瘀并见，故治疗上则以祛邪为主，或化痰，或祛瘀，或化痰祛瘀并重，辅以扶正。

六、辨证施治

（一）痰湿内阻，肺气壅滞

主症：睡眠时鼾声阵作，时断时续，与呼吸暂停间歇交替出现，夜间常常自觉憋气而醒。形体多肥胖，白天神疲乏力，睡不解乏，伴胸闷，咳吐白痰，喜食油腻之物，纳呆呕恶，头昏肢沉，记忆力减退，舌体胖大，舌质淡红，苔白厚腻，脉弦滑。

治法：健脾化痰、顺气开窍。

处方：二陈汤化裁。

制半夏10g，陈皮9g，茯苓15g，甘草5g，党参15g，白术10g，苍术10g，石菖蒲12g，郁金12g，旋覆花9g，代赭石15g，桔梗6g，杏仁10g，苏子12g，川朴10g，浙贝15g。

本证型临床最常见，多见于肥胖者、发病初期。痰饮之治必重在培土燥湿，二陈汤燥湿化痰、理气和中，善治痰证，被后世称为"祛痰之通剂"，本方中加入四君子汤以益气健脾，以助化痰；石菖蒲，具有化痰开窍、化湿和胃、醒神益智等作用，为涤痰开窍之要药。石菖蒲对中枢神经系统有双向调节作用，对脑组织和神经细胞有很好的保护作用，因其含有多种解痉平喘成分，从而具有祛痰止咳平喘的作用。若痰湿郁而化热，症见口黏，口苦，痰黄或质黏咳，佐以黄连、黄芩、胆南星、鲜竹沥等；若咽中如有炙脔，胸胁满闷显著，可用半夏厚朴汤；若多食则脘腹胀满，昏昏欲睡者，可佐以鸡内金、山楂、米仁等。

（二）痰浊壅塞，气滞血瘀

主症：睡眠时打鼾，鼾声如雷且不规律，呼吸节律紊乱，夜寐不实，易憋气而醒。形体多肥胖，白天表现为神疲嗜睡，睡不解乏，健忘，胸膈满闷，咳痰白稀，头重如蒙，面色晦暗，口唇发绀，舌质暗紫或有瘀点，舌底络脉迂曲增粗，脉细滑或涩。

治法：理气化痰、活血开窍。

处方：涤痰汤合血府逐瘀汤加减。

制半夏10g，茯苓15g，陈皮9g，甘草5g，石菖蒲12g，胆南星6g，郁金12g，白芥子12g，桔梗6g，党参15g，枳实12g，红花9g，桃仁12g，当归12g，丹参20g。

痰湿是本病发病的最主要病理因素之一，痰邪贯穿本病的始终，然而随着疾病迁延，势必导致气血瘀滞，"久病入络"亦可产生瘀血，故治疗过程中要适当加入活血化瘀之品。若痰浊郁而化热，症见痰黄或质黏难咳，苔黄腻，脉滑数，佐以黄芩、鲜竹沥、竹茹、鲜芦根等；如神倦乏力，少气懒言，气虚症状明显者，佐以党参、白术等。

（三）肺脾肾亏，痰瘀交阻

主症：睡眠时鼾声阵作，鼾声响亮，夜寐不实，时时憋醒。晨起头痛，白日嗜睡，睡不解乏，胸中窒闷，咳吐痰涎，气息短促，神倦乏力，健忘，腰膝酸软，伴夜间遗尿或夜尿频多，性功能减退，面唇色暗，舌紫或有瘀斑，苔薄润，脉沉或细涩。

治法：益肾健脾、祛瘀除痰。

处方：金水六君煎化裁。

当归12g，熟地15g，陈皮9g，制半夏10g，茯苓15g，黄芪15g，太子参15g，石菖蒲12g，胆南星6g，郁金12g，丹参20g，地龙12g，白芥子12g，枳实12g，仙灵脾12g，甘草6g。

本证型多见于老年人、发病后期，往往伴有肺功能明显受损，白天也可有血气分析指标的异常。同时，并有腰膝酸软，畏寒肢冷等肾阳不足表现者，可酌情加用肉桂、川牛膝、菟丝子、补骨脂等；而兼瘀象较重者，则重用活血祛瘀之品，加桃仁、红花、川芎等；若伴有脾气急躁，性情忧郁者，可佐以制香附、醋柴胡等。

（四）心肾两虚，阳气不足

主症：眠时有鼾声，鼾声不响，时断时续，与呼吸暂停间歇交替出现，夜寐不实而时时憋醒。白天表现为嗜睡，睡不解乏，哈欠频频，举止迟钝，神疲懒言，动则气促息短，面色㿠白，畏寒肢冷，头昏健忘，胸闷，夜尿频多，小便清长，腰膝酸软，性功能减退，舌质淡胖，苔白滑，脉沉。

治法：补益心肾、温阳开窍。

处方：金匮肾气丸加味。

熟附子5g，桂枝6g，熟地15g，山药15g，萸肉12g，茯苓15g，泽泻12g，石菖蒲15g，远志6g，麦冬12g，郁金12g，仙灵脾12g，黄芪15g，党参15g，五味子6g，桔梗6g。

本证型多见于CSAS病人或老年OSAHS病人发病后期。如有阴虚内热之象，可改用麦味地黄丸化裁；若见口唇发绀，舌暗红或有瘀点，可佐以紫丹参、当归、广地龙、虎杖等。

七、饮食调护

肥胖引起的阻塞性睡眠呼吸暂停综合征的患者，首选治疗为控制体重，而控制体重以限制饮食和增加体力活动为主。饮食上宜高蛋白，减少高脂肪、高胆固醇，限制总热量的摄入；宜多吃蔬菜和水果、瘦肉、鸡蛋、鱼类、豆类，少吃猪油、黄油、奶油、油酥点心、肥鹅、烤鸭、肥肉、花生、核桃及油炸食物。限制高胆固醇食物，如动物肝、脑、鱼子、蛋黄等。戒饮酒和咖啡。有饥饿感时，可供给低热量蔬菜如芹菜、冬瓜、南瓜等，以增加饱食感，减少热量的吸收。适当给予蛋白质如瘦肉、鱼虾、脱脂奶、豆制品等。

第八章　消化系统病证

第一节　反流性食管炎

一、病因病机

（一）中医学认识

中医学认为本病病位在食管，而食管的功能是通过蠕动将食物团运进胃中，传化物而不藏，以通为用，以降为顺，故当属"六腑"范畴。凡多种原因引发的胃失和降、胃气上逆均可导致本病的发生，其主要原因如下：

1.饮食失调

饮食不节，过食肥甘厚味或醇酒及煎炸食物，损伤脾胃，酿生湿热，阻滞气机，使浊阴不降，胃气夹热上逆而成本病；或进食腐败变质之品，使食不消化，胸膈阻塞，胃气不和而吞酸。

2.情志失调

长期情志不畅，郁久伤肝，使肝失疏泄，气机阻滞，升降失常而致本病，肝郁日久化热犯胃，胃气夹郁热上逆，亦可成本病；或思虑伤脾，脾胃受损，中阳不足，痰浊以聚，酿而成酸，随胃气上逆而发病。

3.寒邪犯胃

外感风寒，寒邪犯胃，胃阳被遏，湿浊内停，郁而成酸；或过食生冷，中阳受损，寒邪客于脾胃而成本病。

4.脾胃虚弱

先天禀赋不足，或后天劳损内伤及调护失宜，或久病不愈，延及脾胃，均可损伤脾胃，致脾胃虚弱，运化失司，清气不升，浊阴不降，胃气上逆而成本病。

由此可见，本病以饮食失调，情志失调，寒邪犯胃，脾胃虚弱为主因，气机阻滞，升降失调，胃气上逆是其基本病机。病位主在食管，涉及脏腑主要有脾、胃、肝，治疗宜健脾和胃，疏肝理脾，标本兼顾，虚实共参。本病预后尚可。

（二）现代医学认识

目前认为反流性食管炎的病因有以下五方面：

1.食管或胃手术后

全胃或胃大部切除、食管贲门切除、贲门成形术、迷走神经切断术后等，引起胃食管下段括约肌（LES）功能障碍，使胃液中的盐酸、胃蛋白酶或十二指肠内容物、胰液反流入食管，刺激食管黏膜。

2.呕吐物刺激

酸性呕吐物对食管黏膜的刺激性很大。十二指肠球部溃疡，由于胃窦痉挛及继发性幽门、十二指肠梗阻引起高酸性胃液反流；某些疾病引起长期反复呕吐，如胆道疾病、慢性胃炎、功能性呕吐、偏头痛等，使胃酸、胃蛋白酶反流入食管，导致食管黏膜屏障和LES功能受损。

3.饮食失当

有些食物可直接对食管黏膜形成刺激如大量烟酒、过食辛辣食物及过热食物等，均易于灼伤食管黏膜。另有些饮食如巧克力、咖啡、可口可乐等，可使胃酸分泌增加，在高胃酸的情况下，当LES功能不全时，易产生反流性食管炎。

4.药物不良反应

有些药物既对食管黏膜有刺激，又可使LES张力下降，如茶碱类、抗胆碱能药物、B受体阻滞药、烟酸、黄体酮等，致使LES功能下降，胃内容物易于反流。

5.内在因素

某些胃肠道激素，如胰泌素、胰高血糖素、抑胃肽（GIP）、血管活性肽（VIP）等，均可使LES的张力降低。此外妊娠、植物神经功能紊乱、成年人特发性LES功能不全、大量腹水、甲状腺功能减退等均可影响的张力，使胃内容物反流发生病变。

此外，反复剧烈呕吐、肥胖、大量腹水、插胃管等均可诱发本病。以上原因导致的抗反流屏障功能降低，食管对反流物的清除能力减弱，食管黏膜的屏障功能破坏，使黏膜抵抗力减弱，胃十二指肠功能失常，胃排空受阻，使反流物的质和量增加，均可造成本病的发生和发展。

二、临床表现及诊断

（一）症状

1.烧心、反酸

为反流性食管炎的典型症状，一般在胸骨后有烧灼样不适感，多在食后1h左右，特别是饱餐后发生，半卧位、躯体前屈或剧烈运动可诱发，服制酸药后多可缓解或消失，而进食过热、过酸食物则可使之加重。胃酸缺乏者烧灼感主要由胆汁反流所致，服制酸药效果不著。烧灼感的严重程度不一定与病变的轻重一致。严重食管炎在瘢痕形成以后，可无或仅有轻微烧灼感。

2.胃食管反流

每于餐后、躯体前屈或夜间卧床睡觉时发生，有酸性液体或食物从胃食管反流至咽部或口腔。此症状多在胸骨后烧灼感或烧灼痛发生前出现。

3.疼痛

多发生于胸骨后或心窝部，疼痛可放射至后背、胸部，如同心绞痛或胸膜炎，重者为剧烈性刺痛。若发生持续性胸骨后疼痛，甚至放射到颈部，应注意是否合并食管穿透性溃疡或同时伴有食管周围炎。

4.吞咽困难、呕吐

初期常可因食管炎引起继发性食管痉挛而出现间歇性吞咽困难，后期则可由于食管瘢痕形成狭窄，烧灼感和烧灼痛逐渐减轻，变成永久性吞咽困难和呕吐。进食固体食物时可在剑突处引起堵塞感或疼痛，此时还应警惕食管下段是否发生癌变。

5.出血及贫血

严重的食管炎患者可出现食管黏膜糜烂而致出血，初期为慢性少量出血，溃疡可引起大量出血。长期或大量出血均可导致缺铁性贫血。

6.其他症状

重症反流可因反流物吸入，导致夜间阵发性呛咳、喘息而导致慢性喉炎、声带嘶哑、吸入性气管炎和肺炎，甚至引起窒息。

（二）体征

反流性食管炎一般无明显体征，有的病例仅在压胸骨时，感到胸骨后隐痛，或剑突下轻度压痛。

（三）常见并发症

1.食管狭窄

食管壁由于长期受反流物的刺激，导致黏膜充血、水肿、糜烂和溃疡，纤维组织增生，瘢痕形成，食管壁的顺应性降低，食管狭窄。约8%～10%严重反流性食管炎将发展至食管狭窄。若伴有食管或严重食管运动功能障碍，则更容易发展至食管狭窄。

2.出血和穿孔

出血是反流性食管炎的并发症，浅表糜烂性食管炎常有少量慢性渗血；食管溃疡时或弥散性食管炎时可出现较大量出血，可并发不同程度的贫血。严重的食管炎可并发穿孔。

3.食管裂孔疝

病变后期炎症深入肌层，引起黏膜下层内纤维组织增生，纤维收缩可引起食管狭窄和短缩，食管短缩可造成食管裂孔疝。有文献报道，反流性食管炎患者约60%有食管裂孔疝，中心型裂孔疝患者具有典型烧心表现，偏心型裂孔疝仅表现为胸骨后不适感或饭后胃胀气、打嗝、嗳气等。

4.Barrett食管

由于反流物慢性刺激，下段食管鳞状上皮可化生为柱状上皮，称为Barrett食管。化生的上皮有胃、小肠和结肠的上皮。其与食管腺癌的发生关系密切，被认为是一种癌前病变。患者常有典型的反流症状。

5.Delahunty综合征

由于酸性胃内容物经食管反流至喉部，引起声音嘶哑、慢性喉炎及杓状软骨炎、气管炎等，临床上称之为Delahunty综合征。

（四）诊断

1.诊断要点

烧心、反酸、与进食有关的胸骨后疼痛、烧灼感等临床表现；症状的严重性与食管受损的严重性并不一致。

2.实验室检查

食管吞钡X线检查、食管镜和活组织检查、食管滴酸试验、食管测压检查、24h食管内pH值检测。

（五）鉴别诊断

本病应与下列疾病相鉴别：

1.消化性溃疡

消化性溃疡有规律性上腹痛。十二指肠溃疡有夜间痛、空腹痛，进食后减轻；胃溃疡一般在餐后0.5～1h出现腹痛。钡餐X线胃肠造影或纤维胃镜即可确诊。

2.心绞痛

心绞痛一般与劳累有关，发作每次持续1～5min，服用硝酸甘油或休息后可缓解。心肌梗死疼痛时间长，可放射至左上肢，心电图可鉴别。对心电图、运动试验或者冠状动脉造影阴性的胸痛患者，应行24h食管pH值检测。

3.食管癌

食管癌患者吞咽困难，随病程延长而加重，早期有胸骨后不适，与进食有关者应及时行钡餐造影或纤维内窥镜检查。

4.食管裂孔疝

食管裂孔疝于平卧、弯腰、进食酒精或酸性食物、衣着过紧时可诱发或使症状加重，站立、呕吐后症状减轻，该病可经X线明确诊断。

5.其他食管炎

感染性食管炎多发生在食管的中下段，病变弥漫，确诊需要病原学证据；真菌性食管炎患者常有使用广谱抗生素或化疗的病史，内镜下食管黏膜常有弥散性腐乳样细颗粒。药物性食管炎常在食管近端尤其在主动脉弓水平有单个溃疡，患者常有服用四环素、氯化钾或奎尼丁病史。

三、中医治疗

（一）辨证论治

1.肝胃不和

每因情志不遂而致烧心、胸骨后或心窝部灼痛，反酸、嗳气，胸脘痞闷，两胁疼痛；妇人可伴有乳房胀痛，月经不调。舌淡红，苔薄白，脉弦。

（1）治法

疏肝理气，和胃降逆。

（2）方药

柴胡疏肝散加减。

柴胡6g，炒白芍15g，枳壳10g，陈皮9g，延胡索10g，郁金10g，川楝子10g，香附10g，紫苏梗10g，制半夏10g。

（3）加减

反酸重者，加海螵蛸、浙贝母，或煅瓦楞子；嗳气频繁者，加沉香、白豆蔻，以理气降逆；心烦易怒者，加合欢皮；呕吐者，加赭石、柿蒂，以降逆止吐；胸骨后或剑突下灼热者，加黄连、蒲公英，以清胃热。

2.脾虚气滞

胃脘胀满隐痛，反酸或泛吐清水，剑突下或胸骨后灼热，嗳气则舒，食欲缺乏，大便不调。舌淡苔白，脉沉弦或弦细。

（1）治法

健脾理气，和胃降逆。

（2）方药

丁香柿蒂汤加减。

丁香3g，柿蒂20g，党参15g，炒白术10g，茯苓10g，延胡索10g，生姜10g。

（3）加减

胸膈满闷，纳差便溏者，加苍术、藿香、白豆蔻以和胃化浊；脾胃虚寒、症见手脚不温，脘腹胀喜温喜按者，去生姜，加干姜、吴茱萸以温中散寒。

3.脾胃虚寒

患病较久或素体虚弱，胃脘胀闷，泛吐清水或吞酸，四肢不温，体倦乏力，大便溏薄。舌淡红苔薄白，脉沉迟。

（1）治法

温中散寒，和胃制酸。

（2）方药

香砂六君子汤加减。

炙黄芪20g，党参15g，白术15g，茯苓10g，炒白芍15g，砂仁（后下）10g，煨木香10g，广陈皮10g，法半夏10g，枳壳10g，吴茱萸6g。

（3）加减

若脾虚不运，湿浊留恋中焦，苔白腻不化，可加藿香、佩兰、厚朴以化湿醒脾；水饮内停，重用茯苓，加干姜、泽泻；吐酸较重者加煅海螵蛸、煅瓦楞子。

4.脾虚胃热

胃脘隐痛胀泛吐酸水、清水，嗳气，纳差，大便时干时溏，剑突下灼热，胃中嘈杂，口干喜饮，胸中烦闷。舌淡红，苔薄黄或薄白，脉弦缓。

（1）治法

健脾清胃。

（2）方药

半夏泻心汤加减。

党参10g，干姜5g，半夏10g，黄连6g，茯苓15g，煅瓦楞子30g，延胡索10g，炒竹茹12g，炙甘草5g，大枣10枚。

（3）加减

胃热偏重，大便干结者，加大黄、枳壳以加强清泻胃火之力；口中烦渴者，加天花粉、芦根以养胃生津；脾虚偏重、腹胀便溏者，加白术、藿香以健脾化浊。

5.肝郁化热

剑突下或胸骨后烧灼感或烧灼样疼痛，泛酸嗳气，甚者呕吐，性情急躁易怒，头面燥热，胁肋引痛，大便干结，口苦干喜饮。舌红、苔黄腻，脉弦数。

（1）治法

疏肝清热。

（2）方药

丹栀逍遥散加减。

柴胡10g，白芍12g，牡丹皮10g，栀子10g，薄荷（后下）8g，当归10g，茯苓10g，白术10g，炙甘草5g，大黄8g，天花粉10g。

（3）加减

瘀痛重者，加延胡索、川楝子以疏肝止痛；腹胀便结者，加大腹皮、枳壳以通便消胀；腹胀痞闷，不思饮食者，加砂仁、鸡内金以健脾消胀。

6.气虚血瘀

面色无华，神疲乏力，形体消瘦，气短懒言，口干咽燥，吞咽困难，呈持续性胸骨后疼痛，舌淡暗有瘀点，脉沉涩。

（1）治法

益气补血，化瘀散结。

（2）方药

失笑散合丹参饮加减。

五灵脂6g，蒲黄6g，丹参10分，檀香10g，砂仁（后下）6g，当归10g，浙贝母15g，蒲公英20g，三棱10g。

（3）加减

胸骨后或剑突下疼痛者，加延胡索；口干咽燥者，加玄参、牛蒡子；恶心干呕者，加炒竹茹；唾液带血者，加仙鹤草、墨旱莲。

7.气郁痰阻

胸脘气闷，嗳气叹息，胸胁窜痛，情绪舒畅时可减轻，咽管后灼热，呕吐痰涎，吞咽如哽，咳嗽有痰或咽部灼热疼痛，舌苔白腻，脉弦滑。

（1）治法

开郁化痰，理气和胃。

（2）方药

启膈散加减。

丹参15g，郁金15g，砂仁（后下）6g，川贝母10g，半夏10g，瓜蒌10g，陈皮10g，荷叶10g，茯苓15g，佩兰10g，竹茹10g，沙参20g，玉竹10g，甘草6g。

（3）加减

胸痛明显者，加台乌药、佛手；反胃、反酸甚者，加海螵蛸、柿蒂、丁香；肝脾不和者，加沉香、川楝子、旋覆花；脾胃湿热者，加竹茹、茵陈；脾胃虚弱者加党参、白术、砂仁。

8. 痰瘀互结

吞咽梗阻，或食而复出，胸膈满闷刺痛，泛吐黏痰，大便干结，舌暗或有瘀点，苔厚腻，脉沉涩。

（1）治法

化痰开结，活血行瘀。

（2）方药

血府逐瘀汤加减。

桃仁12g，红花10g，当归10g，川芎10g，赤芍12g，牛膝10g，枳壳6g，桔梗6g，柴胡3g，瓜蒌15g，浙贝母10g，海藻15g。

（3）加减

胸骨后疼痛者，加炒延胡索、炒川楝子；痰多苔腻者，加法半夏、胆南星；烧心明显者，加煅海螵蛸、煅瓦楞子。

（二）其他中医药疗法

1. 中成药

①左金丸每次4.5g，每日两次，口服；适用于本病证属肝火犯胃者。

②逍遥散每次4.5g，每日两次，口服；适用于本病证属肝郁脾虚者。

③玉枢丹每次0.6g，每日两次，口服；用于食入即吐。

④锡类散每次1小瓶，每日3次，吞服；适用于各种本病属热证者。

⑤香砂六君子丸每次6~9g，每日3次，温开送服；适用于本病证属脾虚湿阻者。

⑥舒肝健胃丸每次9g，每日3次，口服；适用于本病证属肝郁脾虚者。

⑦开郁顺气丸每次1丸，每日两次，口服；适用于本病以气郁为主者。

⑧六神丸每次5粒，每日两次，平卧位口服，缓慢咽下；适用于本病以热毒为主者。

2. 单验方及食疗

①玫瑰花6g，加水适量急火烧沸，文火炖半小时，加冰糖。适用于食管炎属气郁痰阻者。

②硼砂60g，消石30g，礞石15g，沉香9g，冰片9g，共研细末，每次含化1g。用于吞咽困难者。

③丁香3g，柿蒂9g，党参12g，生姜6g，水煎服，适用于食管炎属脾虚气滞者。

④砂仁1.5g，木香1g，藕粉、白糖适量，前二者研末以后与后二者混合冲服，适用于食管炎属气滞阴虚者。

⑤大活鲤鱼1尾，除去肠杂，腔内塞入陈皮9g，公丁香3g，加清水煮汤。食肉饮汤，分次食毕，连服数次。适用于食管炎早期患者。

⑥活蚯蚓1条，酒浸去腥，研烂，以鸡蛋清及少许麻油搅匀，然后咽下。每日1次。适用于以食管炎吞咽困难为主者。

⑦青木香10g，洗净，放入砂锅，加水适量，大火煮沸，改小火煎煮20min，去渣留汁，待药汁转温后加入蜂蜜10g即成。分次温服，适用于肝郁气滞型反流性食管炎。

⑧五汁安中饮取梨汁、藕汁、蔗汁、韭菜汁、芦根汁共煮，缓炼成膏状，徐徐频服。适用于反流性食管炎较重，身体虚弱者。

3.针灸疗法

①体针取天突、膻中、内关、脾俞、胃俞、膈俞、足三里穴。每次选3～5穴，寒者加灸，热者不留针。每日1次，10～15天为1个疗程。

②耳针取穴以食道、贲门、皮质下、交感为主穴，配穴取神门、枕、肝、胃。每次选2～3穴，强刺激。每日或隔日1次，两周为1个疗程。

四、预防与调护

本病复发率高，故炎症控制后仍须治疗一段时间，控制引起食管反流或使之加重的种种因素，时间至少6周。根据中医学认识，应进行生活起居调摄。

（一）精神调摄

保持心情舒畅，情绪乐观，树立信心，积极与医生配合，以提高疗效。

（二）饮食调节

凡饮食不节，嗜食辛辣、厚味、煎炸之品，或烟酒过度，均可诱发本病，故应注意调节饮食，忌暴饮暴食，忌食过量辛辣、厚腻酸甜及刺激性食物，如巧克力、脂肪、咖啡、浓茶等。戒烟忌酒，避免过饱，晚餐不宜吃得过多。夜间睡前不进食，不喝水；慎用能加重食管反流的药物如咖啡因、前列腺素、阿司匹林、利血平、保泰松、激素、钙通道拮抗药、抗胆碱能药等。

（三）慎起居，多锻炼

保持环境安静，避免不良刺激，尤其在进食时更加重要；饭后适当散步，促进食物排空；睡眠时抬高床头15～20cm，防止食物反流。避免弯腰持重，重视劳逸结合，加强体质锻炼，如打太极拳、练气功等，使全身气血调畅，阴阳平衡。另外，肥胖者还应注意减肥。

第二节　急性胃炎

一、病因病机

胃炎指胃黏膜的炎症，发病率在消化系统疾病中居首位。因胃镜检查的广泛开展和幽门螺杆菌（Hp）的发现及深入研究，对胃炎的病因认识和治疗获得了很大的进展。

急性胃炎是胃黏膜一种自限性的疾病。它是由不同病因引起的胃黏膜甚至胃壁（黏膜下层、肌层、浆膜层）的急性炎症。本病的主要病因有细菌和毒素的感染、理化因素的刺激、机体应激反应及全身疾病的影响等，胃黏膜的充血、水肿、糜烂、渗出及出血是本病的主要病理变化。临床上以上腹部疼痛、嗳气、恶心、呕吐、急性上消化道出血等为主要表现。根据病因的不同，可以分为急性外因性胃炎（包括急性单纯性胃炎、急性腐蚀性胃炎及急性糜烂性胃炎）和急性内因性胃炎（包括急性感染性胃炎及急性化脓性胃炎）。

（一）中医学认识

急性胃炎的病因主要为感受外邪、饮食所伤、情志不遂等。

1.外邪犯胃

外感暑湿、寒湿，内侵脾胃，太阳寒水气旺，寒凝气滞，引发胃痛；或水湿内停，酿湿生热，损及胃腑，湿阻气滞而痛；或肝郁脾虚，脾失运化，蕴生湿热，均可引起胃脘痛、痞满、嘈杂、反酸等症。

2.饮食伤胃

暴饮暴食，饥饱无常，或恣食生冷，寒积胃肠，损伤脾胃之气，气机升降失常，或过食辛辣肥甘，过饮烈酒，酿热生痰，损伤脾胃，而出现胃痛、痞满等症。

3.情志因素

若境遇不遂、忧思恼怒、情志不畅，导致肝郁气滞、疏泄失职、横犯脾胃、脾胃失和，则可致胃脘服满嘈杂等症。

综上所述，诸多病因可导致胃受纳腐熟水谷功能失常，胃失和降，胃之气血瘀滞不通，不通则痛，胃气上逆则呕恶，和降不利则纳差、痞满。常见病证类型有寒邪客胃、暑湿犯胃、饮食停滞、胃热炽盛、肝气犯胃等，表现多为实证，亦有夹杂虚证，或可见到寒热错杂，本病病位在胃，与肝、脾两脏关系密切。基本病机为胃气壅滞，不通则痛。

（二）现代医学认识

1.理化因素

过冷过热的食物和饮料、浓茶、咖啡、烈酒、刺激性调味品、过于粗糙的食物、药物

（特别是非甾体类抗炎药如阿司匹林、吲哚美辛等）均可刺激胃黏膜，破坏黏膜屏障，阿司匹林等药物还能干扰胃黏膜上皮细胞合成硫糖蛋白，使胃内黏液减少，脂蛋白膜的保护作用削弱，引起胃腔内氢离子逆扩散，导致黏膜固有层肥大细胞释放组胺，血管通透性增加，以致胃黏膜充血、水肿、糜烂和出血等。前列腺素合成受抑制，胃黏膜的修复亦受到影响。

2.生物因素

多因细菌及细菌毒素引起。常见致病菌为沙门菌、嗜盐菌、致病性大肠杆菌等；常见毒素以金黄色葡萄球菌肠毒素为主。进食带有细菌或细菌毒素的食物，数小时后即可发生胃炎或同时合并肠炎，此即急性胃肠炎，葡萄球菌及其毒素摄入后发病更快。近年因病毒感染而引起本病者也较常见。

3.其他

胃内异物或胃石、胃区放射治疗均可作为外源性刺激导致本病。情绪波动、应激状态及体内各种因素引起的变态反应可作为内源性刺激而致病。

二、临床表现及诊断

（一）临床表现

1.症状

（1）上腹痛

患者常感上腹痛，呈发作性，**无明显节**律性，疼痛性质为胀痛、隐痛、刺痛、烧灼痛等，或呈阵发性加重或持续性钝痛，少数患者会出现剧痛；位于上腹正中或偏左，常伴腹部饱胀不适、嗳气、反酸等。

（2）恶心、呕吐

呕吐物为未消化的食物残渣，吐后稍舒，部分患者呕吐物中带有黄色胆汁或胃酸。

（3）腹泻

伴肠炎者可出现腹泻，呈稀便或水样便，随胃部症状好转而停止。

(4)脱水

由于反复呕吐和腹泻，失水过多引起皮肤弹性差、眼球下陷、口渴、尿少等症状，严重者血压下降，四肢发凉。

（5）呕血与便血

少数患者呕吐物中带血丝或呈咖啡色，大便发黑或大便潜血试验呈阳性。

2.体征

急性胃炎无特异性体征，体检中常见上腹正中偏左或脐周有压痛，无腹肌紧张，肠鸣音活跃或亢进等，合并胃穿孔者有急性腹膜炎的体征。

3.并发症

急性单纯性胃炎一般无并发症出现，急性糜烂性胃炎可并发上消化道出血，为糜烂面侵蚀到黏膜下血管所致，一般出血量不大。急性腐蚀性胃炎和化脓性胃炎可出现穿孔而致急性腹膜炎。

4.实验室及其他检查

（1）血常规检查

周围血白细胞数增加，中性粒细胞增多。

（2）大便潜血试验

伴有出血的患者，大便潜血试验呈阳性。

（3）X线检查

见病变黏膜粗糙，局部有压痛，或有激惹征象。

（4）内镜检查

胃镜检查最具有诊断意义，急性胃炎胃镜下表现为胃黏膜局限性或弥散性充血、水肿、渗出、黏液斑或糜烂点，以出血为主者，可见胃液呈鲜红色或咖啡色。应激性急性胃炎全胃可见大量的糜烂面，但以胃底和胃窦部居多。以上病变多于数日内消失。腐蚀性胃炎和化脓性胃炎的急性期不宜进行内镜检查。

（二）诊断

1.病史

有暴饮暴食、进食不洁食物、酗酒或服用刺激性药物史。

2.临床表现

发病急、突然出现上腹部不适，伴见恶心、呕吐、腹痛或腹泻等，严重病例可有发热、失水、酸中毒或上消化道出血等。

3.体征

有上腹或脐周轻压痛，肠鸣音活跃或亢进。

4.实验室及其他检查

多数患者白细胞在正常范围内或轻度增高，沙门菌属感染者可有轻度白细胞减少。胃镜可见胃黏膜充血、水肿，分泌物增多或糜烂或出血，或有浅表性溃疡等。

（三）鉴别诊断

1.急性胰腺炎

急性胰腺炎与急性胃炎均可出现上腹痛和呕吐。但急性胰腺炎腹痛多位于中上腹，疼痛以仰卧位为甚，坐位和前倾可减轻疼痛，多呈持续性钝痛、钻痛或绞痛，常伴阵发性加剧，腹痛较剧烈，严重者可发生休克。腹部体检中可出现中上腹或左上腹压痛、反跳痛、肌紧张，血清与尿淀粉酶测定有助于诊断。

2.急性阑尾炎

本病早期可出现上腹痛、恶心、呕吐，但随着病情的进展，疼痛逐渐转向右下腹，且有麦氏点压痛及反跳痛，多伴有发热、白细胞增高、中性白细胞明显增多。

3.胆囊炎、胆石症

有反复发作的腹痛，常以右上腹为主，可放射至右肩、背部，饱餐或高脂餐诱发。查体时可有巩膜、皮肤黄染。右上腹压痛，莫非征阳性，或可触到肿大的胆囊。B超、腹部平片或胆囊造影等可资鉴别。

4.其他

大叶性肺炎、心肌梗死等发病初期可有不同程度的腹痛、恶心、呕吐，但该病同时伴有明显的心肺疾病征象，胸部X线检查或心电图检查等可资鉴别。

三、中医治疗

（一）辨证论治

1.寒邪客胃

胃痛猝发，得温则减，遇寒加重，多有受凉或饮食生冷病史，或伴见呕吐清水，畏寒怕冷，手足不温，喜食热饮，口淡不渴。舌苔薄白或白腻，脉沉迟。

（1）治法

温中散寒，和胃止痛。

（2）方药

良附丸合桂枝汤加减。

高良姜12g，香附15g，桂枝10g，炒白芍15g，生姜10g，炙甘草10g。

（3）加减

若口吐清水加陈皮、姜半夏；大便溏泻者加吴茱萸、干姜；如见形寒、身热等风寒表证者可合香苏散以疏散风寒；若兼见胸闷、不食、嗳气或呕吐者为寒夹食滞，可加枳实、神曲、鸡内金、半夏等以消食导滞，温胃降逆；中寒内盛者可用附子理中汤加减治疗。

2.暑湿犯胃

胃脘痞满，胀闷不舒，按之腹软而痛，纳差食减，口干而腻，头身沉重，肢软乏力，小便黄热，大便滞而不爽，或兼见发热恶寒。舌质红，苔白黄而腻，脉濡细或濡数。

（1）治法

解暑和胃，化湿止痛。

（2）方药

藿香正气散加减。

藿香（后下）12g，紫苏12g，白芷10g，半夏12g，陈皮10g，白术12g，茯苓15g，厚朴10g，大腹皮10g，生姜10g，甘草6g。

（3）加减

夹食滞者加焦三仙以消食导滞；若湿从热化、湿热内阻，症见吐泻频作、心烦口渴者可加黄连、淡豆豉、栀子、芦根等以清热祛湿。

3.饮食停滞

常为饮食不洁、暴饮暴食所致。表现为嗳腐吞酸、厌食，胃脘胀满疼痛，呕吐宿食，吐后则舒，大便臭秽或夹有不消化食物，小便清。苔厚腻或黄，脉滑。

（1）治法

消食导滞。

（2）方药

保和丸加减。

焦山楂15g，神曲15g，半夏10g，茯苓12g，陈皮10g，连翘10g，炒莱菔子10g，炒谷麦芽各12g，黄连3g，甘草5g。

（3）加减

呕逆甚者加旋覆花、赭石；便秘者加大黄、枳实；若胃脘痛胀而便秘者，可合用小承气汤加木香、香附等以通腑行气；若胃脘痛急剧而拒按伴见苔黄燥、便秘者，则合用大承气汤以泄热润燥，通腑荡积。

4.胃热炽盛

胃脘疼痛，胀满，痛处灼热感，口干而苦，恶心呕吐，吐出物为胃内容物，有酸臭味或苦味，饮食喜冷恶热，大便干结，尿黄，舌质红。苔黄厚或黄腻，脉弦滑。

（1）治法

清热止痛，降逆通便。

（2）方药

大黄黄连泻心汤，合半夏泻心汤加减。

大黄（后下）6g，黄连10g，黄芩10g，半夏12g，生姜10g，大枣10g，甘草12g。

（3）加减

夹食滞者加焦三仙；热泻下迫腹泻者可去大黄合葛根芩连汤清热止泻。

5.肝气犯胃

胃疑胀满，攻撑作痛，痛及两胁，情志不畅时更甚，或呕吐吞酸，嗳气频作，饮食减少。舌质淡红，苔薄白，脉弦。

（1）治则

疏肝理气，和胃止痛。

（2）方药

四逆散合小半夏汤加减。

醋炙柴胡12g，炒白芍20g，炒枳壳15g，姜半夏12g，延胡索15g，鲜生姜10g，生甘草12g。

（3）加减

嗳气较频者可加沉香、旋覆花以顺气降逆；胸胁逆满、情志不畅者可加白蒺藜、郁金、绿萼梅、降香增强泻肝理气之力。

（二）其他中医药疗法

1.中成药

（1）良附丸

每次3～6g，每日两次，口服；适用于本病证属寒邪客胃者。

（2）藿香正气水

每次5～10mL，每日两次，口服，用时摇匀。适用于本病证属暑湿犯胃者。

（3）保和丸水丸

每次6～9g，蜜丸每次1～2丸，每日两次，口服；适用于本病证属饮食停滞者。

（4）牛黄清胃丸

每次两丸，每日两次，口服；适用于本病近属胃火炽盛者。

（5）气滞胃痛冲剂

每次5g，每日3次，开水冲服；适用于本病证属肝胃不和者。

2.脐部敷药疗法

（1）吴茱萸、丁香、干姜、苦参等四药分别研粉，单独装瓶备用

每种药的每次用量均为0.5g，用适量凡士林调匀，涂于脐孔，外盖软塑料布，再盖纱布块，胶布固定，连续贴敷2天。此法适用于急性胃炎，各药单独应用亦有良好的疗效。

（2）消炎解痛膏剪成1.5cm×1.5cm大的方块备用

取神阙、天枢、气海、大肠俞、足三里等穴，先以酒精洗净擦干，贴上膏药，药膏保留2天后取掉。本法适用于急性单纯性胃炎，对膏药过敏者不宜贴治。

3.针灸疗法

（1）体针

取穴中脘、内关、足三里、天枢、气海。每次2~3穴，留针15min，寒者留针多灸，热者疾出不灸。

（2）耳针

胃痛者取用胃、神门；呕吐者取胃、交感、神门、皮质下、肝等，平补平泻。也可用电针留针30min。

4.点穴疗法

①按压第5~7胸椎棘突旁压痛点及腰眼、腓中、胫中、足三里上；腹痛者加关元、建里及腹部痛点，呕吐者加曲池、颈后。

②点脊背两侧刺激线及跟腱，手法宜重。

5.刮痛疗法

刮拭中脘、关元、水分、气海、梁门、天枢、梁丘、足三里、温溜、内关、大肠俞、胃俞、上巨虚、阴陵泉、曲泽穴，每日刮拭1~2次。

6.按摩疗法

①对于饮食不洁或暴饮暴食所致恶心欲吐者，根据情况，可首先采用催吐法使患者吐出为好，然后再采用和胃降逆止呕手法。取坐位，用力按揉内关穴，使患者产生强烈的酸胀感，反射性地引起呕吐。还可用力拿捏肩背上部，也有催吐作用。

②用拇指指腹轻按鸠尾穴，缓缓地按揉，力量由轻渐重，时间约3min，直至穴位上稍有酸胀痛感为好。

③用一侧大鱼际，自胸前膻中穴沿正中线向中脘穴方向推动，反复推20次，力量宜轻柔，速度缓慢。

④仰卧位，在上腹部做轻柔的顺时针环旋摩腹，时间10min左右，以患者感觉舒适为佳。

⑤按揉两侧足三里穴，两侧内关穴，力量由轻而重，保持酸胀感，每穴按揉1min左右。若因情志不畅引起者，如法按揉两侧太冲穴。

⑥俯卧位，用掌根在背腰部脊柱两侧按揉，由上而下反复操作5遍，在脾俞、胃俞、三焦俞或敏感点部位重点按揉。

四、预防与调护

（一）预防

急性胃炎主要由外源性及内源性刺激因素损伤胃黏膜所致。因此在日常生活，预防急性胃炎首先要避免有害因素的侵袭，如戒烟、不饮烈酒、浓茶、咖啡等，少吃辛辣及粗糙的食物，不暴饮暴食，少服对胃肠有刺激性的药物等；其次，饮食提倡一日三餐，每顿不可过饱，不主张多餐，以免增加胃的负担。

（二）调护

1.饮食宜少宜精

宜少指不可过饥再吃东西，且吃东西一次不可过饱，不宜极渴时炊水，饮水一次不宜过多，晚饭宜少。宜精指少吃粗糙和粗纤维多的食物，尤其对于有消化不良的患者，要求食物要精制，富含营养。

2.）饮食宜温宜洁

宜温指胃病患者不可过食冷瓜果，也不能因畏凉食而吃热烫食物，这对食管和胃的损伤也很大。宜洁是指有胃病患者胃抵抗力差，应防止食物被污染，并注意食用器具的卫生。

3.饮食宜鲜宜淡

宜鲜是指吃适量新鲜蔬菜和水果，新鲜蔬菜水果可防癌。同时也指吃新鲜的食物，不食腐烂变质的食物。宜淡指宜吃清淡的素食。中医认为淡味是养胃的，清淡素食既易于消化吸收，又利于胃病的恢复，而且可使人长寿。新鲜蔬菜五谷都为健胃佳品，但食用不可过量。

4.饮食宜软宜缓

宜软指饭食、蔬菜、鱼肉之品宜软烂，不宜食油煎、油炸、半熟品及坚硬食物，此类食物既难于消化，而且有刺伤胃络之弊端。宜缓是指细嚼慢咽，充分地咀嚼，促使唾液大量分泌，既有利于食物的消化吸收，又能防止急性胃炎的发生。

5.其他

胃炎患者还注意休息，防寒保暖，劳逸结合，增强体质；急性期注意观察病情变化，如疼痛突然加重，腹痛拒按，伴冷汗，面色苍白，四肢发凉，应积极救治；合并呕吐者应注意侧卧，观察呕吐物的质和量。

第三节　消化性溃疡

一、病因病机

消化性溃疡（PU）主要指发生于胃和十二指肠的慢性溃疡，因其形成与胃酸和胃蛋白酶对黏膜的消化作用有关而得名。由于溃疡发生于胃和十二指肠，过去又称胃溃疡（GU）和十二指肠溃疡（DU）。其主要临床表现为慢性、周期性、节律性的上腹部疼痛。消化性溃疡是常见病、多发病，呈全球性分布，在不同国家和地区其发病率有明显差异。本病男性多于女性，十二指肠溃疡比胃溃疡多见，两者之比约为3：1，十二指肠溃疡多见于青壮年，胃溃疡多见于中老年，前者的发病年龄比后者早10年左右。

依据症状，本病当归属中医的"胃脘痛""呕吐""吐酸"等病证范畴。

（一）中医学认识

中医学认为消化性溃疡主要由饮食所伤、情志不遂、脾胃虚弱等病因引起，日久多有瘀血、痰浊等内生之邪兼夹为患。

1.饮食所伤

胃主受纳腐熟水谷，其气以和降为顺，故胃痛的发生与饮食不节关系最为密切。若饮食不节，暴饮暴食，损伤脾胃，饮食停滞，致使胃气失和，胃中气机阻滞，不通则痛。或五味过极，辛辣无度，或恣食肥甘厚味；或饮酒如浆，则伤脾碍胃，蕴湿生热，阻滞气机，以致胃气阻滞，不通则痛，皆可导致胃痛。

2.情志不遂

脾胃的受纳运化、中焦气机的升降均有赖于肝之疏泄，所以病理上就会出现木旺克土或土虚木乘之变。忧思恼怒，情志不遂，肝失疏泄，肝郁气滞，横逆犯胃，以致胃失和降，胃气阻滞，即可发为胃痛。肝郁日久，又可化火生热，邪热犯胃，导致肝胃郁热而痛。若肝失疏泄，气机不畅，血行瘀滞，又可形成血淤，兼见瘀血胃痛。

3.脾胃虚弱

脾与胃相表里，同居中焦，共奏受纳运化水谷之功。脾气主升，胃气主降，胃之受纳腐熟赖脾之运化升清，所以胃病常累及于脾，脾病常累及于胃。若素体不足，或劳倦过度，或饮食所伤，或过服寒凉药物，或久病脾胃受损，均可引起脾胃虚弱，中焦虚寒，致使胃失温养，发生胃痛。若是热病伤阴，或胃热火郁，灼伤胃阴，或久服香燥理气之品，耗伤胃阴，胃失濡养，也可引起胃痛。

4.痰瘀阻滞

气滞日久，血行瘀滞，或久痛入络，胃络受阻，或胃出血后，离经之血未除，以致瘀血内停，胃络阻滞不通，均可引起瘀血胃痛。若脾阳不足，失于健运，湿邪内生，聚湿成痰成饮，蓄留胃脘，又可致痰饮胃痛。

总之，消化性溃疡初发多由饮食不节、情志不遂所致，常见有肝气犯胃、肝胃郁热、脾胃湿热等证，表现为实证；久则常见由实转虚，如寒邪日久损伤脾阳，热邪日久耗伤胃阴，多见脾胃虚寒、胃阴不足等证，则属虚证。同时依据患者的体质、病情的深浅及治疗的反应，虚证也可能寒化或热化。若从寒化，脾胃气虚进一步发展则为脾胃虚寒；若从热化，则引起肝胃阴虚，虚热内生，出现脾胃虚热。同时因实致虚，或因虚致实，皆可形成虚实并见证，如胃热兼有阴虚，脾胃阳虚兼见内寒，以及兼夹瘀、食、气滞、痰饮等。各类证型之间，常相互关联和影响。本病的病位在胃，与肝、脾关系密切，也与胆、肾有关。基本病机为胃气阻滞，胃络瘀阻，胃失所养，不通则痛。

（二）现代医学认识

消化性溃疡是多种因素所致的疾病，不同的患者致病因素并不完全相同。其中胃酸及胃蛋白酶分泌增多、幽门螺杆菌（Hp）感染、胃黏膜屏障功能降低是引起消化性溃疡的重要因素，药物因素、精神神经因素、遗传因素、环境因素等均和本病有关。其发生是对胃、十二指肠黏膜有损害作用的侵袭因素与黏膜自身防御、修复因素之间失去平衡的结果。这种失去平衡可能是由于侵袭因素增强，亦可能是防御、修复因素减弱，或者两者兼而有之。GU的发生主要是由于防御、修复因素的减弱，而DU的发生主要是由于侵袭因素的增强。

1.胃酸及胃蛋白酶分泌增多

关于消化性溃疡的病因和发病机制，人们传统上一直十分重视胃酸及胃蛋白酶分泌过多所致的自身消化作用。随着研究的不断深入，特别是对Hp感染的认识不断深入，越来越多的人认为，胃酸并非消化性溃疡的决定因素，但是胃酸分泌增多是绝大多数消化性溃疡特别是DU发生的必要条件之一。

2.幽门螺杆菌感染

目前已经肯定，Hp感染是引起消化性溃疡的主要病因，是慢性胃炎的最主要病因以及胃癌发病的重要危险因子。

3.药物因素

某些药物，如非甾体类抗炎药NSAID、抗肿瘤药、肾上腺皮质激素等，特别是NSAID对胃和十二指肠黏膜有明显的损害作用，可导致溃疡的发生。

4.神经精神因素

胃酸的分泌受神经、体液调节，精神刺激通过高级中枢的调节作用，可以产生一系列生理、神经内分泌、神经生化、免疫等方面的改变，从而影响到胃肠分泌、胃肠黏膜供血、胃肠蠕动功能。临床观察表明，长期精神紧张、焦虑、抑郁、恐惧的人容易发生溃疡。强烈的精神刺激甚至可以产生应激性溃疡。

5.胃黏膜屏障受损

各种原因（如NSAID、Hp感染等）导致胃黏膜屏障受损，其保护作用降低，H^+反弥散进入黏膜，产生炎症，就容易发生溃疡。

6.其他因素

遗传、环境等因素也与消化性溃疡的发病有关。家族中有消化性溃疡患者的人群，该病发病率比正常人明显增高。消化性溃疡发病有明显地区性差异和季节性特点，并和不同生活环境、生活习惯有关。吸烟、嗜酒、饮浓茶、过食辛辣、暴饮暴食、饮食不规律均可能诱发本病。

二、临床表现及诊断

（一）临床表现

1.症状

（1）疼痛

本病临床表现不一，典型表现为慢性、周期性、节律性的上腹部疼痛，腹痛常因精神刺激、过度疲劳、饮食不当、服用药物、气候变化等因素诱发或加重。疼痛特点如下：

①长期性：由于溃疡发生后可自行愈合，但每于愈合后又好复发，故常有上腹疼痛长期反复发作的特点。整个病程平均6～7年，有的可长达一二十年，甚至更长。

②周期性：上腹疼痛呈反复周期性发作，乃为此种溃疡的特征之一，尤以DU更为突出。中上腹疼痛发作可持续几天、几周或更长，继以较长时间的缓解。全年都可发作，但以春、秋季节发作者多见。

③节律性：溃疡疼痛与饮食之间的关系具有明显的相关性和节律性。在一天中，凌晨3点至早餐的一段时间胃酸分泌最低，故在此时间内很少发生疼痛。DU的疼痛好在两餐之间发生，持续不减直至下餐进食或服制酸药物后缓解。一部分DU患者，由于夜间的胃酸较高，尤其在睡前曾进餐者，可发生半夜疼痛。胃溃疡疼痛的发生较不规则，常在餐后1h内发生，经1～2h后逐渐缓解，直至下餐进食后再复出现上述节律。

④疼痛部位：DU疼痛多出现于中上腹部，或在脐上方，或在脐上方偏右处；GU疼痛的位置也多在中上腹，但稍偏高处，或在剑突下和剑突下偏左处。疼痛范围直径约数厘米。因为空腔内脏的疼痛在体表上的定位一般不十分确切，所以，疼痛的部位也不一定准确反映溃疡所在解剖位置。

⑤疼痛性质：多呈钝痛、灼痛或饥饿样痛，一般较轻而能耐受，持续性剧痛提示溃疡穿透或穿孔。

⑥影响因素：疼痛常因精神刺激、过度疲劳、饮食不慎、药物影响、气候变化等因素诱发或加重；可因休息、进食、服制酸药、以手按压疼痛部位、呕吐等方法而减轻或缓解。

（2）其他症状

消化性溃疡除上腹疼痛外，尚可有反酸、嗳气、烧心、上腹饱胀、恶心、呕吐、食欲缺乏等消化不良症状，但这些症状均缺乏特异性。部分症状可能与伴随的慢性胃炎有关。病程较长者可因疼痛或其他消化不良症状影响摄食而出现体重减轻；但亦有少数十二指肠球部溃疡患者因进食可使疼痛暂时减轻，频繁进食而致体重增加。

2.体征

消化性溃疡缺乏特异性体征。在溃疡活动期，多数患者有上腹部局限性轻压痛，DU压痛点常偏右。少数患者可因慢性失血或营养不良而有贫血。部分GU患者的体质较瘦弱。

3.常见并发症

（1）出血

消化性溃疡是上消化道出血最常见的病因，本病出血的发生率为20%～25%，有10%～25%的患者以上消化道出血为首发表现，DU的出血多于GU。临床表现及预后取决于出血量、出血速度、是否继续出血等因素。表现为便血或呕血，可出现心悸、头晕、眼花、乏力、休克甚至死亡。

（2）穿孔

发生率为5%～10%，DU多于GU。溃疡穿透胃肠壁达游离腹腔称为急性穿孔或游离穿孔，多形成弥散性腹膜炎；溃疡穿透与邻近器官组织粘连，称为穿透性溃疡或慢性穿孔；后壁穿孔或穿孔较小者只引起局限性腹膜炎时，称亚急性穿孔。穿孔的典型临床表现为：突发上腹部疼痛，疼痛剧烈，持续加剧，并迅速向全腹弥漫。腹部X线透视发现右膈下新月状游离气体影，是诊断穿孔的重要依据。

（3）幽门梗阻

约占4%，多由DU及幽门管溃疡所致。在溃疡活动期，溃疡周围组织充血、水肿，幽门痉挛，引起幽门梗阻，随着炎症的好转而缓解，称为功能性梗阻或内科梗阻；若由溃疡瘢痕收缩或与周围组织粘连所致，非手术不能缓解，呈持久性，称为器质性梗阻或外科梗阻。呕吐是幽门梗阻的主要症状，因反复呕吐、进食减少，患者可出现脱水及营养不良。体征有上腹部胃型、胃蠕动波及振水音。X线及胃镜检查可辅助诊断。

（4）癌变

GU癌变率估计在1%以下，罕见十二指肠球部溃疡有癌变者。癌变易发生于溃疡的边缘。若GU患者年龄在45岁以上、疼痛的节律性消失、食欲减退、体重明显减轻、大便潜血试验持续阳性、病情逐渐加重、内科治疗效果较差者，应警惕溃疡癌变的可能，定期复查。

4.实验室及其他检查

（1）X线钡餐检查

溃疡的X线钡餐检查有直接和间接两种征象。直接征象为龛影，对溃疡的诊断有确诊意义。GU的龛影多见于胃小弯，且常在溃疡对侧见到痉挛性胃切迹；DU的龛影常见于球部，通常比胃的龛影小。间接征象由溃疡周围组织的炎症和局部痉挛、溃疡愈合和瘢痕收缩等原因产生，表现为局部压痛与激惹现象、胃大弯侧痉挛性切迹、十二指肠球部激惹及变形等征象，间接征象仅有提示意义。

（2）胃镜检查和黏膜活检

在内窥镜直视下，病灶多呈圆形或椭圆形，偶尔呈线形，边缘锐利，基底光滑，表面覆盖灰白色或灰黄色苔膜，周围黏膜充血、水肿，有时见皱襞向溃疡集中。内窥镜下溃疡可分为：

①活动期（A期），分为A_1及A_2两期。A_1期溃疡呈圆形或椭圆形，中心覆盖白苔，常有小出血，周围潮红，有炎症性水肿；A_2期溃疡面覆黄色或白色苔，无出血，周围炎症水肿减轻。

②治愈期（H期），分为H_1及H_2两期。H_1期溃疡周边肿胀消失，黏膜呈红色，伴有新生毛细血管；H_2期溃疡变浅、变小，周围黏膜发生皱褶。

③瘢痕期（S期），也分为S_1及S_2两期。S_1期溃疡白苔消失，新生红色黏膜出现（红色瘢痕期）；S_2期红色渐变为白色（白色瘢痕期）。

（3）胃液分析

正常男性和女性的基础胃酸分泌量（BAO）平均分别为2.5mmol/h和1.3mmol/h，男性和女性十二指肠溃疡患者的BAO平均分别为5.0mmol/h和3.0mmol/h。当BAO＞10mmol/h，常提示胃泌素瘤的可能。五肽胃泌素按$6\mu g/kg$注射后，十二指肠溃疡患者最大胃酸分泌量（MAO）常超过40mmol/h。由于各种胃病的胃酸幅度与正常人有重叠，胃液分析结果对溃疡病的诊断仅做参考。

（4）幽门螺杆菌检测

消化性溃疡患者Hp感染率很高，流行病学调查显示DU患者Hp阳性率为90%～100%，GU患者亦有80%以上。根除Hp不但可以促进溃疡愈合，并且可以改变溃疡病的自然病程，显著降低溃疡复发率，从而治愈溃疡。

（5）大便潜血检查

大便潜血试验呈阳性，提示溃疡活动，为病灶慢性渗血所致，经积极治疗后多在1～2周内转阴。大便潜血持续阳性者，应注意癌变。

（二）诊断

根据慢性病程、周期性发作及节律性疼痛，一般可做出消化性溃疡的初步诊断。胃镜检查如见典型溃疡，诊断确立。如鉴别溃疡属良、恶性有困难，应做胃镜下活检。X线钡餐检查若有典型龛影，也可确定诊断。

（三）鉴别诊断

消化性溃疡应与下列疾病相鉴别。

1.慢性胃炎

表现为上腹部饱胀、嗳气、进食后胀痛，无消化性溃疡节律性疼痛特点，但消化性溃疡常合并慢性胃炎，使症状不典型，鉴别困难时可行胃镜检查确诊。

2.功能性消化不良

功能性消化不良又称非溃疡性消化不良。患者常有上腹疼痛、烧灼感、反酸、嗳气、上腹饱胀、恶心、呕吐、食欲减退等症状，酷似消化性溃疡，易与消化性溃疡相混淆，但并无溃疡病灶。鉴别诊断依靠X线钡餐检查和胃镜检查。

3.十二指肠炎

为十二指肠局限性或弥散性炎症，可继发于DU，临床症状与DU相似。X线钡餐造影表现为DU的间接征象，易误诊，须做胃镜检查确诊。

4.胆囊炎与胆石症

疼痛常因进食油腻食物而诱发，位于右上腹，向右肩背部放射，伴发热、黄疸，检查右上腹压痛明显、墨菲征阳性，部分患者可触及胆囊。典型病例不难和消化性溃疡相鉴别，不典型患者可行B超及胃镜下逆行胆道造影协助诊断。

5.胃癌

一些溃疡型胃癌在早期，其形态和临床表现可酷似良性溃疡，甚至治疗后可暂愈合（假愈）。胃良性溃疡与恶性溃疡的鉴别诊断表中所指均为典型表现，且恶性溃疡已非早期，其中的一些差别是相对的，最重要的鉴别方法还在于X线钡餐检查和胃镜检查。

6.胃泌素瘤

胃泌素瘤又称Zollinger Ellison综合征。多数是由于发生于胰腺的非B细胞瘤所致，肿瘤亦可位于胃部、十二指肠、大网膜、横结肠系膜及腹腔其他部位。因肿瘤分泌大量胃泌素刺激壁细胞增生，从而使胃酸分泌明显增加。患者表现为顽固性、多发性溃疡，溃疡位于十二指肠球部及以下部位甚至位于空肠近端等非典型部位。多并有腹泻及明显消瘦，内科治疗经久不愈，术后易复发，可有溃疡病家族史，血清胃泌素水平增高，胃酸分泌量明显增加。CT检查有助于诊断，胰泌素刺激试验可以确诊。

三、中医治疗

（一）辨证论治

1.肝胃不和

患者胃脘胀痛，窜及两胁或走窜不定，得嗳气、矢气则舒；发作或加重与情绪变化有关；嘈杂反酸，心情抑郁，睡眠不佳。舌质淡红，苔薄白，脉弦。

（1）治法

疏肝理气，和胃止痛。

（2）方药

柴胡疏肝散，合金铃子散加减。柴胡12g，枳壳12g，白芍15g，制香附12g，陈皮10g，川芎10g，川楝子12g，延胡索15g，甘草10g。

（3）加减

若胀重，可加乌药、陈皮助理气消胀之功；若痛甚，可加青皮、木香理气止痛；嗳气频作者，可加半夏、旋覆花降气解郁；嘈杂反酸重者，可加左金丸（吴茱萸、黄连）疏肝清胃，制酸止痛；心情抑郁，睡眠不佳重者，可加郁金、合欢皮解郁安神。

若肝郁化热，症见胃脘灼痛，痛势急迫，喜冷恶热，得凉则舒，心烦易怒，反酸嘈杂，口干口苦，舌红苔黄，脉弦数，可合化肝煎（青皮、陈皮、芍药、牡丹皮、栀子、泽泻、土贝母）化裁；若日久伤及肝胃之阴，症见胃痛隐隐，不思饮食，太息不已，头昏头痛，舌干口苦，苔少，脉细数，可合一贯煎（北沙参、麦冬、当归身、生地黄、枸杞子、川楝子）化裁；若痛势已缓和，肝脾未调，气血不足，可合逍遥散（柴胡、当归、白芍、白术、茯苓、炙甘草、煨生姜、薄荷）化裁。

2.胃气壅滞

患者胃脘胀痛，疼痛拒按，得食更甚；饮食不慎或感受外邪易于加重；嗳气频频，嘈杂反酸，纳呆恶心，大便不爽。舌质淡，苔白厚腻，或薄白或薄黄，脉滑。

（1）治法

理气和胃止痛。

（2）方药

香苏散合五磨饮子加减。

紫苏梗15g，制香附12g，陈皮10g，沉香6g，木香10g，槟榔10g，乌药12g，枳实12g，甘草6g。

（3）加减

若胀重可加厚朴、大腹皮以助理气消胀之功；痛甚者，可加延胡索、香附理气止痛；若嘈杂反酸，可加乌贝散（浙贝母、海螵蛸）理气化痰、制酸止痛；若恶心欲呕严重，可加半夏、生姜和胃降气止呕；若大便不畅，可加大黄、芒硝降气通腑。若兼实火，症见脘腹灼痛痞满，心烦便秘，面赤舌红苔黄，脉弦数有力，可合泻心汤（黄连、黄芩、大黄）苦寒泄热，直折其火；若兼有食积，症见暴饮暴食后胃脘疼痛，胀满不消，嗳腐吞酸，或呕吐不消化食物，其味腐臭，吐后痛减，不思饮食或厌食，可合保和丸（山楂、神曲、莱菔子、半夏、茯苓、陈皮、连翘）消食和胃。若兼湿邪，身重肢倦，小便色黄，大便不畅，舌苔黄腻，可合连朴饮（厚朴、黄连、石菖蒲、半夏、淡豆豉、栀子、芦根）化裁；兼脾虚湿盛，症见食欲减退、恶心呕吐、腹泻者，可合香砂六君子汤（人参、白术、茯苓、半夏、陈皮、藿香、甘草、砂仁）化裁。

3.脾胃虚寒

胃脘隐痛，喜暖喜按，空腹痛甚，得食则缓；劳累或食冷或受凉后疼痛发作或加重，泛吐清水，手足不温，纳呆食少，神疲乏力。舌淡苔白，脉沉细或迟。

（1）治法

温中健脾，和胃止痛。

（2）方药

黄芪建中汤合安中散加减。

黄芪20g，桂枝12g，炒白芍15g，延胡索12g，煅牡蛎（先煎）25g，小茴香10g，砂仁（后下）6g，高良姜10g，甘草6g。

（3）加减

寒痛甚者，或胃脘突然拘急掣痛拒按，甚则隆起如拳状者，可加附子、花椒温中散寒止痛；泛吐清水、手足不温较重者，可加干姜、吴茱萸等温阳散寒化饮；若纳呆食少，神疲乏力，大便溏薄较重者，可加党参、白术健脾益气。若肾阳不足，兼见腰膝酸软、头晕目眩、形寒肢冷等者，可加右归饮（熟地黄、山药、山茱萸、枸杞子、炙甘草、杜仲、肉桂、制附子）之类助肾阳以温脾和胃；若郁久化热，寒热错杂，表现为胃脘隐痛或胀痛，喜温喜按，口苦而淡，呕吐酸水，舌淡或淡红，体胖有齿痕，苔黄白相间或苔黄腻者，可合用半夏泻心汤（半夏、黄芩、干姜、人参、炙甘草、黄连、大枣）辛开苦降，寒热并调。

4.胃阴不足

胃脘隐痛或灼痛，似饥而不欲食，多见于热病之后或胃病日久；口干舌燥，纳呆干呕。舌嫩红少津，或有裂纹，少苔、无苔或剥苔，脉细弦或细数。

（1）治法

养阴益胃，和中止痛。

（2）方药

益胃汤合芍药甘草汤加减。

沙参15g，麦冬15g，生地黄12g，玉竹12g，白芍15g，冰糖10g，甘草8g。

（3）加减

胃阴亏损较甚者，可酌加石斛、百合；似饥而不欲食可加乌梅、木瓜等酸甘化阴及香橼、佛手等理气而不伤阴的解郁止痛药，也可加川楝子、郁金等偏凉性的理气药；若痛甚者加香橼、佛手；若口干舌燥，纳呆干呕，可加芦根、竹茹清热生津，和胃止呕；大便干结者，可加火麻仁、杏仁润肠通便。若患病日久，肝肾阴虚，表现为心烦失眠，五心烦热，腰酸腿软，舌红少苔，可用左归饮（熟地黄、山药、枸杞子、炙甘草、茯苓、山茱萸）化裁；若气阴两虚兼见肢体倦怠、气短声低、汗多懒言、口干舌燥、舌干红少苔者，可合生脉散（党参、麦冬、五味子）化裁。

5.瘀阻胃络

胃脘疼痛，状如针刺，痛有定处，按之痛甚，食后加剧，入夜尤甚；多发生于久病，或有吐血、黑便史者。舌质暗，或有瘀点、瘀斑，苔白，脉涩或沉弦。

（1）治法

活血化瘀，理气止痛。

（2）方药

丹参饮合失笑散加减。丹参20g，檀香12g，砂仁（后下）8g，五灵脂10g，蒲黄（包煎）12g，炙甘草6g。

（3）加减

疼痛甚者，加延胡索、当归；若痛有定处，可加九香虫、刺猬皮；若伴吐血、黑便时，可加三七粉、白芨活血止血，并参考血证有关治法治疗。若兼畏寒肢冷、肢端青紫、舌质暗有瘀斑，可合当归四逆汤（当归、桂枝、通草、细辛、白芍、大枣、甘草）化裁；若胃痛频作，缠绵不愈，久痛入络，气滞血瘀可合血府逐瘀汤（当归、桃仁、红花、枳壳、赤芍、柴胡、桔梗、川芎、生地黄、牛膝、甘草）化裁。

（二）其他中医药疗法

1.中成药

①气滞胃痛冲剂：每次5g，每日3次，开水冲服；可用于消化性溃疡证属肝胃不和者。

②健胃愈疡片：每次4～6片，每日3～4次，口服；可用于消化性溃疡证属肝胃不和、肝郁脾虚者。

③胃苏冲剂：每次15g，每日3次，开水冲服；可用于消化性溃疡证属胃气壅滞者。

④胃热清胶囊：每次2～6粒，每日3次，口服；可用于消化性溃疡以胃热为主者。

⑤仲景胃灵丸：每次1.2g，每日3次，口服；可用于消化性溃疡证属脾胃虚寒者。

⑥养胃舒颗粒：每次1～2袋，每日两次，开水冲服；可用于消化性溃疡证属胃阴亏虚者。

2.针灸疗法

①针刺法。主穴：中脘、足三里、内关、胃俞、脾俞、肾俞。配穴：肝胃不和，加肝俞、期门、膈俞、梁门、梁丘、阳陵泉，用泻法；饮食积滞者，加梁门、下脘、天枢、脾俞、支沟，用泻法、强刺激；脾胃虚弱者，加章门，用补法，另外加灸脾俞、胃俞、下脘、气海、关元、天枢；胃阴不足者，加三阴交、太溪，用补法。胃热者，刺金津、玉液出血。胃寒者，主穴加灸，瘀血阻络者加肝俞、期门、三阴交。每日1次，10次为1个疗程。

②水针疗法。取胃俞、脾俞、相应夹脊穴、中脘、内关、足三里，选用红花注射液、当归注射液、阿托品0.5mg或1%普鲁卡因注射液注射于上述穴位，每次1～3穴，每穴1～2mL。

③耳穴贴压。主穴取胃、脾、肝、三焦、腹，配以神门、膈、贲门。每4天换1次，两耳穴交替使用，10次为1个疗程。

④耳针疗法。胃溃疡取胃、交感、神门；十二指肠溃疡取十二指肠、交感、神门。每日1次，每次捻转1～2min，留针20～30min。

⑤埋线疗法。取双侧足三里、中脘透上脘、胃俞透脾俞、阿是穴。每次取2～3个穴位，穴位埋线，每次间隔14～21日。

四、预后

消化性溃疡是一种具有反复发作倾向的慢性病，病程长者可达一二十年或更长；但经多次发作后不再发作者也不在少数。许多患者尽管一再发作，但始终无并发症发生；也有不少患者症状较轻而不被注意，或不经药物治疗而痊愈。由此可见，在多数患者，本病是预后良好的病理过程。但高龄患者一旦并发大量出血，病情常较凶险，不经恰当处理，病死率可高达30%。球后溃疡较多发生大量出血和穿孔。消化性溃疡并发幽门梗阻、大量出血者，以后再发生幽门梗阻和大量出血的机会增加。少数胃溃疡患者可发生癌变，其预后显然变差。

五、预防与调护

（一）预防

消化性溃疡复发率高，为防止复发须彻底解决并发病症，如并发慢性胃炎、Hp感染者必须彻底治疗根除。溃疡治愈后，应继续选用一种抑酸药或黏膜保护药低剂量巩固治疗3个月以上。

（二）调护

1.饮食调养

饮食不节、饥饱失常或过食生冷等皆能影响到胃的功能而引起疼痛。饮食一定要做到定时定量，少食多餐。胃病之后消化功能减弱，因此饮食一定要按时定量、少吃为宜。"三分治，七分养"，吃饭时一定要细嚼慢咽，吃清淡易消化的食物，如胃痛不已者，应在一定时间进流质或半流质饮食。如胃痛见便血者，应卧床休息暂禁食，严密观察病情变化。饮食无度，饥饱失常，必然损伤胃肠功能；过食生冷易使寒积胃中，损伤中阳，气血凝滞不通，引起疼痛，故应防过饥过饱和过食生冷。胃为燥土，其性喜润恶燥，而醇酒辛辣、肥甘厚味之品皆能生热化燥。故应禁酒忌辣，少食肥甘。

2.精神调摄

精神变化和情志是紧密相关的，临床上由于精神刺激，情志不舒，肝气郁滞，使胃病复发和加重者最为多见。因此保持精神舒畅愉快，情绪稳定，避免情志刺激，使肝气条达舒畅，发挥正常的疏泄功能是促进疾病康复的不可忽视的重要方面。要求平时做到遇事不怒，不急不愁，保持心情舒畅，气血平和。

3.慎起居，重锻炼

有规律的生活对于健康人也是非常重要的，病后更应当注意按时作息，劳逸适度。脾胃疾病多属于慢性病，除遵守常规治疗，按时用药之外，要有严格的作息制度，保证充足的休息和睡眠，可以促进疾病的康复。经常锻炼身体，能增强体质，提高抗病能力，通过运动可以促进胃肠道的蠕动和分泌，促进食欲，改善消化和吸收的过程。胃痛患者可以根据病情轻重选择适当的锻炼方法，病情较重者，应当以卧床休息为主，适当散步。外感寒邪是胃痛加重的原因之一，气血遇寒则凝，凝则不通，产生胃痛或加剧，要注意根据气候变化及时增减衣被，免受寒邪侵袭，对于促进胃病的康复有着重要的意义。

第四节　上消化道出血

一、病因病机

上消化道出血是指食管、胃、十二指肠、上段空肠（十二指肠悬韧带以下约50cm一段）以及胰管和胆道的出血，其临床表现以呕血和黑便为主，是内科临床常见的急症。引起上消化道出血的常见原因为消化性溃疡、急慢性胃炎、肝硬化合并食管或胃底静脉曲张破裂、应激性溃疡等。

依据临床表现，本病应归属中医血证中的"呕血""便血"等病证范畴。

（一）中医学认识

中医学认为，上消化道出血的病因与外感病邪、饮食不节、情志失和、劳倦过度、脾胃虚弱等因素有关。

1.热伤胃络

外感风热燥火之邪或风寒之邪，郁而化热，热伤营血，迫血妄行，血随胃气上逆而呕血。饮食不节，如饮酒过度，或嗜食辛辣煎炸之品，均可导致热蕴胃肠，胃火内炽，损伤胃络；或燥热伤阴，虚火扰动血络，血因火动而产生出血。而忧思恼怒、情志失和则可致肝郁化火，横逆犯胃，损伤胃络，气逆血奔，血随气上而产生呕血。

2.脾虚不摄

脾主统血，脾气健旺则血循行于脉道。若劳倦过度，或肝病、胃病日久导致脾胃虚弱，统摄无权，血无所归，则血不循经，溢于脉外，或上逆而呕血，或下注而成黑便等。

3.瘀阻胃络

肝主藏血，性喜条达疏泄，若肝病日久迁延不愈，则见气滞与血瘀，造成瘀血阻络，血行失常；或因胃病反复不愈，久病入络，从而使血不循经而外溢。

上述病因可导致火热炽盛、迫血妄行；或气逆血瘀、血不循经；或脾虚不能统血，而造成呕血和黑便。其病理基础是络伤血溢，其发病以脾虚、肝胃阴虚为本，以火热、血瘀为标。总之，本病多因胃热伤络、脾虚不摄、胃络瘀阻等导致血不循经而外溢，若血随气火上逆，从口而出，则为呕血；血随胃气下降入肠道，随便而出，则大便黑色；失血可致气血不足，则见神疲乏力、头晕心悸等，倘出血量大可致气随血脱，见昏厥、汗出肢冷等危象。

（二）现代医学认识

引起上消化道出血的病因很多，在临床上以胃溃疡、十二指肠溃疡和食管、胃底静脉曲张破裂引起的出血最为常见。

1.胃、十二指肠疾病

包括胃溃疡、十二指肠溃疡、急性胃黏膜糜烂、应激性溃疡、慢性胃炎、胃癌、胃息肉、胃平滑肌肉瘤、胃平滑肌瘤、胃黏膜脱垂、手术后吻合口溃疡、套叠、胃肉芽肿病变、十二指肠憩室等。

2.食管疾病

包括食管、胃底静脉曲张、食管贲门黏膜撕裂综合征、食管裂孔疝、食管炎、食管溃疡、食管癌、食管良性肿瘤、食管憩室等。

3.血管病变

包括主动脉瘤、脾动脉瘤、胃壁内小动脉瘤、血管瘤、胃黏膜下动静脉畸形、遗传性出血性毛细血管扩张症等。

4.肝胆胰疾病

包括肝硬化伴门脉高压、肝癌伴门脉高压、门静脉血栓形成、门静脉阻塞综合征、胆道出血、壶腹癌、胰腺癌侵犯十二指肠、急性胰腺炎等。

5.全身性疾病和其他

如流行性出血热、钩端螺旋体病、肺源性心脏病、肺气肿合并感染、凝血机制障碍、白血病、紫癜、血友病、弥散性血管内凝血、淋巴瘤、尿毒症、淀粉样变性、结节病等，均可引起上消化道出血。

在上消化道出血的病因中，溃疡病约占1/2，食管、胃底静脉曲张占1/4，近年来急性出血性胃炎和糜烂性胃炎伴发出血的病例也有所增长，约有5%左右病例的出血病灶未能确定，即使剖腹探查也未能找到出血原因。

二、临床表现及诊断

（一）临床表现

1.症状与体征

（1）呕血和黑便

凡出血后因血液刺激引起恶心呕吐的，便可有呕血表现。若出血后立即呕出，血液呈鲜红色。若血液在胃内停留一段时间，经胃酸作用后再呕出，则呈咖啡渣样的棕褐色。血液除吐出外，更多的是从肠道排出。由于血红蛋白经肠内硫化物作用形成黑色的硫化铁，所以，排出的血液一般都是柏油样黑便。只有当出血量大，血液在肠道内通过很快时，排出的血液才呈暗红色，或偶尔呈鲜红色。一般而言，当出血量大时，有黑便又有呕血；当出血量小时，常常仅有黑便。如果出血部位在十二指肠，呕血较少见。

（2）出血引起的全身症状

若出血速度慢，量又少，一般无明显全身症状，仅在长时间出血后出现贫血。若出血量多又快，则可出现心慌、出冷汗和面色苍白，甚至血压下降等急性失血表现。

（3）原发疾病的症状

上消化道出血最常见的病因是溃疡病、食管、胃底静脉曲张破裂、胃癌、食管癌或十二指肠癌、急性胃黏膜损伤出血等。若为溃疡病出血，则出血前常有上腹疼痛史；若为食管、胃底静脉曲张破裂出血，则有肝硬化病史及肝硬化的临床表现。

2.实验室及其他检查

（1）血红蛋白测定、红细胞计数、血细胞压积

可以帮助估计失血的程度。但在急性失血的初期，由于血液浓缩及血液重新分布等代

偿机制，数值可以暂时无变化。一般须组织液渗入血管内补充血容量，即3~4h后才会出现血红蛋白下降，平均在出血后32h，血红蛋白可被稀释到最大限度。因此出血后3~4h血红蛋白检查才能反映贫血的程度，动态观察有助于活动性出血的判断。

（2）白细胞计数

出血后2~5h白细胞计数可增高，但通常不超过15×10^9/L。肝硬化伴脾功能亢进时，白细胞计数可以不增加。

（3）特殊检查

①内镜检查：内镜检查有助于明确出血原因，评估预后和进行内镜治疗。急诊检查（出血24~48h内），可使诊断准确率达95%。若延误时间，一些浅表性黏膜损害部分或全部修复，从而使诊断的阳性率大大下降。处于失血性休克的患者，应首先补充血容量，待血压有所平稳后做胃镜较为安全。内镜检查应空腹4h以上，一般不需要特别准备，但若出血过多、估计血块会影响观察时，可用冰水洗胃后进行检查。检查时应注意观察病灶有无活动出血、出血状态、喷血还是渗血、有否显露血管等，一般溃疡病等非肝病性出血多按Forrest分型记录。Forrest分型中Ⅰ型、Ⅱ型为有近期出血指征（SRH）。

②选择性动脉造影：消化道出血经内镜检查未能发现病变时，可做选择性动脉造影。若造影剂外渗，能显示出血部位，提示出血速度至少在0.5~1.0mL/min（750~150mL/天）。动脉造影对于十二指肠和小肠的血管畸形、平滑肌瘤等有较高的诊断价值。造影时可通过导管滴注血管收缩药或注入人工栓子止血。一般选择肠系膜上动脉及腹腔动脉造影。禁忌证是碘过敏或肾功能衰竭等。

③X线钡餐造影：X线钡餐检查仅适用于出血已停止和病情稳定的患者，其对急性上消化道出血病因诊断的阳性率不高。

（二）诊断

急性上消化道出血时，往往病情重，患者不宜接受详细询问及查体，所以问诊和查体时应抓住关键，突出重点，并尽早行内镜检查确诊。

1.病史

注意询问有无慢性上腹痛的病史、消化道出血史、肝胆疾病史、服用阿司匹林、NSAID、肾上腺皮质激素等药物史及酗酒史等。

（1）确定是否为上消化道出血

①呕血者应排除鼻咽部出血和咯血。

②黑便或褐色便者应排除服铁剂、铋剂、活性炭或进食动物血。

③短期内大出血者，有可能先出现休克而尚无呕血、黑便，应高度警惕，注意与其他原因休克鉴别。

（2）失血量的估计

依据呕血和黑便的量估计失血量常不可靠，应根据血容量减少所致循环改变来判断。失血量在血容量10%（400mL左右）以下时可无循环功能不全的表现。失血量短期内达到血容量20%（1000mL左右），可发现手掌横纹红色消失，血压测量收缩压在13.3kPa（100mmHg）以下，坐位较卧位血压下降1.3kPa（10mmHg）以上，且脉搏约快20次/min以上。失血量更大时即致明显失血性休克。

（3）确定有无活动出血

不能单凭血红蛋白下降或大便柏油样来判断出血是否继续。因为一次出血后，血红蛋白的下降有一定过程，柏油样便可持续数天，大便匿血可达1周以上。有下列表现，应认为有继续出血：

①反复呕血、黑便次数及量增多或排出暗红色乃至鲜红色血便。

②胃管抽出物有较多新鲜血。

③在24h内经积极输液、输血仍不能稳定血压和脉搏，一般状况未见改善；或经过迅速输液、输血后，中心静脉压仍在下降。

④血红蛋白、红细胞计数与红细胞压积继续下降，网织红细胞计数持续增高。

⑤肠鸣音活跃（该指征仅做参考，因肠道内有积血时肠鸣音亦可活跃）。

2.鉴别诊断

（1）呼吸道出血

来自呼吸道的出血常见病因有支气管扩张、肺结核等，血色鲜红，常混有痰液和气泡，伴咳嗽、喉痒，无黑便。而来自上消化道的呕血常由消化系统疾病所引起，血色呈咖啡色或紫暗色，常混有食物残渣，伴有恶心、呕吐和上腹部疼痛，有黑便。

（2）下消化道出血

下消化道出血临床主要表现为便血。便血伴有呕血则提示上消化道出血。下消化道出血排出的多为较鲜红色的血便，上消化道出血之便血多为黑便，但是如果上消化道出血速度快或出血量大，则可排出较鲜红的大便，而在小肠出血时，如积血在小肠停留的时间较长，也可呈柏油样大便。对此，则要根据内镜、全消化道朝餐、乙状结肠及纤维结肠镜或血管造影来确诊。

（三）鉴别诊断

1.呼吸道出血

来自呼吸道的出血常见病因有支气管扩张、肺结核等，血色鲜红，常混有痰液和气泡，伴咳嗽、喉痒，无黑便。而来自上消化道的呕血常由消化系统疾病所引起，血色呈咖啡色或紫暗色，常混有食物残渣，伴有恶心、呕吐和上腹部疼痛，有黑便。

2.下消化道出血

下消化道出血临床主要表现为便血。便血伴有呕血则提示上消化道出血。下消化道出血排出的多为较鲜红色的血便，上消化道出血之便血多为黑便，但是如果上消化道出血速度快或出血量大，则可排出较鲜红的大便，而在小肠出血时，如积血在小肠停留的时间较长，也可呈柏油样大便。对此，则要根据内镜、全消化道钡餐、乙状结肠及纤维结肠镜或血管造影来确诊。

三、中医治疗

（一）辨证论治

1.胃热壅盛

胃烧热痛，恶心泛呕，吐血量多，色泽鲜红或紫暗，或夹有食物残渣，口臭，便秘而色黑。舌红，苔黄，脉滑数。

（1）治法

清胃泄热，降逆止血。

（2）方药

大黄黄连泻心汤合十灰散加减。

生大黄（后下）10g，黄连10g，黄芩10g，茜草根12g，焦栀子10g，牡丹皮10g，荷叶10g，生甘草6g。

（3）加减

恶心、呕吐者加竹茹、赭石，反酸嘈杂者加海螵蛸、煅瓦楞子制酸止痛；痛甚者加延胡索、三七粉，活血止痛宁血。

2.肝火犯胃

吐血色鲜红或紫暗，口苦目赤，胸胁胀痛，心烦易怒，失眠多梦，或见赤筋红缕、症积痞块。舌边红，苔黄，脉弦数。

（1）治法

清肝泻火，和胃止血。

（2）方药

龙胆泻肝汤合黛蛤散加减。

龙胆10g，牡丹皮10g，黄芩10g，黄连10g，生地黄20g，生白芍15g，青黛（冲服）3g，海蛤壳（先煎）20g，生甘草10g。

（3）加减

风火上扰，目赤头痛者，加钩藤、菊花清利头目；大便干结者，加虎杖、决明子清肝通便；小便黄赤灼热者，加泽泻、车前子清热利尿。

3.脾不摄血

病程日久，时发时止，吐血暗淡，黑便稀溏，腹胀纳差，面色萎黄，头晕心悸，神疲乏力，口淡或口泛清涎，或畏寒肢冷。舌淡，苔薄白，脉细弱。

（1）治法

健脾益气，摄血扶中。

（2）方药

归脾汤加减。

黄芪25g，党参15g，炒白术12g，当归10g，三七粉（吞服）3g，荷叶10g，白芨10g，仙鹤草15g，灶心土（包煎）20g，广木香（后下）5g，炙甘草10g。

（3）加减

胁痛者可加郁金、香附；火邪较重，可加凉血止血之品，如十灰散、藕节、茜草根等；兼见黄疸可加用茵陈、黄柏、陈皮等清热利湿、退黄消积之品。

4.气血衰脱

吐血或便血，盈碗倾盆，面色唇甲苍白，心悸眩晕，烦躁口干，冷汗淋漓，四肢厥逆，尿少色黄，神情恍惚或昏迷。舌质淡红，脉细数无力，或微细。

（1）治法

益气摄血，回阳固脱。

（2）方药

参附龙牡汤合生脉散加减。

生晒参（另煎兑入）15g，炮附子（先煎）12g，煅龙骨（先煎）25g，煅牡蛎（先煎）25g，麦冬15g，血余炭12g，生甘草10g。

（3）加减

病情急骤，速以野山参6～9g或生晒参9～12g，浓煎，频频灌服或鼻饲，后再徐服上方；阴虚有热，口干、舌红、苔黄者去生晒参、炮附子，加西洋参、山茱萸益气养阴摄血。

5.瘀阻胃络

便血或伴吐血，血色紫暗，或有血块；胃脘疼痛，痛有定处，痛如针刺。舌质紫或有瘀点，脉细涩。

（1）治法

活血止痛，祛瘀止血。

（2）方药

茜根散合失笑散加减。茜草根15g，炒蒲黄（包煎）10g，五灵脂（包煎）6g，黄芩

10g，阿胶珠15g，生地黄15g，三七粉（冲服）3g，大黄炭10g，甘草10g。

（3）加减

胃脘刺痛者加穿山甲、刺猬皮通络止痛；出血不止加白芨、云南白药止血；肝气郁结者合用金铃子散；心脾两虚者合用归脾汤化裁益气养血止血。

（二）其他中医药疗法

1.中成药

①云南白药：每次0.25～0.5g，每日4次（2～5岁按1/4剂量服用。5～12岁按1/4剂量服用），口服；可用于上消化道出血各证。

②新清宁片：每次3～5片，每日3次，必要时可适当增量，口服；可用于上消化道出血证属胃热壅盛者。

③龙胆泻肝丸：每次3～6g，每日2次，口服；可用于上消化道出血证属肝火犯。

④人参归脾丸：大蜜丸，每丸重9g。成人每次1丸，每日2次，温开水送服；可用于上消化道出血证属脾不摄血者。

⑤参附注射液。肌内注射：每次2～4mL，每日1～2次。静脉滴注：每次20～100mL（用5%～10%葡萄糖注射液250～500mL稀释后使用）。静脉推注：每次5～20mL（用5%～10%葡萄糖注射液20mL稀释后使用）。可用于上消化道出血证属气血衰脱者。

⑥紫地合剂：紫珠草150g，地稔150g。将上药水煎浓缩至500mL，装瓶灭菌备用。呕吐或单纯性黑便，口服本品每次50mL，每日3～4次；急性大出血（呕血或大量柏油样便），取本品冰冻至3～4℃，每次经胃管注入胃内500mL，3min抽出，如此反复2～3次，抽尽胃内容物再注入200mL保留胃内。视病情每日洗胃1～3次，观察24h，未再出血者，撤去胃管，改口服。治疗期间，卧床休息，禁食或少量进食，静脉输液，病情重者适当输血。可用于上消化道出血各证。

2.针灸治疗

胃热壅盛者，取中脘、胃俞、足三里、内庭、膈俞、血海，毫针刺，施以泻法，以泄热降逆，凉血止血。肝火犯胃者，取天容、梁丘、行间、侠溪、劳宫，毫针刺，泻足厥阴经、平补平泻足阳明经，以清肝泻火，降逆止血。气虚血溢者，取脾俞、章门、公孙、足三里、气海、隐白，毫针刺，施用补法加灸以健脾益气止血。

3.推拿按摩疗法

①因热迫血行出血者，让患者取坐位，医者以双手拇指点按郄门，以清营凉血；施用提拿足三阴法，点按血海、内庭、上巨虚，以清阳明胃热，通腑下气，泻肠胃火，清营凉血止血，适合于胃热壅盛者。

②肝火犯胃者，可让患者坐位，医者以双手拇指点按肝俞、膈俞，以调理肝经，调和

气血；施用揉拿手三阴法，点按内关、大陵，以和胃宽胸、清营凉血；复取仰卧位，点按中脘，以和胃降逆；以双手拇指点按期门，以疏泄肝气，降逆；施用提足三阴法，点按太冲、行间，以泄肝经之热，共达泻肝清热、凉血止血之效。

③气虚血溢者，可让患者取坐位，医者以双手拇指点按脾俞，以健脾。再取仰卧位，施用点鸠掐里法，加点中脘、气海，以扶助元气，培补中土，健脾和胃，培元补气，共达健脾益气、摄血止血；施用提足三阴法，提拿足三阳法，点按阴陵泉、公孙，以健脾和胃、补脾统血。

四、预后

上消化道出血的病死率随出血病因而不同，为4.7%～50%。失血时，老年人因主要器官代偿功能较差，易致急性肾功能衰竭、肝功能不全、心血管功能减退等。同时老年人因动脉硬化止血困难，还夹杂各种慢性病，故病死率较高。

五、预防与调护

（一）预防

上消化道出血是多种消化道疾病所致的并发病症。积极防治原发疾病，能有效预防上消化道出血的发生。

（二）调护

1.避免情志过极

强烈的精神创伤，情绪激动，忧愁思虑过度，均可诱发上消化道出血。要做到情绪稳定，精神乐观。妥善处理好日常工作和生活中的各种矛盾，建立宽松融洽、睦邻友善的环境气氛。

2.注意劳逸结合

过度疲劳、睡眠不足可引起植物神经功能紊乱，促使胃黏膜遭受胃液损伤，引起胃黏膜炎症、溃疡、出血。因此，生活要有规律，避免过度劳累，睡眠应充足。

3.注意饮食调摄

饮食不节、饥饱失常、冷热不调或过食肥甘、辛辣、熏烤、煎炸及生冷食物等，日久会损害胃黏膜的防御功能，使黏膜产生病变。一日三餐饮食分配应合理，要新鲜洁净，清淡而易于消化。适当增加蛋白质和维生素。饮酒使胃黏膜充血、水肿、糜烂，还可造成维生素缺乏，凝血因子减少，血管脆性增加而导致出血；烟草中的尼古丁对胃黏膜有较强的有害刺激作用，可使胆汁反流，消化道黏膜受损，发生炎症、糜烂、溃疡、出血，故须绝对戒烟忌酒。

4.加强体育锻炼

体质虚弱、消化道抗病能力低下是引起上消化道出血最根本的一个原因。防止上消化道出血的发生，根本的方法是增强体质，提高机体的抵抗力。可根据年龄、体质强弱选择游泳、球类、太极拳、气功、老年迪斯科等项目进行锻炼。

第五节　功能性消化不良

一、病因病机

功能性消化不良（FD）系指慢性上腹痛、腹胀、早饱、嗳气、反酸、烧心、恶心、呕吐等上腹部症状一年内累计超过12周，而各种客观检查未能发现器质性疾病。亦称非溃疡性消化不良（NUD）、上腹不适综合征、胃易激惹综合征等。功能性消化不良临床表现以上腹部痞满、餐后早饱为主者属于中医"痞满"范畴；临床表现以上腹部疼痛或胸骨后疼痛为主者归属于中医"胃痛"范畴；临床表现以嘈杂、烧心、反酸为主者属于中医"嘈杂"范畴。

（一）中医学认识

功能性消化不良是常见病、多发病，以上腹部胀满不适、纳呆、饱闷、烧心、反酸、恶心、呕吐或胸骨后疼痛等为主要临床特征。目前普遍认为本病以饮食不节和情志所伤为主要发病因素，而劳倦、湿热、感寒为其诱因。

1.肝气郁结

中医认为肝疏泄正常，则能保障情志舒畅、气血流动和消化健旺。当情志抑郁、心情不畅时，则可导致肝气郁滞，出现精神焦虑，紧张易怒，肝克犯脾胃，导致胃肠消化功能和运动功能失常。亦有因脾胃久病累及肝脏（如消化不良影响患者的睡眠，引起精神紧张和心情不畅）。两者的病理特点均是肝失疏泄，气机阻滞，横逆犯胃，中焦气滞，胃失和降，出现上腹部疼痛、痞满、嗳气等症。有调查显示，功能性消化不良患者常有神经质、性格内向、易于焦虑等个性特点，在性格缺陷的基础上，不良的社会心理因素可作为诱因导致消化不良症状和抑郁、焦虑情绪。心理因素和消化不良相互影响，互为因果，形成恶性循环。中医多归纳为肝和脾胃之间功能的失调。

2.脾胃虚弱

脾胃居于中焦，主运化和四肢肌肉，消化功能的紊乱归根到底是脾胃的功能失常，分而言之，脾主升清，脾气能够上升，则营养物质才能输布全身，胃主降浊，胃气得降，则消化的糟粕方能排出体外。一旦脾胃虚弱，气机升降发生错乱，则必然会出现消化功能的减退和运动功能的紊乱。导致脾胃虚弱的原因较多，如先天禀赋不足，体质性的消化功能薄弱；或因劳倦过度，损伤脾胃；或因大病久病，延及脾胃；或因饮食不节，损伤脾胃，导致脾胃运化失常，升降失司，浊气滞留胃脘，中焦痞塞不畅而发生胃痞，出现上腹部胀满、隐痛、食欲减退等症状。脾胃虚弱一般又分为脾胃气（阳）虚和胃阴不足，两者除出现消化不良和运动障碍的症状外，前者多伴有不思饮食、疲劳乏力、少气懒言或畏寒怕冷等功能低下的表现，后者常合并有饥而不欲食、烧心、口干不欲饮、手足心热、舌光红无苔等内热的证候。

3.食（湿）滞胃脘

临床上，功能性消化不良患者常见的上腹部饱胀、食后加重、疼痛，早饱，厌食，舌苔厚腻，可归属于饮食停滞和湿浊阻滞。其形成原因多由饮食不节，饥饱失调，或因暴饮暴食，反复伤胃，食阻胃肠难化，阻滞气机，升降失常，或脾胃素弱，不能正常运化，难以使纳入的食物得到良好的消化、吸收和排空。这不仅易导致饮食的停滞，也易酿生湿浊之邪，蕴结于中焦脾胃，使气机的升降失常，痞结不开，表现为痞满之证，这也是诱发功能性消化不良的主要因素。

综上所述，本病在本为脾气不足，属虚；在标为气滞、血瘀、食积、痰湿等，属实。病位主要在胃，涉及肝、脾二脏，脾胃虚弱、肝脾不调是本病发生的关键。

（二）现代医学认识

病因和发病机制至今尚不明确，大量研究提示可能与以下因素有关：

1.胃肠动力障碍

胃肠动力障碍是FD的主要病理生理学基础，超过半数的FD患者有胃固体排空延缓、近端胃及胃窦运动异常、幽门十二指肠运动失常、消化间期胃肠运动异常等胃肠动力障碍的表现。胃肠动力障碍常与胃电活动异常并存，促胃肠动力药物治疗可使大部分患者的症状得到不同程度的改善。

2.内脏感觉异常

FD患者胃的感觉容量明显低于正常人，表明患者存在胃感觉过敏。这种感觉过敏与感觉传入通道异常有关，即正常的内脏传入信号在脊髓、脑的水平被放大，产生过强反应。这就可以解释，FD的症状在有胃排空延迟者是通过机械感受器产生，而在胃排空正常者，则由于中枢信号放大同样可以产生。

3.精神因素和应激因素

精神因素和应激因素一直被认为与FD的发病有密切的关系。FD患者存在个性异常，焦虑、抑郁积分显著高于正常人和十二指肠溃疡组，FD患者童年期应激事件的发生频率高于正常人和十二指肠溃疡组，但精神因素的确切致病机制尚未阐明。

4.幽门螺杆菌感染

胃镜检查结果显示约半数FD患者有幽门螺杆菌感染及由此而引起的慢性胃炎。经治疗幽门螺杆菌被根除并伴慢性胃炎病理组织学改善之后，大多数患者症状并未得到改善，因此幽门螺杆菌感染及慢性胃炎在FD发病中的作用仍有待研究。

二、临床表现及诊断

（一）临床表现

1.症状

本病并无特征性的临床表现，常见症状如下：

（1）上腹痛

为常见症状，部分患者以此为首发和主要症状，或伴见其他上腹部症状。上腹痛多无规律性，部分患者疼痛与进食有关，表现为饱痛，进食后缓解，或表现为餐后0.5～3.0h之间腹痛持续存在。

（2）早饱，腹胀，嗳气

亦为常见症状，早饱是指进食后不久即有饱感，致摄入食物明显减少。腹胀多发生于餐后，或呈持续性进餐后加重，早饱感和上腹胀常伴有嗳气。恶心、呕吐并不常见，往往发生在胃排空明显延迟的患者，呕吐物多为当餐胃内容物。

（3）神经精神症状

不少患者同时伴有失眠、焦虑、抑郁、头痛、注意力不集中等神经精神症状，这些症状在部分患者与"恐癌"心理有关。

上述症状常以某一个或某一组症状为主，在病程中症状也可发生变化。起病多缓慢，病程经年累月持续性或反复发作，不少患者有饮食、精神等诱发因素。

2.体征

本病无特征性体征，部分患者可能有轻度上腹压痛，或可见肠鸣音减弱，另有部分患者可有脐周轻压痛。

3.实验室及其他检查

（1）内镜检查、病理活检、X线、B超等

用于排除器质性疾病引起的消化不良（如胃溃疡、十二指肠球部溃疡、胃食管反流病、胆道病、胰腺病和胃胰肿瘤等）。对于胃炎，胃黏膜浅表性炎症、轻度充血、水肿属于正常，不列入器质性病变。即使胃镜下未发现明确病变，亦应在胃体和胃窦部取活检，用于病理诊断和Hp检测。对消化不良疑有肝、胆、脾、胰病变者，应常规进行肝、胆、脾、胰B超检查，以便进行诊断和鉴别诊断。

（2）胃排空试验：正常人固体食物从胃近端到远端需3h，每小时排空25%左右。胃窦余25%左右。功能性消化不良患者固体食物排空延缓，每小时排空10%左右。排空延长或胃远端食物少近端多。还可采用放射线ROM制作胶囊或20根钡条作为标志物吞下，若6h后不排空为排空延迟，表明胃运动功能障碍。

（二）诊断

1.诊断标准

①有上腹痛、腹胀、早饱、嗳气、恶心、呕吐等上腹不适症状，至少持续4周或12个月中累计超过12周。

②内镜检查未发现胃及十二指肠溃疡、糜烂、肿瘤等器质性病变，未发现食管炎，也无上述疾病病史。

③实验室、B超、X线检查排除肝、胆、胰疾病。

④无糖尿病、肾脏病、结缔组织病及精神病。

⑤无腹部手术史。

⑥经定期随访未发现新的器质性病变，随访时间一年以上。

2.诊断程序

FD为排除性诊断，在临床实际工作中，既要求不漏诊器质性疾病，又不应无选择性地对每例患者进行全面的实验室及特殊检查。为此，在全面病史采集和体格检查的基础上，应先判断患者有无下列器质性疾病的"报警症状和体征"：①45岁以上，近期出现消化不良症状；②有消瘦、贫血、呕血、黑便、吞咽困难、腹部肿块、黄疸等；③消化不良症状进行性加重。对有"报警症状和体征"者，必须进行彻底检查直至找到病因。对年龄在45岁以上且无"报警症状和体征"者，可选择基本的检查如血常规、尿常规、大便潜血试验、红细胞沉降率、肝功能试验、胃镜、腹部B超（肝、胆、胰），或先予经验性治疗2～4周观察疗效，对诊断可疑或治疗无效者有针对性地选择进一步检查。

3.分型诊断

基于本病存在不同典型症状，故还须分为以下三个亚型：

（1）溃疡型消化不良

以上腹中部疼痛为主要症状。

（2）动力障碍型消化不良

以上腹中部非疼痛性不适为主要症状，通常伴有腹胀、早饱或恶心。

（3）非特异性消化不良

症状不符合上述两种亚型的表现。

（三）鉴别诊断

须鉴别的疾病见诊断标准所列。其中要特别指出的是，以往将有烧心、反酸症状但胃镜检查未见有反流性食管炎者列为反流型FD，现将这部分患者归为内镜检查阴性的胃食管反流病。

三、中医治疗

（一）辨证论治

1.肝胃不和

上腹部胀满，攻撑作痛，嗳气频繁，易饱，厌食，多因情志不畅而发病。苔薄白，脉沉弦。

（1）治法

疏肝理气，健脾和胃。

（2）方药

柴胡疏肝散合五磨饮子加减。

柴胡12g，炒白芍15g，枳壳12g，川芎10g，香附12g，沉香6g，槟榔10g，木香9g（后下），炙甘草6g。

（3）加减

疼痛甚者，加延胡索；苔厚腻者，加厚朴、薏苡仁；伴失眠者，加首乌藤、珍珠母；胃气上逆恶心、呕吐，加半夏、生姜、竹茹；反酸加煅瓦楞子、吴茱萸、黄连。

2.湿浊（热）痞阻

上腹部痞满，或有烧灼样痛，反酸嘈杂，食后尤甚，厌食嗳气，口干口苦或口中黏腻。舌红，苔腻或黄腻，脉弦滑。

（1）治法

理气除湿，泄热消痞。

（2）方药

枳实消痞丸合半夏泻心汤加减。

半夏10g，干姜10g，黄芩10g，黄连9g，党参12g，陈皮6g，厚朴10g，枳壳10g，茯苓12g，炙甘草6g。

（3）加减

胃脘痞满、纳呆等寒象重者，加草果、砂仁；反酸、烧心等热象明显者，加煅瓦楞子、浙贝母；肢体困重、关节酸痛者，加苍术、藿香等芳香祛湿；大便不畅者、小便淋沥不尽者，加乌药、沉香等调理下焦气机。

3.饮食积滞

上腹部胀痛，嗳腐厌食，吞酸，或呕吐不消化食物，呕吐或矢气后痛减，或大便不爽。苔厚腻，脉滑。

（1）治法

健脾和胃，理气消食。

（2）方药

保和丸合四君子汤加减。

党参15g，茯苓15g，焦三仙（炒山楂、炒神曲、炒麦芽）各10g，陈皮12g，半夏10g，炒白术12g，连翘12g，紫苏梗10g，甘草6g。

（3）加减

食滞化热，口渴、舌苔黄腻者，可合越鞠丸；胃痛甚者，加川楝子、延胡索以疏肝止痛；腹胀明显加佛手、香橼皮以顺气消胀；便溏者加茯苓、白术、白扁豆以化湿导滞；食滞日久成积，脘腹胀闷结块，加鸡内金、三棱、莪术等消积散结。

4.脾胃虚弱

上腹部隐痛，空腹益甚，食欲缺乏，脘胀不适，神疲乏力，大便溏薄，舌淡苔白，脉虚弱。

（1）治法

健脾益气，和胃降逆。

（2）方药

香砂六君子汤合小建中汤加减。

党参20g，白术15g，茯苓12g，陈皮9g，半夏10g，木香9g，砂仁6g（后下），桂枝12g，炒白芍12g，炙甘草6g。

（3）加减

手足不温者，加炮姜、荜茇以温胃，苔厚腻者，加川厚朴、砂仁以化湿和中，腹痛甚者炒白芍加量，并可酌加木瓜、五味子等柔肝止痛。

5.胃阴不足

上腹部隐隐作痛，或有烧灼感，饥而不欲食，嘈杂，口燥咽干，大便干结。舌红少津，无苔或花剥苔，脉细数。

（1）治法

益胃养阴，疏肝理气。

（2）方药

一贯煎合百合乌药散加减。

沙参15g，麦冬15g，当归10g，生地黄15g，百合20g，乌药10g，素馨花10g，梅花

6g，生麦芽20g，炙甘草6g。

（3）加减

大便干燥者，加火麻仁、柏子仁以润肠通便；反酸嘈杂者，加煅瓦楞子、浙贝母以抑酸和胃；舌红光剥者，加玄参以养阴；伴失眠者，加酸枣仁、合欢皮以养心安神。

（二）其他中医药疗法

1.中成药

（1）气滞胃痛冲剂

每次5g，每日3次，开水冲服；适用于本病肝胃不和引起胃部疼痛伴腹胀者。

（2）四磨汤口服液

每次20mL，每日3次，口服；适用于七情感伤，胸膈满闷，不思饮食者。

（3）胃苏冲剂

每次15g，每日3次，开水冲服；适用于功能性消化不良证属胃脘胀痛者。

（4）木香顺气丸蜜丸

每次1丸，水丸每次6～9g，每日2～3次，温开水送服；适用于脘腹胀痛、嗳气者。

（5）加味逍遥丸

每次6g，每日2次，口服；适用于功能性消化不良证属肝郁血虚，肝脾不和者。

（6）香砂枳术丸

每次10g，每日2次，温开水送服，适用于功能性消化不良证属脾虚气滞者。

（7）六味安消胶囊

每次3～6粒，每日2～3次，口服；适用于胃痛胀满，消化不良者。

（8）枳实消痞丸

每次6g，每日3次，口服；适用于功能性消化不良证属脾虚气滞，寒热互结者。

（9）沉香化滞丸

每次6g，每日2次，口服；适用于功能性消化不良证属积滞内停者。老年体弱者减量。

（10）保和丸

每次6～9g，每日2次，口服；适用于功能性消化不良证属食积停滞，脘腹胀满者。

（11）大山楂丸

每次1～2丸（每丸9g），每日2～3次，口服；适用于功能性消化不良证属饮食停滞者。

（12）健胃消食片

每次4～6片，每日3次，口服；适用于功能性消化不良证属饮食停滞者。

（13）补中益气丸

每次15g，每日3次，口服；适用于脾胃虚弱引起的中气下陷证。

（14）人参健脾丸

水丸每次8g，蜜丸每次2丸，每日2次，口服；适用于功能性消化不良证属脾胃虚弱者。

（15）启脾丸

每次1丸（每丸3g），每日2～3次，口服；适用于脾胃虚弱致消化不良、腹胀便溏者。

（16）温胃舒胶囊

每次3粒，每日2次，口服；适用于胃脘冷痛，饮食生冷，受寒痛甚者。

（17）香砂六君子丸

每次6g，每日2次，温开水送服；适用于功能性消化不良证属脾胃虚寒者。

（18）养胃舒颗粒

每次1～2袋，每日2次，开水冲服；适用于胃脘灼热、隐隐作痛者。

（19）生脉颗粒

每次10g，每日3次，开水冲服；适用于气阴两伤，心悸气短，脉微虚汗者。

（20）玉竹冲剂

每次20g，每日3次，开水冲服；适用于功能性消化不良阴虚严重者。

（21）阴虚胃痛冲剂

每次1袋，每日3次，开水冲服；适用于胃阴不足引起胃脘隐隐灼痛者。

2.针灸治疗

（1）体针

肝胃不和型取足三里、中脘、内关、太冲、阳陵泉，用毫针直刺1.5寸，大幅度提插，捻转角度在180～360°范围内，捻转频率为120～160次/min。肝郁化热型用泻法，取穴足三里、太冲、阳陵泉、外关、期门，毫针直刺1寸，施术方法同。脾胃虚寒型用补法，并加灸，取穴足三里、内关、中脘、三阴交、章门、脾俞、胃俞，毫针直刺1.5寸，轻度提插，捻转角度在180°范围内，捻转频率为60～80次/min，同时取艾条寸许置针柄固定后点燃。各型皆留针30min，每日1次，连续治疗两周。

（2）耳针

取脾、胃、肝、交感、神门、皮质下。每次选2～3穴。疼痛剧烈时用强刺激；疼痛缓解时用轻刺激。隔日1次或每日1次，10天为1个疗程。亦可用王不留行子耳压，用于脾胃虚弱之胃痛效佳。

（3）穴位注射

取足三里（双）、内关（双）等穴。足三里穴各用生理盐水1mL，内关穴各用维生素B₁0.5mL。穴位局部常规消毒后刺入，待有酸胀针感时回抽不见血，即可注入药液。隔日一次，10天为1个疗程。具有健脾和胃之功效，适用脾胃虚弱之功能性消化不良。

（4）穴位埋线法

取中脘、至阳、足三里，分别埋入"0"号肠线2cm。皮肤常规消毒，穴位皮下注射2%利多卡因0.2mL，用三棱缝合针从穴位一侧进针，另一侧出针，然后紧贴皮肤剪断线头，埋入肠线，轻揉局部，使肠线完全埋入皮下组织内，局部用75%酒精棉球覆盖，胶布固定。3天后自行揭除。1周内不洗澡，每15天埋线1次，3次为1个疗程。适用功能性消化不良之腹痛、腹胀、纳差。

3.按摩推拿治疗

患者坐位，点按胃俞、脾俞、大肠俞，以振奋胃阳，补益脾气，通调脏腑。嘱患者仰卧位，掐点人中以清益神明，调和阴阳；施用揉拿手三阴法，点按内关以养心守神，宽胸和胃，施用提拿足三阳法，点按足三里、中脘，以健脾和胃，调和脾胃，共达健脾养心，调理肠胃之功。

4.食疗

（1）羊肉粥

新鲜精瘦羊肉250g，切小块先煮烂，再合粳米同煮粥，每日食2次。该方能补中益气，温胃止痛。适用于老年气虚亏损，阳气不足，症见恶寒怕冷、脘腹疼痛。

（2）砂仁粥

先用粳米100g煮粥，砂仁5g研末放入粥中，再稍煮即可。本方具有暖脾胃、通滞气、散热止呕之效。适用于胃痛、胀满、呕吐等症。

（3）姜橘土豆汁

鲜土豆100g，生姜10g，榨取汁，加鲜橘汁30mL调匀，将杯放入热水中烫温。每日服30mL。本方能健脾理气，温中止呕，适用于功能性消化不良的胃痛、呕吐、恶心。

（4）猪肚粥

猪肚100g，切成细丝，与大米100g共煮成粥，饮服。本方补脾和中，治疗脾虚食欲缺乏。

（5）佛手粥

佛手20g，煎汤去渣；粳米100g，加水适量，煮粥。粥成后加冰糖并入佛手药汁稍煮即可。每日食两次。本方具有清香开胃、理气止痛之效。适用于老年胃弱所致消化不良、嗳气、胃痛者。

四、预后

功能性消化不良是一种良性胃肠道功能性疾病，经适当治疗可得到有效控制，其预后良好。

五、预防与调护

功能性消化不良是常见的消化道功能性疾病，西医治疗疗效不甚满意；中医药治疗效果良好。合理的饮食宣教、适宜的精神调护等调护措施在疾病的防治过程中起到了重要的作用。

（一）饮食宣教

饮食与FD患者的症状有一定的关系。通过胃电检查、核素扫描等运动功能检查发现，50%以上患者胃内活动异常，胃窦低张，胃排空延缓，致胃肠排空延迟，尤以固体食物为甚。近1/2患者诉说消化不良症状在进食后会明显加重，也有部分患者进食某些食物时症状加重，通过调摄饮食以益胃健脾，使脾胃功能正常，是治疗FD的一项重要措施。在日常饮食调护过程中，应注重向患者宣传定时、定量、少食多餐为宜，从而改善由于胃动力不足、排空迟缓所造成的饱胀、胃痛等症状。要求患者进食软食、易消化食品，忌食肥甘厚味脂肪餐和韭菜、辣椒等辛辣刺激食品，避免胃酸过度分泌，从而引起反酸、烧心等症状。还可根据FD患者的体质制定适宜的食谱，通过食疗调理脾胃，促进患者早日康复。

（二）精神调护

精神心理因素在FD发病中起到重要的作用。FD患者较器质性消化道疾病患者表现出更多精神上的痛苦，对自身健康的负性评价也是本病的一个特征。情绪激动时，胃黏膜苍白；精神紧张时，胃分泌下降，与中医理论"忧思伤脾""脾不运化"不谋而合。中医认为肝主疏泄，肝气对脾胃的运化有重要调节作用。肝气抑郁，脾胃升降失司，则患者出现焦虑、食欲缺乏、嗳腐吞酸等FD的症状。因此，有针对性地给予患者心理治疗和护理，可明显提高疗效。首先，要建立良好的护患关系。护理人员应树立良好的形象，引导患者把压抑的情绪释放出来，不轻易打断患者的谈话，以满足患者被重视、被关心的心理需求。其次，给予适当的心理调节，严重者可给予适当抗抑郁药物。

第九章　肾系病证

第一节　淋证与癃闭

一、淋证

（一）定义

淋证是指由于肾虚，膀胱湿热，气化失司导致，以小便频急、滴沥不尽、尿道涩痛、小腹拘急、痛引腰腹为主要临床表现的一类病证。

（二）病因病机

病机关键：湿热蕴结下焦，肾与膀胱气化不利。

1.膀胱湿热

多食辛热肥甘之品或嗜酒过度，酿成湿热，下注膀胱，或下阴不洁，湿热秽浊毒邪侵入膀胱，酿成湿热，或肝胆湿热下注皆可使湿热蕴结下焦，膀胱气化不利，而见热淋、血淋、石淋、膏淋诸证。

2.肝郁气滞

恼怒伤肝，肝失疏泄或气滞不宣，郁于下焦，致肝气郁结，膀胱气化不利，发为气淋。

3.脾肾亏虚

久淋不愈，湿热耗伤正气，或劳累过度，房事不节，或年老、久病、体弱，皆可致脾肾亏虚，发为气淋、膏淋、血淋、劳淋等。

总之，淋证的病位在肾与膀胱，且与肝脾有关。其病机主要是肾虚，膀胱湿热，气化失司。肾与膀胱相表里，肾气的盛衰，直接影响膀胱的气化与开合。淋证日久不愈，热伤阴，湿伤阳，易致肾虚；肾虚日久，湿热秽浊邪毒容易侵入膀胱，引起淋证的反复发作。因此，肾虚与膀胱湿热在淋证的发生、发展及病机转化中具有重要的意义。淋证有虚有实，初病多实，久病多虚，初病体弱及久病患者，亦可虚实并见。实证多在膀胱和肝，虚证多在肾和脾。

（三）诊断与鉴别诊断

1.诊断

（1）发病特点

多见于已婚女性，每因疲劳、情志变化、不洁房事而诱发。

（2）临床表现

小便频急、滴沥不尽、尿道涩痛、小腹拘急、痛引腰腹为各种淋证的主症，是诊断淋证的主要依据。根据各种淋证的不同临床特征，确定不同的淋证。病久或反复发作后，常伴有低热、腰痛、小腹坠胀、疲劳等症。

（3）理化检查

尿常规、尿细菌培养、X线腹部摄片、肾盂造影、双肾及膀胱B超、膀胱镜。

2.鉴别诊断

（1）癃闭

二者均可见小便短涩量少，排尿困难。但癃闭以排尿困难，全日总尿量明显减少，点滴而出，甚则小便闭塞不通为临床特征，排尿时不痛，每日小便总量远远低于正常，甚至无尿排出；而淋证以小便频急、滴沥不尽、尿道涩痛、小腹拘急、痛引腰腹为特征，排尿时疼痛，每日小便总量基本正常。

（2）尿血

二者均可见小便出血，尿色红赤，甚至尿出纯血等症状。尿血多无疼痛之感，虽亦间有轻微的胀痛或热痛；而血淋则小便滴沥而疼痛难忍。其鉴别的要点是有无尿痛。

（3）尿浊

二者均可见小便浑浊。但尿浊排尿时尿出自如，无疼痛滞涩感；而淋证小便频急，滴沥不尽，尿道涩痛，小腹拘急，痛引腰腹。以有无疼痛为鉴别要点。

（四）辨证论治

1.辨证要点

（1）辨明淋证类别

由于每种淋证都有不同的病机，其演变规律和治法也不尽相同，在此须辨明淋证类别。辨识的要点是每种淋证的各自特征。起病急，症见发热，小便热赤，尿时热痛，小便频急症状明显，每日小便可达数十次，每次尿量少者为热淋；小便排出沙石或尿道中积有沙石，致排尿时尿流突然中断，尿道窘迫疼痛，或沙石阻塞于输尿管或肾盂中，常致腰腹绞痛难忍者为石淋；小腹胀满明显，小便艰涩疼痛，尿后余沥不尽者为气淋；尿中带血或夹有血块，并有尿路疼痛者为血淋；淋证而见小便浑浊如米泔或滑腻如脂膏者为膏淋；久淋，小便淋沥不已，时作时止，遇劳即发者为劳淋。

（2）辨虚实

在区别各种不同淋证的基础上，还须辨识证候的虚实。一般而言，初起或在急性发作阶段，因膀胱湿热、沙石结聚、气滞不利所致，尿路疼痛较甚，小便浑浊黄赤者，多为实证；淋久不愈，尿路疼痛轻微，尿色清白见有肾气不足、脾气虚弱之证，遇劳即发者，多属虚证。气淋、血淋、膏淋皆有虚、实及虚实并见之证，石淋日久，伤及正气，阴血亏耗，亦可表现为正虚邪实并见之证。

（3）辨标本缓急

各种淋证之间可以相互转化，也可以同时并存，所以辨证上应区别标本缓急。一般是本着正气为本，邪气为标；病因为本，证候为标；旧病为本，新病为标等标本关系进行分析判断。以劳淋转为热淋为例，从邪与正的关系看，劳淋正虚是本，热淋邪实为标；从病因与证候的关系看，热淋的湿热蕴结膀胱为本，而热淋的证候为标，根据急则治标，缓则治本的原则，当以治热淋为急务，从而确立清热通淋利尿的治法，先用相应的方药，待湿热渐清，转以扶正为主。同样在石淋并发热淋时，则新病热淋为标，旧病石淋为本，如尿道无阻塞等紧急病情，应先治热淋，后治石淋，治愈热淋后，再治石淋。

2.治疗原则

实则清利，虚则补益，是治疗淋证的基本原则。实证有膀胱湿热者，治宜清热利湿；有热邪灼伤血络者，治宜凉血止血；有沙石结聚者，治宜通淋排石；有气滞不利者，治宜利气疏导。虚证以脾虚为主者，治宜健脾益气；以肾虚为主者，治宜补虚益肾。

3.分证论治

（1）热淋

症状：小便频急短涩，尿道灼热刺痛，尿色黄赤，少腹拘急胀痛或有寒热，口苦，呕恶，或腰痛拒按，或有大便秘结，苔黄腻，脉滑数。

病机：湿热毒邪，客于膀胱，气化失司，水道不利；盖火性急迫，故溲频而急；湿热壅遏，气机失宣，故尿出艰涩，灼热刺痛；湿热蕴结，故尿黄赤；腰为肾之府，若湿热之邪侵于肾，则腰痛而拒按；上犯少阳，而见寒热起伏，口苦呕恶；热甚波及大肠，则大便秘结；苔黄腻，脉滑数，均为湿热为病之象。

治法：清热利湿通淋。

方药：八正散。大便秘结，腹胀，重用生大黄，加枳实；腹满便溏，去大黄；伴见寒热，口苦，呕恶，用小柴胡汤；湿热伤阴，去大黄，加生地、牛膝、白茅根；小腹胀满，加乌药、川楝子；热毒弥漫三焦，入营入血，用黄连解毒汤合五味消毒饮；头身疼痛，恶寒发热，鼻塞流涕，加柴胡、金银花、连翘。

（2）石淋

症状：实证者尿中时夹砂石，小便艰涩或排尿时突然中断，尿道窘迫疼痛，少腹拘急，或腰腹绞痛难忍，痛引少腹，连及外阴，尿中带血，舌红，苔薄黄；虚证者病久砂石不去，可伴见面色少华，精神委顿，少气乏力，舌淡边有齿印，脉细而弱，或腰腹隐痛，手足心热，舌红少苔，脉细带数。

病机：湿热下注，化火灼阴，煎熬尿液，结为砂石，瘀积水道，而为石淋；积于下则膀胱气化失司，尿出不利，甚则欲出不能，窘迫难受，痛引少腹；滞留于上，则影响肾脏司小便之职，郁结不得下泄，气血滞涩，不通则痛，由肾而波及膀胱、阴部；砂石伤络则尿血；砂石滞留，病久耗气伤阴，但终因有形之邪未去，而呈虚实夹杂之证。

治法：实证宜清热利湿，通淋排石；虚证宜益肾消坚，攻补兼施。

方药：石韦散。排石，加金钱草、海金沙、鸡内金；腰腹绞痛，加芍药、甘草；尿中带血，加小蓟、生地、藕节；尿中有血条血块，加川牛膝、赤芍、血竭；小腹胀痛，加木香、乌药；兼有发热，加蒲公英、黄柏、大黄；石淋日久，用二神散合八珍汤；阴液耗伤，用六味地黄丸合石韦散；肾阳不足，用金匮肾气丸合石韦散。

（3）气淋

症状：实证表现为小便涩痛，淋漓不尽，小腹胀满疼痛，苔薄白，脉多沉弦；虚证表现为尿时涩滞，小腹坠胀，尿有余沥，面白不华，舌质淡，脉虚细无力。

病机：肝主疏泄，其脉循少腹，络阴器，绕廷孔；肝郁气滞，郁久化火，气火郁于下焦，或兼湿热侵袭膀胱，壅遏不能宣通，故脐腹满闷，胀痛难受，小便滞涩淋漓，此为实证；年高体衰，病久不愈或过用苦寒、疏利之剂，耗气伤中，脾虚气陷，故小腹坠胀，空痛喜按；气虚不能摄纳，故溲频尿清而有余沥，小便涩滞不甚，是属气淋之属虚者。

治法：实证宜利气疏导，虚证宜补中益气。

方药：实证用沉香散，虚证用补中益气汤。胸闷胁胀，加青皮、乌药、小茴香；日久气滞血瘀，加红花、赤芍、川牛膝；小便涩痛，服补益药后，反增小腹胀满，加车前草、白茅根、滑石；兼血虚肾亏，用八珍汤倍茯苓加杜仲、枸杞、怀牛膝。

（4）血淋

症状：实证表现为小便热涩刺痛，尿色深红或夹有血块，疼痛满急加剧，或见心烦，舌苔黄，脉滑数；虚证表现为尿色淡红，尿痛涩滞不明显，腰酸膝软，神疲乏力，舌淡红，脉细数。

病机：湿热下注膀胱，热伤阴络，迫血妄行，以致小便涩滞而尿中带血；或心火炽盛，移于小肠，热迫膀胱，血热伤络，故血与溲俱下，血淋乃作；若热甚煎熬，血结成瘀，则溲血成块，色紫而暗，壅塞膀胱，见小腹急满硬痛，舌苔黄，脉滑数，均为实热表现；若素体阴虚，或淋久湿热伤阴，或素患痹疾，乃至肾阴不足，虚火亢盛，损伤阴络，溢入膀胱，则为血淋之虚证。

治法：实证宜清热通淋，凉血止血；虚证宜滋阴清热，补虚止血。

方药：实证用小蓟饮子，虚证用知柏地黄丸。热重出血多，加黄芩、白茅根，重用生地；血多痛甚，另服参三七、琥珀粉；便秘，加大黄；虚证，用知柏地黄丸加旱莲草、阿胶、小蓟、地榆；久病神疲乏力，面色少华，用归脾汤加仙鹤草，泽泻，滑石。

（5）膏淋

症状：实证表现为小便浑浊如米泔水，置之沉淀如絮状，上有浮油如脂，或夹有凝块，或混有血液，尿道热涩疼痛，舌红，苔黄腻，脉濡数；虚证表现为病久不已，反复发作，淋出如脂，小便涩痛反见减轻，但形体日渐消瘦，头昏无力，腰酸膝软，舌淡，苔腻，脉细弱无力。

病机：下焦湿热，阻于络脉，脂液失其常道，流注膀胱，气化不利，不能分清泌浊，因此尿液混浊如脂膏，便时不畅，属于实证；病久肾气受损，下元不固，不能摄纳脂液，故淋出如脂，伴见形瘦乏力，腰膝酸软等虚象。

治法：实证宜清热利湿，分清泄浊；虚证宜补虚固涩。

方药：实证用程氏萆薢分清饮，虚证用膏淋汤。小腹胀，尿涩不畅，加乌药、青皮；小便夹血，加小蓟、蒲黄、藕节、白茅根；中气下陷，用补中益气汤合七味都气丸。

（6）劳淋

症状：小便不甚赤涩，但淋漓不已，时作时止，遇劳即发，腰酸膝软，神疲乏力，舌质淡，脉细弱。

病机：淋证日久或病情反复，邪气伤正，或过用苦寒清利，损伤正气，转为劳淋；而思虑劳倦日久，损伤心脾肾诸脏，正气益虚，遂使病情加重；肾虚则小便失其所主，脾虚气陷则小便无以摄纳；心虚则水火失济，心肾不交，虚火下移，膀胱失约，劳淋诸证由之而作。

治法：健脾益肾。

方药：无比山药丸。小腹坠胀，小便点滴而出，可与补中益气汤同用；面色潮红，五心烦热，舌红少苔，脉细数，可与知柏地黄丸同用；低热，加青蒿、鳖甲；面色少华，畏寒怯冷，四肢欠温，舌淡，苔薄白，脉沉细者，用右归丸或用鹿角粉3g，分2次吞服。

二、癃闭

（一）定义

癃闭是指以由肾和膀胱气化失司而导致小便量少，点滴而出，甚则小便闭塞不通为主症的一种病证。其中又以小便不利，点滴而短少，病势较缓者称为"癃"；以小便闭塞，点滴不通，病势较急者称为"闭"。

（二）病因病机

病机关键：膀胱气化不利。

1.湿热蕴结

中焦湿热不解，下注膀胱或肾热移于膀胱，膀胱湿热阻滞，导致气化不利，小便不通，而成癃闭。

2.肺热气壅

肺为水之上源，热壅于肺，肺气不能肃降，津液输布失常，水道通调不利，不能下输膀胱；又因热气过盛，下移膀胱以致上、下焦均为热气闭阻，而成癃闭。

3.脾气不升

劳倦伤脾，饮食不节或久病体弱，致脾虚而清气不能上升，则浊阴就难以下降，小便因而不利。

4.肾元亏虚

年老体弱或久病体虚，肾阳不足，命门火衰，所谓"无阳则阴无以生"，致膀胱气化无权，而溺不得出；或因下焦积热，日久不愈，津液耗损，导致肾阴不足，所谓"无阴则阳无以化"，也可产生癃闭。

5.肝郁气滞

七情内伤，引起肝气郁结，疏泄不及，从而影响三焦水液的运行及气化功能，致使水道的通调受阻，形成癃闭。

6.尿路阻塞

瘀血败精或肿块结石，阻塞尿路，小便难以排出，因而形成癃闭。

总之，本病的病位，虽在膀胱，但与三焦、肺、脾、肾的关系最为密切，上焦之气不化，当责之于肺；中焦之气不化，当责之于脾；下焦之气不化，当责之于肾。肝郁气滞，使三焦气化不利，也会发生癃闭。此外，各种原因引起的尿路阻塞，均可引起癃闭。

（三）诊断与鉴别诊断

1.诊断

（1）发病特点

多由忧思恼怒，忍尿，压迫会阴部，过食肥甘辛辣及饮酒、贪凉、纵欲过度等引发本病。多见于老年男性或产后妇女及手术后患者。常有淋证、水肿病病史。

（2）临床表现

以排尿困难，排尿次数可增多或减少，全日总尿量明显减少，排尿无疼痛感觉，点滴而出或小便闭塞不通，点滴全无为临床特征。

（3）理化检查

肛门指诊、B超、腹部X线摄片、膀胱镜、肾功能检查。

2.鉴别诊断

（1）淋证

二者均属膀胱气化不利，故皆有排尿困难，点滴不畅的证候。但癃闭则无刺痛，每天排出的小便总量低于正常，甚则无尿排出，癃闭感受外邪，常可并发淋证；而淋证小便频数短涩、滴沥刺痛，欲出未尽，每天排出小便的总量多为正常，淋证日久不愈，可发展成癃闭。

（2）关格

二者均可见小便量少或闭塞不通。但关格常由水肿、淋证、癃闭等经久不愈发展而来，是小便不通与呕吐并见的病证，常伴有皮肤瘙痒，口有尿味，四肢抽搐，甚或昏迷等症状；而癃闭不伴有呕吐，部分患者有水蓄膀胱之症候，但癃闭进一步恶化，可转变为关格。

（3）水肿

二者均可表现为小便不利，小便量少。但水肿是指体内水液潴留，泛滥肌肤，引起头面、眼睑、四肢浮肿，甚者胸、腹腔积液，并无水蓄膀胱之症候；而癃闭多不伴有浮肿，部分患者还兼有小腹胀满膨隆，小便欲解不能或点滴而出的水蓄膀胱之证。

（四）辨证论治

1.辨证要点

（1）细审主证

①小便短赤灼热、苔黄、舌红、脉数者属热；若口渴欲饮、咽干、气促者，为热壅于肺；若口渴不欲饮，小腹胀满者，为热积膀胱。

②时欲小便而不得出，神疲乏力者属虚；若老年排尿无力，腰膝酸冷，为肾虚命门火衰；若小便不利兼有少腹坠胀、肛门下坠，为中气不足。

③若尿线变细或排尿中断，腰腹疼痛，舌质紫暗者，属浊瘀阻滞。

（2）详辨虚实

癃闭有虚实的不同，因湿热蕴结、浊瘀阻塞、肝郁气滞、肺热气壅所致者，多属实证；因脾气不升、肾阳不足、命门火衰、气化不及州都者，多属虚证。若起病急，病程较短，体质较好，尿道窘迫，赤热或短涩，苔黄腻或薄黄，脉弦涩或数，属于实证。若起病缓，病程较长，体质较差，尿流无力，舌质淡，脉沉细弱，属于虚证。

2.治疗原则

癃闭的治疗应根据"六腑以通为用"的原则，着眼于通，即通利小便。但在具体应用时，又因证候的虚实而各异。实证治宜清湿热，散瘀结，利气机而通利水道；虚证治宜补脾肾，助气化，使气化得行，小便自通。同时，还要审因论治，根据病变在肺、在脾、在肾的不同，进行辨证论治，不可滥用通利小便之品。此外，尚可根据"上窍开则下窍自通"的理论，用开提肺气法，开上以通下，即所谓"提壶揭盖"之法治疗。

3.分证论治

（1）膀胱湿热

症状：小便点滴不通或量少而短赤灼热，小腹胀满，口苦口黏，或口渴不欲多饮，或大便不畅，舌质红，苔黄腻，脉沉数。

病机：湿热壅积于膀胱，故小便不利而热赤，甚则闭而不通；湿热互结，膀胱气化不利，故小腹胀满；湿热内盛，故口苦口黏；舌质红，苔黄腻，脉沉数或大便不畅，均因下焦湿热所致。

治法：清热利湿，通利小便。

方法：八正散。舌苔厚黄腻，加苍术、黄柏；心烦、口舌生疮糜烂，合导赤散；大便通畅，去大黄；口干咽燥，潮热盗汗，手足心热，舌尖红，用滋肾通关丸加生地、车前子、牛膝。

（2）肺热壅盛

症状：小便不畅或点滴不通，咽干，烦渴欲饮，呼吸急促或咳嗽，舌红，苔薄黄，脉数。

病机：肺热壅盛，失于肃降，不能通调水道，下输膀胱，故小便点滴不通；肺热上壅，气逆不降，故呼吸急促或咳嗽；咽干，烦渴，舌红，苔薄黄，脉数，都是里热内郁之征。

治法：清肺热，利水道。

方药：清肺饮。心烦，舌尖红或口舌生疮等症，加黄连、竹叶；大便不通，加杏仁、大黄；头痛、鼻塞、脉浮，加薄荷、桔梗。

（3）肝郁气滞

症状：小便不通或通而不爽，胁腹胀满，多烦善怒，舌红，苔薄黄，脉弦。

病机：七情内伤，气机郁滞，肝气失于疏泄，水液排出受阻，故小便不通或通而不爽；胁腹胀满，为肝气不舒之故。脉弦，多烦善怒，是肝旺之象；舌红，苔薄黄，是肝郁化火之势。

治法：疏利气机，通利小便。

方药：沉香散。肝郁气滞症状较重，合六磨汤；气郁化火，苔薄黄，舌质红，加丹皮、山栀。

（4）尿道阻塞

症状：小便点滴而下或尿如细线，甚则阻塞不通，小腹胀满疼痛，舌质紫暗或有瘀点，脉细涩。

病机：瘀血败精阻塞于内或瘀结成块，阻塞于膀胱尿道之间，故小便点滴而下或尿如细线，甚则阻塞不通，小腹胀满疼痛，舌质紫暗或有瘀点，脉涩，都是瘀阻气滞的征象。

治法：行瘀散结，清利水道。

方药：代抵当丸。瘀血现象较重，加丹参、红花；病久面色不华，加黄芪、丹参；小便不通，加用金钱草、海金沙、鸡内金、冬葵子、瞿麦。

（5）脾气不升

症状：时欲小便而不得出或量少而不爽利，气短，语声低微，小腹坠胀，精神疲乏，食欲不振；舌质淡，苔薄白，脉细弱。

病机：清气不升则浊阴不降，故小便不利；中气不足，故气短语低；中气下陷，升提无力，故小腹坠胀；脾气虚弱，运化无力，故精神疲乏，食欲不振；舌质淡，脉弱细，均为气虚之征。

治法：升清降浊，化气利水。

方药：补中益气汤合春泽汤。舌质红，加补阴益气煎；兼肾虚证候，加用济生肾气丸。

（6）肾阳衰惫

症状：小便不通或点滴不爽，排出无力，面色㿠白，神气怯弱，畏寒怕冷，腰膝冷而酸软无力，舌质淡，苔白，脉沉细而弱。

病机：命门火衰，气化不及州都，故小便不通或点滴不爽，排出无力；面色㿠白，神气怯弱，是元气衰惫之征；畏寒怕冷，腰膝酸软无力，脉沉细而弱，都是肾阳不足之征兆。

治法：温阳益气，补肾利尿。

方药：济生肾气丸。兼有脾虚证候，可合补中益气汤或春泽汤同用；形神委顿，腰脊酸痛，宜用香茸丸。

第二节　遗精与阳痿

一、遗精

（一）定义

遗精是指不因性交而精液自行泄出，甚至频繁遗泄的病证。有梦而遗者，名为梦遗；

无梦而遗,甚至清醒时精自滑出者,名为滑精,是遗精的两种轻重不同的证候。此外中医又有失精、精时自下、漏精、遗精、精漏、梦泄精、梦失精、梦泄、精滑等名称。

(二)病因病机

本病病因较多,病机复杂,但其基本病机可概括为两点:一是火热或湿热之邪循经下扰精室,开合失度,以致精液因邪扰而外泄,病变与心肝脾关系最为密切;二是因脾肾本身亏虚,失于封藏固摄之职,以致精关失守,精不能闭藏,因虚而精液滑脱不固,病变主要涉及脾肾。

1.肾虚不藏

恣情纵欲:青年早婚,房事过度或少年频繁手淫,导致肾精亏耗。肾阴虚者,多因阴虚火旺,相火偏盛,扰动精室,使封藏失职;肾气虚者,多因肾气不能固摄,精关失约而出现自遗。

2.君相火旺

劳心过度:劳神太过,心阴暗耗,心阳独亢,心火不能下交于肾,肾水不能上济于心,心肾不交,水亏火旺,扰动精室而遗。

3.气不摄精

思虑过度,损伤心脾,或饮食不节,脾虚气陷,失于固摄,精关不固,精液遗泄。

4.湿热痰火下注

饮食不节,醇酒厚味,损伤脾胃,酿湿生热或蕴痰化火,湿热痰火,流注于下,扰动精室,亦可发生精液自遗。

综上所述,遗精的发病机制,主要责之于心、肝、脾、肾四脏。且多由于房事不节,先天不足,用心过度,思欲不遂,饮食不节等原因引起。

(三)诊断与鉴别诊断

1.诊断

每星期两次以上或一日数次,在睡梦中发生遗泄或在清醒时精自滑出,并有头昏、耳鸣、精神萎靡、腰酸腿软等症状,即可诊断为遗精。

2.鉴别诊断

(1)生理性遗精

一般未婚成年男子或婚后长期分居者,平均每月遗精1~2次或虽偶有次数稍增多,但不伴有其他症状者,均为生理性遗精。此时无须进行治疗,应多了解性知识,消除不必要的紧张恐惧心理。病理性遗精则为每星期两次以上,甚则每晚遗精数次。

（2）早泄

早泄是男子在性交时阴茎刚插入阴道或尚未进入阴道即泄精，以致不能完成正常性交过程。其诊断要点在于性交时过早射精。而遗精则是在非人为情况下频繁出现精液遗泄，当进行性交时，可能是完全正常的。其诊断要点在于非人为情况下精液遗泄，但以睡眠梦中多见。有时临床上两者可同时并存。

（3）小便尿精

小便尿精是精液随尿排出或排尿结束后又流出精液，尿色正常而不混浊，古人将本症归于"便浊""白浊""白淫""淋浊"等疾病门中。其诊断要点是精液和尿同时排出或尿后流出精液。多因酒色无度、阴虚阳亢、湿热扰动精室、脾肾气虚等引起。

（4）尿道球腺分泌物

当性兴奋时尿道外口排出少量黏稠无色的分泌物。其镜下虽偶见有精子，但并非精液，故要与遗精相鉴别。

（5）前列腺溢液

某些中青年，因纵欲、酗酒、禁欲、手淫等，致使前列腺充血，腺泡分泌增加，腺管松弛扩张，在搬重物、惊吓、大便用力时，腹压增加，会阴肌肉松弛，会有数量不等的白色分泌物流出，称为前列腺溢液，亦称前列腺漏。

（四）辨证论治

1.辨证要点

（1）审察病位

一般认为用心过度或杂念妄想，君相火旺，引起遗精的多为心病；精关不固，无梦遗泄的多为肾病；故前人有"有梦为心病，无梦为肾病"之说。但还须结合发病的新久以及脉证的表现等，才能正确地辨别病位。

（2）分清虚实

初起以实证为多，日久则以虚证为多。实证以君相火旺及湿热痰火下注，扰动精室者为主；虚证则属肾虚不固，脾虚气不摄精，封藏失职。若虚而有热象者，多为阴虚火旺。

（3）辨别阴阳

遗精属于肾虚不藏者，又当辨别偏于阴虚，还是偏于阳虚。偏于阴虚者，多见头昏目眩，腰酸耳鸣，舌质红，脉细数；偏于阳虚者，多见面白少华，畏寒肢冷，舌质淡，脉沉细。

（4）洞察转归

遗精的发生发展与体质、病程、治疗恰当与否有密切关系。病变初期及青壮年患者多为火盛或湿热所致，此时若及时清泻则可邪退病愈；遗精日久必耗伤肾阴，甚则阴损及阳，阴阳俱虚，此时可导致阳痿、早泄、男子不育等。故对遗精日久不愈、有明显虚象或年老体衰者，治疗又当以补血为主。若治疗后遗精次数减少，体质渐强，全身症状减轻，则为病势好转，病将痊愈之象。

2.治疗原则

遗精的基本病机包括两方面：一是火邪或湿热之邪，扰及精室；二是正气亏虚，精关不固。治疗遗精切忌只用固肾涩精一法，而应该分清虚实，实证以清泄为主、虚证方可补肾固精。同时还应区分阴虚阳虚的不同情况，而分别采用滋养肾阴及温补肾阳的治法。至于虚而有热者，又当予以养阴清火，审证施治。

3.分证论治

（1）心肾不交

症状：每多梦中遗精，次日头昏且晕，心悸，精神不振，体倦无力，小便短黄而有热感。舌质红，脉细数。

病机：君火亢盛、心阴暗耗，心火不能下交于肾、肾水不能上济于心，水亏火旺，扰动精室，致精液走泄；心火偏亢，火热耗伤心营，营虚不能养心则心惊；外不能充养肌体，则体倦无力，精神不振；上不能奉养于脑，则头昏且晕；小便短黄而有热感，乃属心火下移小肠，热入膀胱之征；舌质红，脉细数，均为心营被耗、阴血不足之象。

治法：清心滋肾，交通心肾。

方药：三才封髓丹加黄连、灯芯草之类。方中天门冬补肺，地黄滋肾，金水相生也；黄柏泻相火，黄连、灯芯草清心泻火，俾水升火降，心肾交泰，则遗泄自止。若所欲不遂，心神不安，君火偏亢，相火妄动，干扰精室，而精液泄出者，宜养心安神，以安神定志丸治之。

（2）肾阴亏虚

症状：遗精，头昏目眩，耳鸣腰酸，神疲乏力，形体瘦弱。舌红少津，脉弦细带数。

病机：恣情纵欲，耗伤肾阴，肾阴虚则相火妄动，干扰精室，致使封藏失职，精液泄出；肾虚于下，真阴暗耗，则精气营血俱不足，不能上承，故见头昏、目眩；不能充养肌肉，则形体瘦弱，神疲乏力；腰为肾之府，肾虚则腰酸；肾开窍于耳，肾亏则耳鸣；舌红少津，脉弦细带数，均为阴虚内热之象。

治法：壮水制火，佐以固涩。

方药：知柏地黄丸合水陆二仙丹化裁。方中知母、黄柏泻火，丹皮清热，地黄、山药、山茱萸、芡实、金樱子填精止遗。若遗精频作，日久不愈者，用金锁固精丸以固肾摄精。

（3）肾气不固

症状：滑精频作，面白少华，精神萎靡，畏寒肢冷。舌质淡，苔白，脉沉细而弱。

病机：病久不愈，阴精内涸，阴伤及阳，以致下元虚惫，气失所摄，相关因而不固，故滑精频作；其真阴亏耗，元阳虚衰，五脏之精华不能上荣于面，则面白少华，精神萎靡，畏寒肢冷；舌淡、苔白，脉沉细而弱，均为元阳已虚，气血不足之征。

治法：补肾固精。

方药：偏于阴虚者，用六味地黄丸，以滋养肾阴；偏于阳虚者，用秘精丸和斑龙丸主之。前方偏于温涩，后者温补之力尤胜。

（4）脾虚不摄

如下所述。症状：遗精频作，劳则加重，甚则滑精，精液清稀，伴食少便溏，少气懒言，面色少华，身倦乏力。舌淡，苔薄白，脉虚无力。

病机：脾气亏虚，精失固摄，而见遗精频作；劳则更伤中气，气虚不摄，精关不固，则见滑精；频繁遗滑，故精液清稀；脾气亏虚，不能化成气血，心脉失养故心悸，气短，面色无华；脾虚气陷，无力升举故食少便溏，少气懒言；舌淡苔薄白，脉虚无力，均为脾气亏虚之象。

治法：益气健脾，摄精止遗。

方药：妙香散合水陆二仙丹或补中益气汤加减。方中人参、黄芪益气健脾生精；山药、茯苓健脾补中，兼以安神，远志、辰砂清心调神；木香调气；桔梗升清；芡实、金樱子摄精止遗。若以中气下陷为主可用补中益气汤加减。

（5）肝火偏盛

症状：多为梦中遗泄，阳物易举，烦躁易怒，胸胁不舒，面红目赤，口苦咽干，小便短赤。舌红，苔黄，脉弦数。

病机：肝胆经绕阴器，肾脉上贯肝，两脏经络相连，如情志不遂，肝失条达，气郁化火，扰动精室，则引起遗精；肝火亢盛，则阳物易举，烦躁易怒，胸胁不舒；肝火上逆则面红目赤，口苦咽干；小便短赤，舌红苔黄，脉来弦数，均为肝火偏盛之征。

治法：清肝泻火。

方药：以龙胆泻肝汤为主。方中龙胆草直折肝火，栀子、黄芩清肝，柴胡疏肝，当归、生地滋养肝血，泽泻、车前子、木通导湿热下行，肝火平则精宫自宁。久病肝肾阴虚者，可去木通、泽泻、车前子、柴胡等，酌加何首乌、女贞子、白芍等滋养肝肾之品。

（6）湿热下注

症状：遗精频作或尿时有精液外流，口苦或渴，小便热赤。苔黄腻，脉濡数。

病机：湿热下注，扰动精室，则遗精频作，甚则尿时流精；湿热上蒸，则口苦而渴；湿热下注膀胱，则小便热赤；苔黄腻，脉濡数，均为内有湿热之象。

治法：清热化湿。

方药：猪肚丸。猪肚益胃，白术健脾，苦参、牡蛎清热固涩，尚可酌加车前子、泽泻、猪苓、黄柏、萆薢等，以增强清热化湿之力。

（7）痰火内蕴

症状：遗精频作，胸闷脘胀，口苦痰多，小便热赤不爽，少腹及阴部作胀。苔黄腻，脉滑数。

病机：痰火扰动精室，故见遗精频作；痰火郁结中焦，故见胸闷脘胀，口苦痰多；痰火互结下焦，故见小便热赤不爽，少腹及阴部作胀；苔黄腻，脉滑数，均为痰火内蕴之征。

治法：化痰清火。

方药：猪苓丸加味。方中半夏化痰，猪苓利湿。还可加黄柏、黄连、蛤粉等泻火豁痰之品。如患者尿时不爽，少腹及阴部作胀，为病久夹有瘀热之征，可加败酱草、赤芍以化瘀清热。

二、阳痿

（一）定义

阳痿是指青壮年男子出于虚损、惊恐或湿热等原因，致使宗筋弛纵，引起阴茎萎软不举或临房举而不坚的病证。

（二）病因病机

病机关键：宗筋弛纵。

1.命门火衰

多因房劳过度，或少年频繁手淫，或过早婚育，以致精气虚损、命门火衰，引起阳事不举。

2.心脾受损

思虑忧郁，损伤心脾，则病及阳明冲脉，而胃为水谷气血之海，以致气血两虚，宗筋失养，而成阳痿。

3.恐惧伤肾

恐则伤肾，恐则气下，渐至阳痿不振，举而不刚，而导致阳痿。

4.肝郁不舒

肝主筋，阴器为宗筋之汇，若情志不遂，忧思郁怒，肝失疏泄条达，则宗筋所聚无能。

5.湿热下注

湿热下注，宗筋弛纵，可导致阳痿，经所谓壮火食气是也。

总之，就临床所见，本病以命门火衰较为多见，而湿热下注较为少见，主要病位在宗筋与肾，与心、肝、脾关系密切。

（三）诊断与鉴别诊断

1.诊断

（1）发病特点

多有房事太过，久病体虚或青少年频繁手淫史，常伴有神疲乏力，腰酸膝软，畏寒滴沥不尽等症。

（2）临床表现

青壮年男子性交时，由于阴茎不能有效地勃起，无法进行正常的性生活，即可诊断本病。

（3）理化检查

血、尿常规，前列腺液，夜间阴茎勃起试验，阴茎动脉测压等检查。同时排除性器官发育不全或药物引起的阳痿。

2.鉴别诊断

（1）早泄

二者均可出现阴茎萎软，但早泄是指在性交之始，阴茎虽能勃起，但随即过早排精，排精之后因阴茎萎软遂不能进行正常的性交。阳痿是指性交时阴茎不能勃起，二者在临床表现上有明显差别，但在病因病机上有相同之处。若早泄日久，可进一步导致阳痿的发生。

（2）生理性机能减退

二者均可出现阳事不举，但男子八八肾气衰，若老年人而见阳事不举，此为生理性机能减退，与病理性阳痿应予以区别。

（四）辨证论治

1.辨证要点

（1）辨别有火无火

阳痿而兼见面色㿠白，畏寒肢冷，阴囊阴茎冷缩或局部冷湿，精液清稀冰冷，舌淡，苔薄白，脉沉细者，为无火；阳痿而兼见烦躁易怒，口苦咽干，小便黄赤，舌质红，苔黄腻，脉濡数或弦数者，为有火。其中以脉象和舌苔辨证为主。

（2）分清脏腑虚实

由于恣情纵欲、思虑忧郁、惊恐所伤者，多为脾肾亏虚，命门火衰，属脏腑虚证；由于肝郁化火，湿热下注，而致宗筋弛纵者，属脏腑实证。

2.治疗原则

阳痿的治疗主要从病因病机入手，属虚者宜补，属实者宜泻，有火者宜清，无火者宜温。命门火衰者，温补忌纯用刚热燥涩之剂，宜选用血肉有情温润之品；心脾受损者，补益心脾；恐惧伤肾者，益肾宁神；肝郁不舒者，疏肝解郁；湿热下注者，应坚持苦寒坚阴，清热利湿，肾欲坚，急食苦以坚之的原则。

3.分证论治

（1）命门火衰

症状：阳事不举或举而不坚，精薄清冷，夜尿清长，舌淡胖，苔薄白，脉沉细。

病机：恣情纵欲，耗损太过，精气亏虚，故见头晕耳鸣；腰为肾之府，精气亏乏，脉沉细，均为命门火衰之象。

治法：温补下元。

方药：右归丸合或赞育丹。阳痿日久不愈，加韭菜籽、阳起石、仙灵脾、补骨脂；寒湿，加苍术、蔻仁；气血薄弱明显，加人参、龟甲胶、黄精。

（2）心脾受损

症状：阳事不举，精神不振，夜寐不安，健忘，胃纳不佳，面色少华，舌淡，苔薄白，脉细弱。

病机：思虑忧郁，损伤心脾，病及阳明冲脉，而阳明总宗筋之会，气血亏虚，则可导致阳事不举，脾虚运化不健，故胃纳不佳，心虚神不守舍，故夜寐不安；舌淡，脉细弱，为气血亏虚之象。

治法：补益心脾。

方药：归脾汤。肾阳虚，加仙灵脾、补骨脂、菟丝子；血虚，加何首乌、鹿角霜；脾虚湿滞，加木香、枳壳；胃纳不佳，加神曲、麦芽；心悸失眠，加麦冬、珍珠母。

（3）恐惧伤肾

症状：阳痿不举或举而不坚，胆怯多疑，心悸易惊，夜寐不安，易醒，苔薄白，脉弦细。

病机：恐则伤肾，恐则气下，可导致阳痿不举或举而不坚；情志所伤，胆伤则不能决断，故见胆怯多疑；心伤则神不守舍，故见心悸易惊，夜寐不安。

治法：益肾宁神。

方药：大补元煎或启阳娱心丹。肾虚明显，加仙灵脾、补骨脂、枸杞子；惊悸不安，梦中惊叫，加青龙齿、灵磁石。

（4）肝郁不舒

症状：阳痿不举，情绪抑郁或烦躁易怒，胸脘不适，胁肋胀闷，食少便溏，苔薄，脉弦。

病机：暴怒伤肝，气机逆乱，宗筋不用则阳痿不举。肝主疏泄，肝为刚脏，其性躁烈，肝气郁结，则情绪抑郁或烦躁易怒；气机紊乱则胸脘不适，胁肋胀闷；气机逆乱于血脉，则脉象弦。

治法：疏肝解郁。

方药：逍遥散。肝郁化火，加丹皮、山栀子；气滞日久，而见血瘀证，加川芎、丹参、赤芍。

（5）湿热下注

症状：阴茎萎软，阴囊湿痒臊臭，睾丸坠胀作痛，小便赤涩灼痛，肢体困倦，泛恶口苦，舌苔黄腻，脉濡数。

病机：湿热下注，宗筋弛纵，故见阴茎萎软；湿阻下焦，故见阴囊湿痒，肢体困倦；热蕴于内，故见小便赤涩灼痛，阴囊臊臭；苔黄腻，脉濡数，均为湿热内阻之征。

治法：清热利湿。

方药：龙胆泻肝汤。大便燥结，加大黄；阴部瘙痒，潮湿重，加地肤子、苦参、蛇床子。

第三节　水肿与关格

一、水肿

（一）定义

水肿是因感受外邪、饮食失调或劳倦内伤，导致脏腑功能失调，使气化不利，津液输布失常，出现体内水液潴留，泛溢于肌肤，引起以头面、眼睑、四肢、腹背等局部甚至全身浮肿为临床表现的一类病证。

（二）病因病机

人体水液的运行，有赖于脏腑气化，诸如肺气的通调、脾气的转输、肾气的蒸腾等。由于外邪的侵袭，或脏腑功能失调，或脏气亏虚，使三焦决渎失职，膀胱气化不利，即可发生水肿。

1.病因

（1）风邪外袭

肺为水之上源，主一身之表，外合皮毛，最易遭受外邪侵袭，一旦为风邪所伤，内则肺气失宣，不能通调水道，下输膀胱，以致风遏水阻，风水相搏，流溢于肌肤，发为水肿。

（2）风湿相搏

风湿伤人，可以导致痹证，若痹证不已，反复感受外邪，与脏气相搏，脏气受损，不能化气行水，亦可发生水肿。可见风湿相搏之为肿，即可发为痹，痹证不差，复感外邪发为水肿；也可因风湿搏结不散，胀急为肿。

（3）疮毒内犯

诸痛痒疮皆属心火，疮毒内攻，致津液气化失常，也是形成水肿的常见病因。

（4）气滞血瘀

气的升降出入失常，不能温煦和推动血的运行，致血液不能正常运行，瘀血内停，瘀滞于身体某一部位，导致局部肿胀，形成水肿。

2.病机

肺肾之间，若肾水上泛，传入肺，而使肺气不降，失去通调水道的功能，可以促使肾气更虚，水邪更盛；相反，肺受邪而传入肾时，亦能引起同样结果。同时，肺脾之间，若脾虚不能制水，水湿壅甚，必损其阳，故脾虚的进一步发展，必然导致肾阳亦衰；如果肾阳衰微，不能温养脾土，则可使水肿更加严重。因此，肺、脾、肾三脏与水肿之发病，以肾为本，以肺为标，而以脾为制水之脏，实为水肿病机的关键所在。此外，水肿的病机与心、肝两脏也密切相关。肝主疏泄和藏血，肝气郁结可导致血瘀水停，发展为水肿。

（三）诊断与鉴别诊断

1.诊断

（1）发病特点

水肿一般先从眼睑开始，继则延及头面、四肢以及全身。亦有先从下肢开始，然后及于全身者。

（2）临床表现

凡具有头面、四肢、腹背，甚至全身水肿临床表现者，即可诊断为水肿。若水肿病情严重者，可见胸闷腹胀、气喘不能平卧等症状。

2.鉴别诊断

鼓胀：鼓胀是因腹部膨胀如鼓而命名。以腹胀大、皮色苍黄、脉络暴露为特征。其肿肢体无恙，胀唯在腹；水肿则不同，其肿主要表现为面、足，甚者肿及全身。

（四）辨证论治

1.辨证要点

（1）辨外感内伤

水肿有外感和内伤之分，外感常有恶寒、发热、头痛、身痛、脉浮等表证；内伤多由内脏亏虚，正气不足或反复外感，损伤正气所致。故外感多实，内伤多虚。不过外感日久不愈，其病亦可由实转虚；内伤正气不足，抗病能力下降，也容易招致外感。

（2）辨病性

辨水肿应分清寒热，察明虚实。阳水属热属实，阴水属寒属虚，临床上除单纯的热证和寒证外，往往是寒热兼夹，较难辨识。一般而言，青少年初病或新感外邪，发为水肿，多属实证；年老或久病之后，正气虚衰，水液潴留，发为水肿者，多以正虚为本，邪实为标。

（3）辨病位

水肿有在心、肝、脾、肺、肾之分。心水多并见心悸、怔忡；肝水多并见胸胁胀满；脾水多并见疑腹满闷食少；肺水多并见咳逆；肾水多并见腰膝酸软，或见肢冷，或见烦热。同时结合其他各脏脉证特点，综合分析，以辨明其病位。

（4）辨兼夹证

水肿常与痰饮、心悸、哮喘、鼓胀、癃闭等病证先后或同时出现，且部分患者往往还可见到多种兼证。临床时则应分清孰主孰从，以便在论治时正确处理好其标本缓急。

（5）辨病势

就是辨别疾病的发展趋势。如病始何脏，累及何脏；是脾病及肾还是肾病及脾；是气病及水还是水停导致气滞；是正复邪退还是正衰邪盛等。这些对治疗和预后都有重要意义。

2.治疗原则

（1）利尿法

是治疗水肿病最基本、最常用的方法。常与发汗、益气、温化等法合并运用。

（2）发汗法

适用于面部水肿初起而又有肺气不宣表现的患者或水肿而兼有表证的患者。本法的使用要适可而止，同时要注意与其他治法配合应用。

（3）健脾益气法

本法并非专用于脾脏水肿，实则五脏水肿均可使用。临床上常与利尿法同用。

（4）温化法

适用于阳虚水肿，常与利尿法同用。

（5）育阴利水法

适用于口燥咽干，舌红少苔，小便黄少，脉细数，或阴虚阳亢，头目眩晕的阴虚水肿患者。

（6）燥湿理气法

适用于脾虚不运，腹胀苔腻的患者，也常与利尿法同用。气行则水行，气降则水降，畅通三焦，有助于利尿。

（7）清热解毒法

适用于发热，口渴，咽喉肿痛或身上生疮的水肿患者，常与利尿法同用。

（8）活血化瘀法

适用于有瘀血的水肿患者。

（9）泻下逐水法

适用于全身严重水肿，体实病急，诸法无效，二便不通，可用本法，治标缓急。

（10）扶正固本法

适用于水肿消退，机体正气未复的患者。本法的应用，要注意处理好扶正与祛邪的关系。一般说来，水肿的消退，不等于余邪已尽，病根已除，因此不宜立即放弃祛邪这一治疗环节，而转入纯补之法。如过早补阳则助长热邪，过早补气补阴则助长湿邪，均可引起水肿复发。在水肿消退后的余邪未尽阶段，宜用祛邪而不伤正、扶正而不碍邪的和法治疗，待余邪已尽，再根据气、血、阴、阳的偏损情况，合理进行调补善后。

3.分证论治

（1）肺水

①风邪遏肺

症状：先见眼睑及颜面浮肿，然后延及全身。兼见恶风、发热、咳嗽或咽部红肿疼痛，小便不利。舌苔薄白，脉浮。

病机：风邪犯肺，阻遏卫气，故恶寒发热、咽痛微咳；风邪外袭，肺失宣发，风水相搏，水郁气结，不能通调水道，下输膀胱，故小便不利；先见头面浮肿，逐渐导致全身水肿。

治法：疏风解表，宣肺行水。

方药：越婢加术汤加减。方用麻黄、生姜宣肺解表以行水；白术健脾制水；石膏清肺胃之郁热；大枣、甘草补益肺脾，使中焦健旺，营卫调和，结散阳通，微微汗出，风水随汗而解，小便自利，肿自消失。若口不渴，为肺胃之郁热不甚，去石膏，加茯苓皮、冬瓜皮以利小便；恶寒无汗脉浮紧，为风寒外束皮毛，去石膏加羌活、防风、苏叶发汗祛风；咳嗽喘促不得卧，为风水阻闭肺气，加杏仁、陈皮、苏子、葶苈子以利气行水；咽喉肿痛，为风邪郁结咽喉所致，去生姜，加牛蒡子、射干、黄芩、板蓝根清肺经郁热。

②痰热壅肺

症状：头面四肢或全身水肿，咳嗽，痰色黄稠，胸闷气促，身热口渴，小便黄。舌苔黄，脉滑数。

病机：本证多为外邪入里化热而成。痰热壅肺，津液气化失常，不能下输膀胱，浸溢肌肤，发为水肿；痰热郁肺，窒塞胸中，故咳嗽胸闷气促；肺热内盛，故痰色黄稠；身热、口渴、小便黄、舌苔黄腻、脉滑数，为痰热之征象。

治法：清金化痰，利尿消肿。

方药：清金化痰汤。方中黄芩、知母、苇茎、桑白皮清热宣肺；陈皮、桔梗、瓜蒌仁理气化痰；麦门冬、贝母、甘草润肺止咳；茯苓、薏苡仁、冬瓜仁健脾渗湿消肿；桃仁逐瘀行滞，可增强桔梗、瓜蒌仁等之宣肺效果。故两方合用有清热宣肺、豁痰止咳、渗湿消肿之效。肺热壅盛，咳而喘满，咳痰黏稠不爽，去陈皮，加石膏、杏仁、鱼腥草等泻肺清热。

③肺气虚寒

症状：头面或四肢浮肿，气短乏力，面色苍白，形寒畏冷，咳声无力，痰质清稀。舌淡苔白，脉虚细。

病机：肺为水之上源，肺气虚寒，不能通调水道，水液潴留，故头面四肢浮肿；肺气虚寒，上不能敷布津液于百脉，下不能温运于四肢，故气短乏力，形寒畏冷；肺气失于宣化，留而为饮，故咳吐清稀之痰；舌淡苔白，脉细弱，为虚寒之象。治法：温阳散寒，宣肺行水。

方药：苓甘五味加姜辛半夏杏仁汤。方中干姜、细辛、半夏温化肺中寒痰；杏仁、茯苓宣肺利水；五味子收敛肺气；甘草调中益气。

（2）脾水

①脾胃气虚

症状：头面或四肢水肿，时肿时消，食欲欠佳，倦怠乏力，少气懒言，面白不华或大便稀溏。舌淡苔少，脉缓弱。

病机：脾胃气虚，运化失常，水湿浸溢肌肤，故见头面四肢水肿；脾胃为后天之本，脾虚食少，化源不足，故倦怠乏力，少气懒言，面色不华，舌质淡白，脉微弱，脾虚失运，水湿下注，故大便稀溏。

治法：补益脾胃，渗湿消肿。

方药：参苓白术散。方以人参、山药、莲子、扁豆健脾益气；茯苓、白术、薏苡仁健脾渗湿消肿；砂仁运脾化湿；甘草调中和胃；桔梗宣肺升提肺气。

若水肿而大便稀溏，食少短气，时有肛坠，感冒时作，舌淡苔少，脉虚弱，为中气下陷之征，当补中益气，升阳举陷，用补中益气汤。

②脾阳不足

症状：眼睑或全身浮肿，脘腹胀闷，腰以下肿甚，食少便溏，小便短少，面色萎黄，神倦肢冷。舌淡，苔白滑，脉沉缓。

病机：本证多由脾胃气虚发展而成。眼胞属脾，脾虚水湿运化迟缓，故眼胞先肿；脾阳虚弱，水湿停滞，故脘腹胀闷、小便短少不利；脾虚不能消磨水谷，输布精微，营养全身，故面色萎黄、神倦肢冷、食少便溏；舌淡苔白、脉沉缓，为阳气虚弱、阴邪内盛所致。

治法：温脾行水。

方药：实脾饮。方用附子片、干姜、白术、厚朴、草果、茯苓温运脾阳；槟榔、木瓜、木香理气行水；生姜、甘草、大枣补中温胃。脾胃阳气健旺，气化水行，则肿胀自消。腹胀大，小便短少，为水湿内盛，原方去大枣、甘草，加桂枝、猪苓、泽泻通阳化气以行水；气短便溏，为中气大虚，加党参、黄芪以益气；咳喘不思食，为脾阳困惫，水气上泛，去大枣、甘草，加砂仁、陈皮、紫苏叶运脾利气。

（3）心水

①心气虚弱

症状：下肢或全身水肿，心悸怔忡，心掣气短，胸中憋闷。舌质淡，苔薄白，脉细弱或结代。

病机：心居膈上，心气贯于宗脉，若心气不足，运行无力，水邪伏留而为水肿。心气虚则心脉运行不畅，故见心悸怔忡，心掣气短，胸中憋闷；舌质淡，苔薄白，脉细弱或结代等均为心气虚衰的表现。

治法：补益心气。

方药：归脾汤。本方既可治疗心脾两虚，亦可用于心气虚弱之水肿。方中人参、黄芪、白术、炙甘草补益心气；当归、龙眼肉、茯神、酸枣仁、远志等养心血、安心神；少佐木香行气，使补而不滞。水肿较甚，加猪苓、泽泻、车前子利尿消肿；心悸失眠，加合欢花、柏子仁养心安神。

②心阳不振

症状：心阳不振除有心气虚弱的证候外，还可见形寒肢冷、咳喘上逆、全身肿满等证。心阳虚衰严重时，则可见大汗淋漓，四肢逆冷，脉微欲绝。

病机：心阳鼓动血脉，运行全身，故亦有化气行水之功。心阳不足，心脉运行受阻，水不化气，上逆则咳喘，外溢而为水肿。心阳衰微不能温煦四肢百骸，故形寒肢冷；心阳外脱，则大汗淋漓；阴阳之气不相顺接，则脉微欲绝。

治法：温通心阳，化气行水。

方药：真武汤。方中附子辛温大热，强心、温阳、散寒；茯苓、白术健脾利水，导水下行；生姜温散水气；芍药敛阴和阳。水肿甚者，加猪苓、泽泻、葶苈子；心气虚，胸闷气短甚者，加人参、黄芪；汗多者，加龙骨、牡蛎、浮小麦。心阳外脱，汤剂不能及时起效，应改用参附注射液静脉注射。

③心血瘀阻

症状：下肢或全身水肿，气短而咳逆，脘腹胀闷疼痛，胁下有痞块。舌质瘀暗，口唇发绀，脉结代。

病机：心血瘀阻，多由心气虚或心阳不振演变而来或相互兼见，同时心血瘀阻，亦可加重心气、心阳之虚衰，两者可互为因果。故心血运行瘀阻，气化行水之功失权，上逆而喘咳，水肿加重，脘腹胀闷疼痛等症出现。胁下痞块、舌紫唇青，则属一般瘀血所具有的临床征象。

治法：活血化瘀。

方药：桃红四物汤合四苓散。方中桃红四物汤养心血、化瘀血；四苓散健脾利水消肿。兼心气虚者，加附子、桂枝等。

此外，发于心脏的水肿，若阴阳气血均有亏损，主症表现为水肿、心动悸、脉结代，可用炙甘草汤治之。

（4）肾水

①膀胱停水

症状：全身或头面水肿，烦渴饮水，水入即吐，脐下悸动，小便不利，或外有表证，头痛发热。苔白脉数。

病机：肾合膀胱，故本证属于肾水的一种证型。膀胱气化失常，水蓄于内，津液不能上承，故口渴饮水，因内有停水，故水入即吐；膀胱为太阳之府，太阳表证与膀胱停水最易同时而作，形成外有表证、内有膀胱停水之证。

治法：化气行水。

方药：五苓散。方中桂枝化气行水；白术健脾燥湿；泽泻、茯苓、猪苓甘淡渗湿，畅利水道。

②下焦湿热

症状：头面与双足浮肿，甚至全身浮肿，纳呆，五心烦热，身热不扬，小便赤涩，尿色黄浊。舌苔白黄，脉数。

病机：肾合膀胱，同属下焦，下焦感受湿热，湿遏热郁，肾与膀胱失开阖、气化之职，水液泛溢，则出现头面、双足甚至全身浮肿。纳呆、五心烦热、身热不扬、尿黄、舌黄、脉数为湿热阻滞之象。

治法：清热除湿，利水消肿。

方药：通苓散。方以车前子、木通、茵陈、瞿麦清热除湿；以四苓散利尿消肿。腰痛甚，小便混浊，为浊湿阻滞尿道，去白术，加黄柏、苍术、土茯苓、萆薢解毒除湿；小便带血，为热伤阴络，加茅根、生地、小蓟清热止血；面热、头眩、失眠、腰酸、脉弦数，为湿热日久伤及肾阴，肝阳偏旺，加菊花、钩藤、石决明镇肝潜阳。

③肾阳不足

症状：周身浮肿，腰痛膝软，畏寒肢冷，小便不利或夜尿特多，舌质淡白，两尺脉弱。若阳复肿消，则可呈现面目微肿，头昏耳鸣，少寐健忘，遗精盗汗等阴虚之候。

病机：人体水液的气化、输布，主要由肾阳的蒸腾、推动来完成，若肾阳虚衰，则水液的气化失常，出现周身浮肿、腰痛膝软、小便不利或夜尿特多等症；畏寒肢冷、舌质淡白、脉虚弱均为阳虚之候。

治法：温肾行水。

方药：肾气丸。本方为肾气丸加牛膝、车前子而成，有温补肾阳、化气行水之力。本证水肿，除济生肾气丸之外，肾气丸和真武汤亦属常用方药，当因证选用。

④浊邪上逆

症状：肿满不减或肿消之后，出现神情淡漠，嗜睡不食，甚则神志昏迷，恶心欲吐或呕吐清涎，头晕头痛，胸闷肢冷，神疲面白，少尿或无尿。舌淡苔腻，脉细弱。

病机：浊阴内盛，上扰神明，轻则嗜睡不食，甚则神昏谵语；浊阴不降，清阳不升，胃气上逆，则恶心呕吐，头晕头痛，苔腻；阴寒内盛，阳气不能外达，则四肢逆冷。本证候多为水肿经久不愈或肿虽消，浊毒未清，肾气衰败，演变而成的危急重症。

治法：化浊降逆。

方药：温脾汤加减。方中附子片、党参温阳益气化湿；陈皮、茯苓、厚朴、生大黄化湿导浊下行。若阴阳俱虚，出现恶心呕吐、神志不清、面色不华、呼吸微弱、汗出肢冷、二便自遗、舌淡苔腻、脉微欲绝，应回阳救脱、益气敛阴，方用生脉散合肾气丸。

若内热较甚，身热呕吐，神昏谵语，鼻衄或牙龈出血，舌质红，苔黄燥，脉数有力，治宜清热凉血，降逆和胃止呕，方用黄连温胆汤合犀角地黄汤加大黄。

（5）肝水

气滞水停。

症状：胁肋满痛，脘腹痞满，肢体或全身水肿，纳食减少，嗳气不舒，面色、爪甲淡白无华，小便短少。舌淡，脉弦。

病机：肝失疏达，则气滞水停，胁肋胀满；肝木侮土，运化呆滞，故食少嗳气；脾病则气血的化源不足，故面色、爪甲㿠白；舌质淡、脉弦为肝郁气滞之征。

治法：疏肝理气，除湿散满。

方药：柴胡疏肝散合胃苓汤。前方疏肝解郁，理气止痛；胃苓汤燥湿散满，利水消肿。若胁腹胀满较甚，可佐入木香、香附、青皮、谷芽、麦芽等健脾理气之品；气病及血而见胁肋刺痛、舌有瘀点、脉细涩者，可加桃仁、红花、䗪虫、丹参、郁金等活血散瘀；倦怠乏力，少气懒言，气虚较甚者，加党参、黄芪、黄精以益气；畏寒、肢冷、便溏阳虚者，加附子片、干姜、补骨脂等以温阳；口苦、小便黄为气郁化热，加茵陈、虎杖、黄连等清热利湿。

二、关格

（一）定义

关格是以小便不通、呕吐不止为主要临床表现的病证。小便不通名曰关，呕吐不止名曰格，两者并见名曰关格。关格一般起病较缓，此前多有水肿、淋证、癃闭、消渴等慢性病史，渐进出现倦怠乏力，尿量减少，纳呆呕吐，口中气味臭秽及多种复杂兼症。晚期可见神昏、抽搐、出血、尿闭、厥脱等危候。

（二）病因病机

关格是小便不通、呕吐和各种虚衰症状并见的病证，此由多种疾病发展到脾肾衰惫，浊邪壅塞所致。临证表现为本虚标实，寒热错杂，三焦不行，进而累及其他脏腑，终致五脏俱伤，气血阴阳俱虚。

1.脾肾阳虚

水肿病程迁延，水湿浸渍或饮食不调，脾失健运，湿浊内困，以致脾阳受损，生化无源；或因劳倦过度，久病伤正，年老体虚，以致肾元亏虚，命门火衰，肾关因阳微而不能开。脾肾俱虚，脏腑失养，故见神疲乏力，面色无华，纳呆泛恶，腰膝酸软，尿少或小便不通。脾肾阳气衰微，气不化水，阳不化浊，则湿浊益甚。末期精气耗竭，阳损及阴，而呈阴阳离决之势。

2.湿浊壅滞

脾肾虚损，饮食不能化为精微，而为湿浊之邪。湿浊壅塞，三焦不利，气机升降失调，故上而吐逆，下而尿闭。若属中阳亏虚，阳不化湿，湿浊困阻脾胃，则肢重乏力，纳呆呕恶，腹胀便溏，舌苔厚腻。若湿浊久聚，从阳热化，湿热蕴结中焦，胃失和降，脾失健运，则脘腹痞满，纳呆呕恶，口中黏腻或见便秘。浊毒潴留上熏，则口中秽臭或有尿味。湿浊毒邪外溢肌肤，症见皮肤瘙痒或有霜样析出。湿浊上渍于肺，肺失宣降，肾不纳气，则咳逆倚息，短气不得卧。

3.阴精亏耗

禀赋不足，素体阴虚或劳倦久病，精气耗竭，阳损及阴，以致肾水衰少，水不涵木；水不济火，心肾不交；心脾两虚，水谷精微不化气血，则面色萎黄，唇甲色淡，心悸失眠；肝血肾精耗伤，失于滋养，则头晕耳鸣，腰膝酸软；阴虚火旺，虚火扰动，则五心烦热，咽干口燥。肾病日久累及他脏，乃至关格末期阴精亏耗，浊毒泛溢，五脏同病。肾病及肝，肝肾阴虚，虚风内动，则手足搐搦，甚则抽搐；肾病及心，邪陷心包，心窍阻闭，则胸闷心悸或心胸疼痛，甚则神志昏迷。

4.痰瘀蒙窍

脏腑衰惫，久病入络，因虚致瘀或气机不畅，血涩不行，阻塞经脉，加之湿邪浊毒内蕴，三焦壅塞，气机逆乱，以致痰浊瘀血上蒙，清窍闭阻，神机失用，则神昏谵语，烦躁狂乱或意识朦胧。

5.浊毒入血

痰瘀痹阻，脉络失养，络破血溢；或湿浊蕴结，酿生毒热，热入营血，血热妄行，以致吐衄便血。此乃脾败肝竭，关格病进入危笃阶段。

6.毒损肾络

失治误治，未能及时纠偏，酿生浊毒；或久服含毒药物，以致药毒蓄积，侵及下焦，耗损气血，危害肾络，进而波及五脏。

（三）诊断与鉴别诊断

1.诊断

（1）发病特点

患者多有水肿、淋证、癃闭、消渴等基础病史，渐进出现关格病症。部分患者亦可出于急性热病、创伤、中毒等因素而突然致病。

关格一般为慢性进程，但遇外感、咳喘、泄泻、疮疡、手术等诱因引发，可致病情迅速进展或恶化。

（2）临床表现

关格临床表现为小便不通、呕吐和各种虚衰症状并见，兼症极为复杂。一般而言，关格前期阶段以脾肾症状为主，后期阶段则渐进累及多脏，出现危候。

早期阶段：在原发疾病迁延不愈的基础上，出现面色晦暗，神疲乏力。白天尿量减少，夜间尿量增多。食欲不振，恶心欲呕，晨起较为明显，多痰涎或有呕吐。部分患者可有眩晕、头痛、少寐。舌质淡而胖，边有齿印，舌苔薄白或薄腻，脉沉细或细弱。

中末期阶段：早期阶段诸般症状加重乃至恶化，恶心呕吐频作，饮食难进，口中气味臭秽，甚至有尿味。尿量减少，甚至少尿或无尿。或见腹泻，一日数次至十数次不等，或有便秘。皮肤干燥或有霜样析出，瘙痒不堪，或肌肤甲错，甚则皱瘪凹陷。或有心悸怔忡，心胸疼痛，夜间加重，甚至不可平卧。或胸闷气短，动则气促，咳逆倚息，面青唇紫，痰声辘辘。或有肢体抖动抽搐，甚至瘈疭。或有牙宣、鼻衄、咯血、呕血、便血、皮肤瘀斑、月经不调。或烦躁不宁，狂乱谵语，意识蒙眬。或突发气急、四肢厥逆、冷汗淋漓、神志昏糊、脉微欲绝等等。本证阶段患者脉象以沉细、细数、结或代为主。

2.鉴别诊断

（1）走哺

走哺以呕吐伴有大小便不通利为主症，相似于关格。但走哺一般先有大便不通，继之出现呕吐，呕吐物多为胃中饮食痰涎或带有胆汁和粪便，常伴有腹痛，最后出现小便不通。故属实热证，其病位在肠，与关格有本质的区别。两者相比，关格属危重疾病，预后较差。

（2）转胞

转胞以小便不通利为临床主要表现或有呕吐等症。但转胞为尿液潴留于膀胱，气迫于胞则伴有小腹急痛，其呕吐是因水气上逆所致，一般预后良好。

（四）辨证论治

1. 辨证要点

（1）判断临床分期

关格病的早期表现以虚证为主，脾肾气虚、脾肾阳虚或气阴两虚表现较为突出，由于原发病变不同及个体差异，部分患者可见阴虚证。此时兼有浊邪，但并不严重。把握前期阶段对疾病预后至关重要，须有效控制病情，延缓终末期进程。否则阳损及阴，浊邪弥漫，正气衰败。关格后期阶段虚实兼夹，病变脏腑已由脾肾而波及心、肺、肝诸脏，浊邪潴留，壅滞三焦，病趋恶化，以致出现厥脱等阴精耗竭、孤阳离别之危象。

（2）详审原发病证

根据临床普遍规律，脏腑虚损程度与原发疾病密切相关。原发病为本，继发病为标，不同病因对脏腑阴阳气血构成不同程度的损伤，寒化伤阳，热化伤阴，至病变晚期由于机体内在基础不一，从而呈现不同的证候趋向。如：水肿反复发作而致关格者，以脾肾阳虚为主，很少单纯属于阴虚；淋证迁延而致关格者，由于病起于下焦湿热，湿可化热，热可伤阴，故常有阴虚见症。关格由癃闭发展而致者，转归差异很大。癃闭病因复杂，或外因感受六淫疫毒，或内因伤于饮食情志劳倦以及砂石肿物阻塞尿路，湿热、气结、瘀血阻碍为病，涉及三焦。一般而言，渐进起病的虚性癃闭而致关格者，多以气虚、阳虚见证为先，其余者往往阴阳俱虚、寒热错杂。消渴的病机基础是肺燥、胃热、肾虚交互为病，病程经久，耗气伤阴，致关格阶段多属气阴两伤，阴阳俱虚。

（3）区别在气在血

关格早期阶段病在气分，后期阶段病入血分。分辨在气在血须脉症互参，其中最重要的有两点。一是兼夹风寒、风热、寒湿、湿热等各种诱发因素，病在上焦肺卫和中焦脾胃者，多在气分。可伴有发热，恶寒，或咽喉干痛，咳嗽痰黄，或尿痛淋漓，或泄泻腹胀等等。若病及心肝，则多属血分。二是不论有否外邪，凡见各种出血症状，表明病在血分，可使气血更虚，脾肾耗竭。

（4）明辨三焦病位

关格病情危重，证候复杂，辨察三焦病位是论治的关键问题。本病后期由于浊邪侵犯上中下三焦脏腑各有侧重，预后不同。浊邪侵犯中焦为关格必见之证，症状又有浊邪犯胃、浊邪困脾之别。病在上焦心肺，临床表现为气急，倚息不能平卧，呼吸低微，心悸胸痛，甚则神昏谵语。浊邪侵犯下焦肝肾，临床以形寒肢冷，四肢厥逆，烦躁不安，抽搐瘛疭为特点。

在关格的后期阶段，根据三焦病位可预察转归。偏于阳损者，多属命门火衰，不能温运脾土，故先见脾败，后见肝竭；偏于阴损者，多属肾阴枯竭，肝风内动，故先见肝竭，而后见脾败。至于心绝和肺绝等多数见于脾败或肝竭之后。浊邪侵犯上焦下焦，则关格病进入危重阶段，时时均可产生阴阳离决之象。

2.治疗原则

（1）治主当缓，治客当急

本病脾肾衰惫为其本，浊毒内聚为其标。以前者为主，以后者为客。脏腑虚损为渐进过程，不宜峻补，而须长期调理，用药刚柔相兼，缓缓图之。湿浊毒邪内蕴，宜及时祛除继发诱因，尽力降浊排毒，以防发生浊毒上蒙清窍，阻塞经脉，入营动血或邪陷心包之变。

（2）虚实兼顾，把握中焦

关格是补泻两难的疾病。根据病程演变规律，早期宜侧重补虚，兼以化浊；后期阶段，浊邪弥漫，正气衰败，治疗宜虚实兼顾，用药贵在灵活。本病临床累及三焦脏腑虽有侧重，但浊毒壅滞中焦则贯彻病程始终，故把握中焦为治疗要务。上下交损，当治其中。其时患者尽管正气虚衰，若强用补益亦难以受纳，且更易助长邪实，加重病情。故调理脾胃，化浊降逆，缓解呕恶，增进饮食，才能为下一步治疗提供条件。

3.分证论治

（1）脾阳亏虚

症状：纳呆恶心，干呕或呕吐清水，少气乏力，面色无华，唇甲苍白，晨起颜面虚浮，午后下肢水肿，尿量减少，形寒腹胀，大便溏薄，便次增多。舌质胖淡，苔薄白，脉濡细或沉细。

病机：脾阳不振，气血生化无源，气不足则少气乏力；血不足则面色无华，唇甲苍白；中运失健，湿浊内生，则尿少水肿，腹胀便溏；浊邪上逆，则恶心呕吐；脉濡细，苔薄舌质淡为脾阳虚的征象。

治法：温中健脾，化湿降浊。

方药：温脾汤合吴茱萸汤。方中附子、干姜温运中阳，人参、甘草、大枣益气健脾，大黄降浊，吴茱萸温胃散寒，下气降逆，生姜和胃止呕。本方为补泻同用之法，适用于脾胃虚寒，浊邪侵犯中焦，以致上吐下闭者。大黄攻下降浊是权宜之计，以便润为度，防止久用反伤正气。此外，人参的选用应注意原发病的内在基础，如关格由水肿发展而来，以红参为宜；若关格的本病为淋证、癃闭、血尿、肾痨，属阴损及阳，兼有湿热者，选用白参较为适当。阳虚水泛而为水肿者，治宜健脾益气，温阳利水，化裁黄芪补中汤或防己黄芪汤，以人参、黄芪益气补中，白术、苍术、防己健脾燥湿，猪苓、茯苓、泽泻、陈皮利水消肿，甘草和中。其中，生黄芪益气利水而无壅滞中满之弊，治疗水肿较为适宜。脾虚湿困而泛恶者，可用理中丸加姜半夏、茯苓利湿和胃。

（2）肾阳虚衰

症状：腰酸膝软，面色晦滞，神疲肢冷，下肢或全身水肿，少尿或无尿，纳呆泛恶或呕吐清冷。舌质淡如玉石，苔薄白，脉沉细。

病机：下元亏损，命门火衰，脏腑失于温煦濡养，则腰酸膝软，面色晦滞，神疲肢冷，舌淡，脉沉而细；肾阳衰微，气不化水，阳不化浊，则湿浊潴留，壅塞水道，泛滥肌肤而为水肿；肾关因阳微而不能开，则少尿或无尿。

治法：温补肾阳，健脾化浊。

方药：肾气丸化裁。方中肉桂、附子温补肾阳，地黄、山药、山茱萸滋养脾肾，茯苓、丹皮、泽泻、车前子、牛膝化湿和络，引药下行。肾阳亏损而水肿较重者，选用真武汤。兼有中焦虚寒者，配伍干姜、肉豆蔻、吴茱萸温运中阳。呕吐明显者，加用生姜、半夏。肾阳虚衰者，往往肾阴亦亏，在应用温肾药时，应了解关格病的原发疾病以及肾阴、肾阳虚损的情况。若原发疾病有湿热伤阴基础乃至阴损及阳，温肾药物宜选用仙灵脾、仙茅、巴戟天等温柔之品或选用右归饮，寓温肾于滋肾之中。若肾脏畸形，命火衰微，水湿潴留于肾，以致肾脏肿大，腹部癥积者，治宜温补肾阳，同时配伍三棱、莪术、生牡蛎、象贝母等活血祛瘀软坚之品。

（3）湿热内蕴

症状：恶心厌食，呕吐黏涎，口苦黏腻，口中气味臭秽，脘腹痞满，便结不通。舌苔厚腻，脉沉细或濡细。

病机：脾胃受损，纳化失常，湿浊内生，壅滞中焦。湿浊困脾，则脘腹痞满，纳呆厌食，舌苔厚腻，脉沉细或濡细；浊邪犯胃，胃失和降，故恶心呕吐；湿浊化热，则口苦黏腻，口中气味臭秽，便结不通。

治法：清化湿热，降逆止呕。

方药：黄连温胆汤化裁。方用陈皮、半夏、竹茹、枳实、茯苓、黄连清化湿热，配用生姜降逆止呕。浊邪犯胃，和胃降逆化浊法的常用方剂尚有小半夏汤、旋覆代赭汤等，后者降逆止呕的作用较强。亦可加大黄通导腑气，使浊邪从大便而出。

（4）肝肾阴虚

症状：眩晕目涩，腰酸膝软，呕吐口干，五心烦热，纳差少寐，尿少色黄，大便干结。舌淡红少苔，脉弦细或沉细。

病机：阴精亏耗，肾水衰少，水不涵木，肝肾失于滋养，则眩晕目涩，腰酸膝软，纳差少寐，舌淡红少苔，脉弦细或沉细；阴虚火旺，虚火扰动，则五心烦热，咽干口燥，尿少色黄，大便干结。

治法：滋养肝肾，益阴涵阳。

方药：杞菊地黄丸化裁。方用地黄、山茱萸滋养肝肾，山药补脾固精，茯苓、泽泻渗湿，丹皮凉肝泄热，枸杞子、菊花滋补肝肾，平肝明目。肝肾阴虚，肝阳偏亢，易引动肝风，可配伍钩藤、夏枯草、牛膝、石决明平肝潜阳，降泻虚火，以防虚风内动。本病兼夹湿热浊毒，用药不宜滋腻，以免滞邪碍胃。

（5）肝风内动

症状：头痛眩晕，手足搐搦或肢体抽搐，纳差泛恶，尿量减少，皮肤瘙痒，烦躁不安，甚则神昏痉厥癫痫，尿闭，舌抖或卷缩，舌干光红或黄燥无津，脉细弦数。

病机：关格末期，肾病及肝，肝肾阴虚，肝阳上亢，则头痛眩晕，舌干光红或黄燥无津，脉细弦数；浊毒阻闭心窍，则舌抖卷缩；浊毒泛溢，虚风内动，则肢体搐搦，皮肤瘙痒；阴分耗竭，阴不敛阳，阳越于外，故见烦躁不安，甚则神昏痉厥。

治法：平肝潜阳，息风降逆。

方药：镇肝息风汤化裁。方用龙骨、牡蛎、代赭石镇肝降逆；龟板、芍药、玄参、天门冬柔肝潜阳息风；牛膝引气血下行以助潜降；合茵陈、麦芽清肝舒郁。若出现舌干光红，抽搐不止者，宜用大定风珠，方用地黄、麦门冬、阿胶、生白芍、麻仁甘润存阴；龟板、鳖甲、牡蛎育阴潜阳；五味子配甘草，酸甘化阴，滋阴息风。

（6）痰瘀蒙窍

症状：小便短少，甚则无尿，胸闷心悸，面白唇暗，恶心呕吐，痰涎壅盛或喉中痰鸣，甚则神志昏蒙，气息深缓。舌淡苔腻，脉沉缓。

病机：脏腑衰惫，浊毒壅塞，气机逆乱，瘀血阻滞经脉，以致痰浊瘀血上蒙，清窍闭阻，神机失用，则诸症蜂起。

治法：豁痰化瘀，开窍醒神。

方药：涤痰汤化裁。本方适用于痰瘀蒙窍而偏于痰湿者，方中半夏、陈皮、茯苓健脾燥湿化痰；胆南星、竹茹、石菖蒲化痰开窍。若属痰瘀蒙窍而偏于痰热者，用羚羊角汤。该方以羚羊角、珍珠母、竹茹、天竺黄清化痰热；石菖蒲、远志化痰开窍；夏枯草、丹皮清肝凉血。以上二方化瘀力稍嫌不足，宜酌情配伍丹参、赤芍、蒲黄、桃仁、三七等化瘀之品。痰瘀浊毒内盛，上蒙清窍而致神昏者，治宜利气开窍醒神。可用醒脑静或清开灵静脉滴注或鼻饲苏合香丸。关格进入神昏危笃阶段，小便不通，治以开窍急救时尤应注意禁用含毒药物，以免药毒蓄积，危害肾脏。

（7）浊毒入血

症状：烦躁或神昏谵语，尿少或尿闭，呕吐臭秽，或见牙宣、鼻衄、咯血、呕血、便血、皮肤瘀斑，或有发热，大便秘结。舌干少津，脉细弦数。

病机：关格病进入危笃阶段，肾病及心，邪陷心包，或脾败肝竭，浊毒入营动血，络破血溢，以致吐衄便血，烦躁神昏。

治法：解毒化浊，宁络止血。

方药：犀角地黄汤、清宫汤化裁。适用于痰浊化热，热入血分而致鼻衄、咯血等出血证。组方宜以水牛角、生地黄、赤芍等解毒清热、凉血止血为主药或酌情配合应用至宝丹或紫雪丹。治疗血证，要掌握"治火、治气、治血"基本原则，酌情选用收敛止血、凉血止血、活血止血药物。严密观察病情变化。

（8）阳微阴竭

症状：周身湿冷，面色惨白，胸闷心悸，气急倚息不能平卧或呼吸浅短难续，神昏尿闭。舌淡如玉，苔黑或灰，脉细数，或结或代，或脉微细欲绝或沉伏。

病机：肾者元气之根，水火之宅，五脏之阴非此不能滋，五脏之阳气非此不能发。肾阳衰微，阳损及阴，阴耗血竭，阴不敛阳，虚阳浮越，终至阳微阴竭，气脱阳亡，阴阳离决。

治法：温扶元阳，补益真阴。

方药：地黄饮子化裁。方用附子、肉桂、巴戟肉、肉苁蓉、地黄、山茱萸温养真元，摄纳浮阳；麦门冬、石斛、五味子滋阴济阳；石菖蒲、远志、茯苓开窍化浊。若出现呼吸缓慢而深，肢冷形寒，汗出不止，命门耗竭者，急宜温命门之阳，参附注射液静脉滴注。若正不胜邪，心阳欲脱，急用参麦注射液静脉滴注敛阳固脱。

凡浊邪侵犯上焦心肺或下焦肝肾，为关格进入末期危重阶段，口服药物无法受纳者，应采用中西医结合的方法进行抢救。

第四节　耳鸣、耳聋与腰痛

一、耳鸣、耳聋

（一）定义

耳鸣是指患者自觉耳内鸣响，如闻蝉声或如潮声。耳聋是指不同程度的听觉减退，甚至丧失听力。耳鸣可伴有耳聋，耳聋亦可由耳鸣发展而来。两者临床表现和伴发症状虽有不同，但在病因病机上有许多相似之处，均与肾有密切的关系，故合并为一篇论。

（二）病因病机

耳鸣、耳聋的病因主要是风热、肝火、痰火、血瘀以及脾肾亏虚、气血不足，病位以肝肾为主，与心脾有关。病理因素主要是虚、风、火、痰、瘀五方面。

1.体虚肾亏

素体不足，或病后精血衰少，或恣情纵欲，肾精耗伤，均可引起本病。因耳为肾之外窍，为十二经宗脉所灌注，内通于脑；肾藏精而主骨髓，脑为髓海，肾精充沛，髓海得濡，则听觉正常；若肾精耗损，则髓海空虚，发为耳鸣、耳聋。

体虚而致耳鸣、耳聋，亦可由劳累过度或病后脾胃虚弱，气血生化之源不足，经脉空虚，不能上奉于耳，或脾虚阳气不振，清气不升，导致耳鸣、耳聋。

2.外邪侵袭

若感受风邪或风热，壅闭清窍可致耳鸣、耳聋；或因耵聍塞耳，复感风热亦可发病。外邪侵袭常因肾虚之故，因肾与膀胱互为表里，外邪侵袭太阳经后，里传于肾，表现在肾之窍，则为耳鸣、耳聋。

3.肝火上扰

情志抑郁，肝气失于疏泄，郁而化火，清窍被蒙，往往引起耳鸣、耳聋，因足少阳经脉上入于耳，下络于肝而属于胆，肝胆之火循经上壅于耳，因而发生耳鸣或耳聋。肝火上扰亦常因肾虚所致，因肾水不足，而致水不涵木，肝火偏亢，循肝胆之经而上扰；亦因肾水不足，可使相火偏亢，妄动于上而致耳鸣、耳聋。

4.痰浊阻耳

形体素胖，多食厚味，痰浊内盛，上阻清窍而致耳鸣、耳聋。或因素有湿热，蕴聚成痰，郁久化火，痰火上升，壅塞清窍。

痰火为患常有两种情况：一是素有痰浊而又复为恼怒所伤；二是痰火兼有胃热，痰火因膏粱胃热上升。

5.瘀阻耳窍

耳是宗脉之所聚，经脉瘀阻，经气不通于耳，致使耳失于经气的滋养，而失润、失聪，产生耳鸣、耳聋；或因血瘀阻于耳道，亦可致耳鸣、耳聋。

（三）诊断与鉴别诊断

1.诊断

（1）发病特点

耳鸣、耳聋的诊断主要根据患者的主诉和病史。兼有外感症状、病程短者，多属暴鸣、暴聋；兼有全身虚弱症状、病程长者，多属久鸣、久聋；有的耳聋、耳鸣则与长期受噪声影响或使用某些药物或长期嗜烟酒有关；50岁以后出现原因不明的高频耳聋、耳鸣则多为老年性耳聋、耳鸣。

（2）临床表现

①耳部症状

耳鸣的表现是经常或间歇性地自觉耳内鸣响，或如蝉声，或如潮声，或如雷鸣，难以忍受。耳聋的表现为听力减退，甚至完全消失，不闻声音。

除此以外，尚可出现耳道阻塞感、疼痛、奇痒、流脓等症状。检查耳部，可有局部压痛，红肿，外耳道有脓血等体征。但亦有耳部无任何改变，一如常人者。

②外感症状

突然发生的耳鸣、耳聋，可伴有发热、畏寒，甚则寒战、头痛、咽痛；或有项背强急不舒，甚则角弓反张；或有全身红斑，脱皮脱屑；或有腮颌肿大，连及耳根等。

③全身症状

和耳鸣、耳聋同时出现的全身症状有面色萎黄，唇甲苍白；或有两颧潮红，头晕目眩而痛；甚则泛恶呕吐；或有腰酸腰痛，阳痿早泄，四肢无力；或有头痛，偏瘫，步履不稳等。

④其他

了解有无经受爆震或噪声刺激，有无服用奎宁、水杨酸钠，注射链霉素、卡那霉素、庆大霉素以及长期嗜烟或饮酒史，对诊断有一定的帮助。

2.鉴别诊断

（1）聋哑

耳鸣、耳聋多发生于成年人，耳虽聋而无口哑。聋哑多发生于幼儿，因热病后遗，亦有先天所致者；一般先耳聋而后口哑，口哑必有耳聋。

（2）耳菌、耳痔、耳挺

耳鸣、耳聋可兼有耳道疼痛或流脓，而无肿块阻塞耳道或突出耳外。耳菌、耳痔、耳挺均属于肿块阻塞耳道而致耳鸣、耳聋，因肿块的形态不同而有不同的病名。形如蘑菇者，名耳菌；形如樱桃、羊乳者，名耳痔；形如枣核者，名耳挺。

（四）辨证论治

1.辨证要点

（1）区分暴聋久聋

暴聋是突然出现耳聋，亦称卒聋或称卒耳聋，多属外感或痰热。久聋是指逐渐地出现听觉减退或由耳鸣转化而来，多属肾虚。

（2）审察病变虚实

耳鸣、耳聋有虚实之分，一般暴起者多实，渐起者多虚。实证宜分风、火、痰、瘀。

头痛发热，耳内作痒者为风；心烦易怒而耳鸣、耳聋加重者属火；形体肥胖，耳鸣重浊如塞，苔腻者属痰；面色黧黑，耳聋闭塞，舌暗者属瘀。虚证宜分气、血、肝、肾。无力倦怠、面色㿠白耳鸣者属气虚；皮肤甲错、唇白耳鸣者属血虚；耳聋、耳鸣伴有胁痛者属肝；耳鸣、耳聋伴有腰酸者属肾。

（3）注意标本缓急

耳鸣、耳聋虽以肾虚为本，风火痰瘀为标，但在临床上往往标本互见，如肝肾不足，可使肝火偏亢，既表现为面部升火，心烦易怒，又表现为腰膝酸软等症。辨证时既要分辨标症，是否兼夹肝火、痰火，同时又要分辨本症，区分肝虚、肾虚或肝肾同虚。一般而论，耳鸣、耳聋暴起以标症为主，耳鸣、耳聋长久不愈以本虚为主。久聋、久鸣而又突然加重，则多属本虚标实。

2.治疗原则

根据耳鸣、耳聋的基本病机变化，肾虚是本，风火痰瘀是标。因此，耳鸣、耳聋的治疗原则，急则治标，缓则治本；若肾虚而兼风火痰瘀，则标本同治；正虚治本，治本以治肾为主。

3.分证论治

（1）实证

①风邪外袭

症状：猝然耳鸣、耳聋，头痛恶风或有发热，骨节酸痛，或耳内作痒，苔薄白，脉浮数，或耳聋并见耳根及牙龈肿痛，或有寒热，咳嗽，口干，耳中疼痛、出血、流脓等症。

病机：风邪所乘，搏于经络，随血脉上入于耳，正气与邪气相搏，故猝然耳鸣、耳聋；风邪束于肌表，故有头痛、恶风或有发热、骨节酸痛；脉浮数、苔薄白为外感风邪之征。或因风热上袭，阳明少阳两经受病，而致耳聋，并见耳根及牙龈肿痛；或耳中忽然大痛，如有虫在内爬行，或出血，或流脓，均属风热为患。

治法：祛风解表。

方药：清神散。方中防风、荆芥、羌活、菊花疏风解表；石菖蒲、木通通窍开闭。若风热上袭，可选用防风通圣散加减；若耳中疼痛，流脓或出血水，可加用黄芩、天花粉、大青叶、板蓝根、浙贝母等或用蛇蜕烧存性，吹入耳内；若有发热、咽痛者，加用金银花、连翘、大青叶、板蓝根等；若项背强急不舒，宜加葛根等解肌药。

②肝胆火盛

症状：郁怒之后猝然耳鸣、耳聋，头痛面赤，口苦咽干，心烦易怒，或夜寐不安，或有胁痛，大便秘结。舌质红，苔黄，脉弦数。

病机：暴怒伤肝，肝胆火逆，上壅于耳，清窍失灵，故猝然耳鸣、耳聋；头痛面赤，口苦咽干，心烦易怒，皆肝胆之火上逆之症；怒则火升，耳鸣、耳聋因而加重；肝火亢盛，扰动心神，故心烦而夜寐不安；壅遏肝经，故胁痛；大便秘结，舌质红，苔黄，均为肝胆之火灼伤阴津之征。

治法：清肝泄热。

方药：龙胆泻肝汤或当归龙荟丸。方中龙胆草、栀子、黄连、大黄、芦荟等苦寒泻火；柴胡、黄芩平肝胆之邪热；川木通、车前子、泽泻导热下行，以平肝胆之火。

③痰火郁结

症状：两耳蝉鸣，有时闭塞如聋，头昏沉重，胸闷，痰多。舌苔薄黄而腻，脉象滑数。

病机：痰火上升，郁于耳中，壅阻清窍，故耳闻蝉鸣，头昏沉重，甚则气闭而失聪；痰火郁结，故见胸闷、痰多、口苦、二便不爽等症；苔黄腻，脉滑数，皆为痰火郁结之征。

肝胆火盛和痰火郁结既可以互相转化，亦可以互相兼夹，如肝气郁滞，而素有痰火之体，当肝气上升，可以挟痰火而上阻肾窍，则为耳鸣、耳聋；又如肝胆火旺，可熬煎津液而为痰，肝火上亢，挟痰上逆，亦可致聋。

治法：化痰清火，和胃降浊。

方药：常用礞石滚痰丸或用二陈汤加黄芩、黄连、柴胡、枳壳、石菖蒲、竹沥、姜汁等。礞石滚痰丸中大黄、黄芩、沉香清火下气，礞石重坠下痰，适用于体壮邪实者；二陈汤化痰，加黄芩、竹沥、黄连、枳壳、石菖蒲等泻火行气，化痰开闭，用于痰火证。

④瘀阻耳窍

症状：多因头部外伤或强烈爆破声震伤所致，多突发耳鸣、耳聋如塞，日久面色黧黑，耳流陈血；或见耵聍与陈血胶结。舌质紫暗或有瘀斑，苔薄，脉涩。

病机：十二经脉均上络于耳，耳为宗脉之所系，伤及宗脉，经脉瘀阻或与耵聍胶结，阻塞耳道，则耳聋如塞；瘀阻络脉，则见面色黧黑；舌质紫暗或有瘀斑，脉涩，皆属瘀血之征。

瘀阻耳窍而致的耳鸣、耳聋，亦可由肝气郁滞，日久化瘀，瘀随气逆，阻于耳络所致。痰瘀互结者，亦为临床所常见。

治法：通窍活血。

方药：通窍活血汤。方用赤芍、桃仁、红花或加当归、丹参、川芎、泽兰等活血祛瘀；老葱、麝香通窍。在临床上往往瘀痰互结，因此，在活血化瘀通窍方中应加入象贝母、海藻、昆布等化痰软坚之品。

（2）虚证

①中气不足

症状：耳鸣，或如蝉噪，或如钟鼓，或如水激，久则耳聋，劳而更甚，耳内有空虚感，面色㿠白，倦怠乏力，神疲纳少，大便易溏。舌质淡，有齿痕，苔薄，脉细弱或大而无力。

病机：素有脾胃虚弱，中气不足，气血生化乏源，经脉空虚，不能上奉于耳；或脾虚阳气不振，清气不升，导致耳鸣。神疲纳少，大便易溏，均为脾气虚弱，中气不升的表现。

治法：益气健脾，升提中气。

方药：益气聪明汤或补中益气汤。方用黄芪、人参、升麻益气升提；葛根、蔓荆子引药而至耳部。若兼有肾气不足者，可加用熟地、山药、菟丝子、杜仲等品；若兼有心气不足者，可加用五味子、远志、酸枣仁、柏子仁等；若兼有肝胆之火者，当加栀子、丹皮、车前子等。

②气血亏损

症状：耳鸣音调低而细，甚则耳聋，面色苍白无华，头晕心悸，气短乏力。舌质淡，苔薄，脉细无力。

病机：气血素亏，耳失濡养或劳伤气血，宗脉空虚，不能滋养耳窍，而致耳鸣音调低而细，听觉失聪。面色无华，头晕心悸，气短乏力，舌质淡，脉细无力，均为气血亏损之征。

治法：补益气血。

方药：八珍汤或人参营养汤。方用人参、黄芪、白术、甘草健脾益气，当归、熟地、芍药、川芎养血补血；或加血肉有情之品，如鹿角、龟板等补阳益阴、滋生血液。若心血不足者，当加龙眼肉、益智仁、酸枣仁、麦门冬等；若肝血不足者，当加木瓜、女贞子、旱莲草；血虚有热者，加用柴胡、栀子等品。

③肾精亏虚

症状：耳鸣、耳聋日渐加重，兼有头晕目眩，腰酸遗精，舌质偏红，脉细数或弱；或兼有肢软腰冷，阳痿早泄，舌质偏淡，苔薄，脉沉细。

病机：肾精不足，精血衰少，或因恣情纵欲，耗伤肾精，不能上充于清窍，以致耳鸣或耳聋；肝血不足，不能上荣于目，则目眩；肾阴亏虚，相火妄动，干扰精室，则腰酸遗精；若肾阳不足，则肢软腰冷，阳痿早泄。

治法：补益肾精。

方药：耳聋左慈丸或补肾丸。左慈丸中六味丸补肾，柴胡、磁石疏肝、镇肝以治耳鸣、耳聋；若肝阴亏损明显者，可加枸杞子、女贞子、墨旱莲等。补肾丸用肉苁蓉、菟丝子、巴戟肉、羊肾，以补肾；归、芍补血；参、芪益气；生地、石斛益阴；附子、肉桂补阳。临床应用时，应视具体情况予以加减变化，兼邪实者，可在此基础上加用防风、细辛以祛风；黄连、黄柏以泻火；半夏、陈皮以化痰；桃仁、红花以化瘀；菖蒲、木通以通窍。标本同治。

二、腰痛

（一）概述

腰痛是指以腰部疼痛为主要症状的一类病证，可表现在腰部的一侧或两侧。现代医学中腰部肌肉风湿、腰肌劳损、脊椎病变、局部外伤等以腰痛为主时均可参照本病施治。

（二）临床表现

腰背拘急，走窜疼痛为风湿所伤；腰部冷痛沉重为寒湿所伤；腰部弛痛胀坠为湿热所伤。外伤血瘀腰痛剧烈，如刺如折，固定不移；肾虚劳损腰痛则绵绵作痛，遇劳则甚。腰痛常有反复发作史，其发病与居位寒湿、气候改变、闪挫扭伤等因素有关。

（三）鉴别诊断

腰痛应与伴有尿痛、尿急、尿血或发热的泌尿系统疾病、伴有月经不调、带下较多的妇科疾病等相鉴别。

（四）辨证论治

1.辨证要点

（1）病因分内外

外邪侵袭，跌仆损伤，腰部过度劳累，常表现为瘀血阻滞经脉，为外伤腰痛；年老体虚，或后天烦劳过度，七情内伤。气血亏乏，使腰府失养，多表现为肾虚的证候，属内伤腰痛。

（2）辨标本虚实

慢性腰痛多虚实夹杂，一般以肾精不足，气血亏虚为本；邪气内阻，经络壅滞为标，治当标本兼顾。

2.分证论治

（1）寒湿腰痛

主症：腰部冷痛，酸胀重着，转侧不利，静卧痛势不减，阴雨天发作或加剧，苔白腻，脉沉迟或缓。

治法：散寒行湿、温经通络。

方药：甘姜苓术汤（甘草、干姜、茯苓、白术）。

若寒邪偏胜，腰冷痛拘急，加制附片、制草乌、温经祛寒止痛。湿邪偏胜，痛引下肢，酸重无力，加生苡仁、防己、五加皮。风湿相合，腰痛引及肩背、腿膝，加防风、独活、秦艽，祛风通络。病久不愈，面色无华，腿软无力，肝肾气血不足，宜更方用独活寄生汤，标本同治。

（2）湿热腰痛

主症：腰部驰痛，痛处伴热感，雨天或热天疼痛加重而活动后或可减轻，小便短赤，苔黄腻，脉濡数或弦数。

治法：清热利湿，舒筋止痛。

方药：四妙丸（苍术、黄柏、牛膝、苡仁）。

若舌质红、口渴、小便短赤、脉弦数则是热象偏重，加木通、泽泻、栀子清利湿热。湿热之邪，蕴蓄日久或热象偏重，亦能耗伤阴津，兼见腰酸咽干，手足心热，治当以清利湿热为主，以补肾阴加女贞子、旱莲草等。

（3）瘀血腰痛

主症：腰痛如刺、如折，痛有定处，日轻夜重，痛势轻重俯仰不利，重者不能转侧，痛处拒按，或伴血尿，舌质紫暗或有瘀斑，脉涩，病势急暴，突然发病者，多有闪挫跌打外伤史。

治法：活血化瘀，理气止痛。

方药：身痛逐瘀汤（秦艽、川芎、桃仁、红花、甘草、羌活、没药、香附、五灵脂、牛膝、地龙、当归）。

若血瘀络损大便色黑如漆，加制大黄化瘀活血。尿血、尿色暗红或夹血块，加大小蓟、白茅根，并吞服参三七、琥珀祛瘀止血。兼有风湿者，加独活、秦艽。体位不正，闪扭挫伤者，加乳香、延胡索行气活血。病久肾虚、伴有形体消瘦、腰膝无力者，加杜仲、桑寄生，补肾强筋利腰。

（4）肾虚腰痛

主症：腰痛以酸软为主，喜按喜揉，腰膝无力，遇劳更甚，卧则减轻，常反复发作。偏阳虚者，则少腹拘急，面色㿠白，手足不温，少气乏力，舌淡，脉沉细，偏阴虚者，则心烦失眠，口燥咽干，面色潮红，手足心热，舌红少苔，脉弦细数。

治法：偏阳虚者，宜温补肾阳，偏阴虚者，宜滋补肾阴。

方药：偏阳虚者以右归丸为主（熟地黄、山药、山茱萸、菟丝子、枸杞子、附子、肉桂、当归、鹿角胶、杜仲）。

偏阴虚者以左归丸为主（熟地黄、山药、山茱萸、菟丝子、枸杞子、川牛膝、鹿角胶、龟板胶）若虚火甚者，加大补阴丸送服，若腰痛日久不愈，无明显的阴阳偏虚者，可服用青娥丸。

肾为先天，腰为后天，二脏相济，温运周身。若肾虚日久，不能温熙脾土，或久行久立，劳力太过，腰肌劳损，常致脾气亏虚，甚则下陷，临床除有肾虚见证之外，可兼见气短乏力，语低声弱，食少便溏或肾脏下垂等。治当以补肾为主，佐以健脾益气，升举清阳加党参、黄芪、升麻、柴胡、白术等补气升提之药，以助肾升举。

（五）其他疗法

1.温熨疗法

以食盐炒热，纱布包裹温熨痛处，冷则炒热再熨，每日4~6次，或以坎离砂熨患处，药用当归37.5g，川芎50g，透骨草50g，防风50g，铁屑10kg，上五味除铁屑外，余药加醋煎煮两次，将铁屑烧红，以上煎煮液淬之，晾干，粉碎成粗末。同时加醋适量拌之，外以纱布包裹敷患处。

2.药敷疗法

阿魏膏外敷腰部，方由阿魏、羌活、独活、玄参、官桂、赤芍、穿山甲、苏台香油、生地、大黄、白芷、天麻、红花、麝香、土木鳖、黄丹、芒硝、乳香、没药组成。

（六）预防与调摄

预防腰痛应避免坐卧湿地，若涉水冒雨或身劳汗出后即应换衣擦身，或服用生姜红糖茶，以便发散风寒或寒湿。暑季湿热郁蒸时，亦应避免夜宿室外，贪冷喜水。若发生急性腰痛，即应及时治疗，适当休息。慢性腰痛除药物治疗外，应使腰部不受损伤，保暖。或加用腰托。

腰痛的调摄，可做自我按摩，活动腰部，打太极拳，勤洗澡，或用热水洗擦，腰痛伴有水肿者，应限制盐和水分。

参考文献

[1]秦存梅，曹广平.新编临床医学检验与中医诊疗[M].汕头：汕头大学出版社，2021.

[2]倪青.内分泌代谢病中医诊疗指南[M].北京：科学技术文献出版社，2021.

[3]仝小林.新病机十九条中医诊疗疾病新视角[M].广州：广东科学技术出版社，2021.

[4]申春悌，王忠.病证型结合中医诊疗新模式研究方法[M].北京：人民卫生出版社，
    2021.

[5]张迎春，张花.中医妇儿诊疗常规[M].武汉：华中科学技术大学出版社，2021.

[6]谢庆斌，徐先涛.实用中医临床诊疗学[M].郑州：河南大学出版社有限责任公司，
    2021.

[7]周素贞.现代疾病中医特色诊疗学[M].郑州：河南大学出版社有限责任公司，2021.

[8]王少英.临床中医诊疗精粹[M].北京：中国纺织出版社，2020.

[9]梁少华.临床中医诊疗学[M].长春：吉林科学技术出版社，2020.

[10]左尚宝.现代中医基础与临床诊疗[M].青岛：中国海洋大学出版社，2020.

[11]吕志达.临床中医心血管疾病诊疗思维[M].长春：吉林科学技术出版社，2020.

[12]朱德友.实用临床中医诊疗[M].长春：吉林科学技术出版社，2019.

[13]黄子冬.实用中医诊疗技术[M].昆明：云南科技出版社，2019.

[14]张海涛，康巧.实用临床中医诊疗方法与研究[M].北京：中国纺织出版社，2019.

[15]任宪雷.现代中医临床诊疗[M].北京：科学技术文献出版社，2019.

[16]黄山，何玲.临床中医适宜技术[M].北京：中国中医药出版社，2019.

[17]黄子冬.实用中医诊疗技术[M].昆明：云南科技出版社，2019.

[18]魏雪红，李卫强.中医特色诊疗技术护理规范研究[M].银川：阳光出版社，2019.

[19]邹华，程春华.中医适宜技术与诊疗[M].哈尔滨：黑龙江科学技术出版社，2019.

[20]张聿涛.现代中医诊疗指南[M].天津：天津科学技术出版社，2018.

[21]吕允涛，李青.临床中医诊疗应用[M].北京：科学技术文献出版社，2018.

[22]吕爱平，王燕平.中医诊疗指南评价方法与应用[M].北京：中国中医药出版社，2018.

[23]冯翠军.实用中医内科诊疗[M].天津：天津科学技术出版社，2018.

[24]苏振州，孟文高.中医内科临床诊疗[M].南昌：江西科学技术出版社，2018.

[25]徐承德.实用中医内科诊疗学[M].上海：上海交通大学出版社，2018.

[26]宁云红.中医特色专科诊疗研究[M].北京：科学技术文献出版社，2018.

[27] 肖跃红.中医适宜技术(供中医、针灸推拿、中医骨伤等专业用)[M].北京：中国中医药出版社，2018.

[28] 杨旸.实用中医诊疗手册[M].郑州：河南科学技术出版社，2017.

[29] 倪青.内分泌代谢病中医诊疗手册[M].北京：科学技术文献出版社，2017.

[30] 周小青，黄惠勇.中医主诉诊疗学[M].北京：中国中医药出版社，2017.

[31] 石瑞芳.实用临床中医针灸诊疗学[M].北京：科学技术文献出版社，2017.

[32] 姜淑凤，周少林.中医实用技术[M].北京：科学技术文献出版社，2017.

[33] 王允娜.常用中医诊疗技术[M].长春：吉林科学技术出版社，2017.